Berichte zur Resistenzmonitoringstudie 2010/2011

Resistenzsituation bei klinisch wichtigen tierpathogenen Bakterien

BVL-Reporte

IMPRESSUM

Bibliografische Information der Deutschen Bibliothek

Die Deutsche Bibliothek verzeichnet diese Publikation in der Deutschen Nationalbibliografie; detaillierte bibliografische Daten sind im Internet über http://dnb.ddb.de abrufbar.

ISBN 978-3-319-05995-2
ISBN 978-3-319-05996-9 (eBook)
DOI 10.1007/978-3-319-05996-9
Springer Basel Dordrecht London New York

Herausgeber:	Bundesamt für Verbraucherschutz und Lebensmittelsicherheit (BVL) Dienststelle Berlin Mauerstraße 39–42 D-10117 Berlin
Schlussredaktion:	Herr K. Bentlage (kb-lektorat), Frau Dr. S. Dombrowski (BVL, Pressestelle)
Redaktion:	Frau Dr. H. Kaspar (BVL, Ref. 505), Frau Dr. U. Steinacker (BVL, Ref. 505), Frau K. Heidemanns (BVL, Ref. 505), Frau Dr. A. Römer (BVL, Abteilung 3), Herr PD Dr. J. Mankertz (BVL, Ref. 503), Frau Dr. P. Gowik (BVL, Abteilungsleiterin 5)
ViSdP:	Frau N. Banspach (BVL, Pressestelle)
Umschlaggestaltung:	deblik, Berlin
Titelbild:	© Frau Dr. H. Kaspar (BVL, Ref. 505)
Satz:	le-tex publishing services GmbH

Gedruckt auf säurefreiem und chlorfrei gebleichtem Papier

Springer Basel ist Teil der Fachverlagsgruppe Springer Science+Business Media (www.springer.com)

Inhaltsverzeichnis

Abbildungsverzeichnis

Tabellenverzeichnis

Einleitung

Die Anwendung von antibakteriell wirksamen Substanzen in der Veterinärmedizin erfolgt zum einen aus Gründen des Verbraucherschutzes, zum anderen zur Erhaltung der Tiergesundheit. Gleichzeitig führt jeder Einsatz von Antibiotika zur Selektion von bereits bestehenden Resistenzen, auch wird das Entstehen neuer Resistenzmechanismen begünstigt.

Aus diesen Gründen müssen nachhaltig wirksame Managementmaßnahmen ergriffen werden, um den Eintrag von resistenten Bakterien insbesondere durch Lebensmittel liefernde Tiere in die menschliche Nahrungskette möglichst gering zu halten bzw. zu vermeiden. Zur Beurteilung der aktuellen Resistenzsituation und -entwicklung ist die Erhebung valider Empfindlichkeitsdaten für tierpathogene Bakterien erforderlich. Das Bundesamt für Verbraucherschutz und Lebensmittelsicherheit (BVL) erhebt diese Daten im Rahmen des Nationalen Resistenzmonitorings (GERM-Vet) seit 2001. Diese Daten ermöglichen es, koordinierende Maßnahmen zu ergreifen und Entscheidungshilfen zur kalkulierten Therapie zu geben.

In jedem Studienjahr wird ein dezidierter Stichprobenplan erstellt, der sich an den Ergebnissen der vorangegangenen Studien orientiert und der aktuellen Situation angepasst wird. Es werden im gesamten Zeitraum des Studienjahres entsprechende Isolate durch die einsendenden Labore an das BVL übermittelt, diese werden asserviert und nach Abschluss der Sammlung auf ihre Empfindlichkeit gegenüber 24 antibakteriellen Wirkstoffen untersucht. Im vorliegenden Bericht werden die Ergebnisse der im Rahmen der Studie 2010/2011 asservierten und nachfolgend untersuchten Isolate zusammengestellt, analysiert und bewertet.

Berichte zur Resistenzmonitoringstudie 2010/2011, DOI 10.1007/978-3-319-05996-9_1,
© Bundesamt für Verbraucherschutz und Lebensmittelsicherheit (BVL) 2014

2.1 Studienumfang und Stichprobenplan

Die Isolate wurden vom 01.03.2010 bis zum 28.02.2011 für die Studie 2010 sowie vom 01.03.2011 bis 28.02.2012 für die Studie 2011 von den teilnehmenden Laboren eingesandt. An der Studie waren 32 Labore aus 13 Bundesländern (Baden-Württemberg, Bayern, Berlin, Brandenburg, Hessen, Mecklenburg-Vorpommern, Niedersachsen, Nordrhein-Westfalen, Sachsen, Sachsen-Anhalt, Schleswig-Holstein, Rheinland-Pfalz, Thüringen) beteiligt. Es handelte sich um staatliche und private Labore sowie um universitäre Einrichtungen (s. Anhang, Tab. 45, Liste der Labore).

Die Labore sammelten dem Stichprobenplan entsprechend Bakterienstämme. Es wurden ausschließlich Isolate von klinisch erkrankten, nicht antibiotisch vorbehandelten Tieren berücksichtigt.

Soweit die Untersuchungen bisher fertiggestellt waren, gingen Ergebnisse der Studie 2011 in den Bericht ein. Das Resistenzverhalten von Isolaten, die noch nicht untersucht wurden, wird im nächsten Bericht bewertet.

Tab. 1 Bakterienspezies vom **Rind** (Kalb, Jungrind, Mastrind, Milchrind)

Indikation	Altersstufe	Bakterienspezies
respiratorische Erkrankungen	Kalb Jungrind Mastrind Milchrind	*Mannheimia (M.) haemolytica* *Pasteurella (P.) multocida*
Mastitis	Milchrind	*Enterococcus (E.) faecalis* *Enterococcus (E.) faecium* *Klebsiella* spp. *Escherichia (E.) coli* (2010) *Staphylococcus (S.) aureus* (2011)
Magen-/Darminfektionen	Kalb, Jungrind	*E. coli* *Salmonella* spp. (2011)
Urogenitaltraktinfektionen	alle	*Trueperella (T.) pyogenes* *E. coli*
Nabelinfektionen/ Septikämie	Kalb	*T. pyogenes*
alle	alle	*Staphylococcus* spp.

Tab. 2 Bakterienspezies vom **Schwein** (Ferkel, Läufer, Mastschwein, Zuchtschwein)

Indikation	Altersstufe	Bakterienspezies
respiratorische Erkrankungen	Ferkel Läufer Mastschwein Mutterschwein	*Actinobacillus pleuropneumoniae* (APP) *Bordetella (B.) bronchiseptica* *P. multocida* (2010) *Haemophilus (H.) parasuis* *Staphylococcus* spp. (2011)
Magen-/Darminfektionen	Ferkel Läufer Mastschwein	*E. coli* *Salmonella* spp. (2011)
Urogenitaltraktinfektionen	alle	*T. pyogenes* *E. coli*
Arthritis/Serositis	alle	*T. pyogenes*
alle	alle	*Staphylococcus* spp.

Berichte zur Resistenzmonitoringstudie 2010/2011, DOI 10.1007/978-3-319-05996-9_2,
© Bundesamt für Verbraucherschutz und Lebensmittelsicherheit (BVL) 2014

Tab. 3 Bakterienspezies vom **Geflügel** (Pute, Huhn, Ente, Gans)

Indikation	Tierart/Alters-stufe	Bakterienspezies
respiratorische Erkrankungen	Masthahn Legehenne Pute Ente Gans	*B. bronchiseptica* *E. coli* *P. multocida* (2010)
Urogenitaltrakt-infektionen	Masthahn Legehenne Pute Ente Gans	*E. coli* *Pseudomonas (P.) aeruginosa*
Nabel- und Dotter-sackentzündung	Pute Huhn Ente Gans	*E. coli* *P. aeruginosa*
Septikämie	Pute Huhn Ente Gans	*E. coli* *P. multocida* (2011) *P. aeruginosa*
Gastritis, Enteritis	Masthahn Legehenne Pute Ente Gans	*E. coli* *P. aeruginosa* *Salmonella* spp. (2011)
alle	alle	*Staphylococcus* spp.

Tab. 4 Bakterienspezies von **Hund** und **Katze**

Indikation	Tierart	Bakterienspezies
respiratorische Erkrankungen	Hund Katze	*B. bronchiseptica* *P. multocida*
Enteritis	Hund Katze	*E. coli*
Urogenitaltraktin-fektionen	Hund Katze	*E. coli* *P. aeruginosa*
Haut-, Schleim-hautinfektionen	Hund Katze	*P. multocida*
alle	Hund Katze	*Staphylococcus* spp.

Tab. 5 Bakterienspezies von **Schaf** und **Ziege**

Indikation	Tierart	Bakterienspezies
respiratorische Erkrankungen	Schaf Ziege	*M. haemolytica* *P. multocida*
Septikämie	Schaf Ziege	*E. coli* *M. haemolytica*
Mastitis	Schaf Ziege	*T. pyogenes* *E. coli* *M. haemolytica*
alle	Schaf Ziege	*Staphylococcus* spp.

Tab. 6 Bakterienspezies vom **Pferd**

Indikation	Tierart	Bakterienspezies
alle	Pferd	*Klebsiella* spp. *Pseudomonas* spp. *Staphylococcus* spp.

Tab. 7 Bakterienspezies vom **Fisch**

Indikation	Tierart	Bakterienspezies	Bemerkungen
alle	Nutzfische Zierfische	*Aeromonas* spp. *Pseudomonas* spp. *Yersinia (Y.) ruckeri* *Vibrio* spp.	Angabe: Nutzfisch/ Zierfisch; Süß/Salz-wasserfisch

2.2 Identifizierung der Bakterienstämme

Die Diagnostik der Bakterienstämme erfolgte in den externen, an der Studie beteiligten Laboren nach den dort gültigen Differenzierungsmethoden. Zur Qualitätssicherung wurde im BVL eine zufällige Stichprobe von 10 % der Isolate einer Überprüfung unterzogen. Die Stämme wurden unter Berücksichtigung der Koloniemorphologie, der mikroskopischen, biochemischen bzw. serologischen Eigenschaften nach den im BVL etablierten Methoden differenziert. Zusätzlich erfolgte eine Differenzierung im BVL bei unstimmiger Koloniemorphologie bzw. wenn die Isolate von den Laboren nicht bis zur Speziesebene ausdifferenziert waren. Konnte eine Diagnose bei den überprüften Isolaten nicht bestätigt werden, wurde das Isolat aus der Studie ausgeschlossen.

2.3 Empfindlichkeitsprüfungen

Die Überprüfung der Empfindlichkeit der Bakterienstämme gegenüber den verschiedenen antibakteriellen Wirkstoffen (Bestimmung der minimalen Hemmkonzentration, MHK) erfolgte mittels Bouillon-Mikrodilution nach den Vorgaben des Dokuments „Approved Standard M31-A3" des Clinical Laboratory and Standards Institute (CLSI 2008[1]).

Die Auswahl der getesteten Antibiotika orientierte sich an veterinär- und humanmedizinischen Therapieansätzen. Da aus technischen Gründen für grampositive und gramnegative Bakterien gleiche Plattenlayouts verwendet wurden, wurden teilweise auch Wirkstoffe überprüft,

---

[1] **Clinical and Laboratory Standards Institute (CLSI):** Performance standards for antimicrobial disk and dilution susceptibility tests for bacteria isolated from animals; approved standard. 3rd Edition. CLSI document M31-A3. National Committee for Clinical Laboratory Standards, Wayne, PA, USA, 2008

Tab. 8   Eingesetzte Wirkstoffe und Wirkstoffkombinationen

Wirkstoffklasse	Wirkstoff	Abkürzung	Testbereich (mg/L)
Penicilline	Amoxicillin/Clavulansäure 2:1	AUG	0,03/0,015 – 64/32
	Ampicillin	AMC	0,03 – 64
	Oxacillin + 2 % NaCl	OXA	0,015 – 8
	Penicillin G	PEN	0,015 – 32
Cephalosporine	Cefazolin	FAZ	0,03 – 64
	Cefoperazon	CPZ	0,06 – 32
	Cefotaxim	CTX	0,015 – 32
	Cefquinom	CQN	0,015 – 32
	Ceftiofur	XNL	0,03 – 64
	Cephalothin	CEF	0,06 – 128
Tetracycline	Tetracyclin	TET	0,12 – 256
	Doxycyclin	DOX	0,06 – 128
Makrolide	Erythromycin	ERY	0,015 – 32
	Tilmicosin	TIL	0,06 – 128
	Tylosintartrat	TYL	0,06 – 128
	Spiramycin	SPI	0,06 – 128
	Tulathromycin	TUL	0,03 – 64
Lincosamide	Clindamycin	CLI	0,03 – 64
	Pirlimycin	PIR	0,03 – 64
Aminoglykoside	Gentamicin	GEN	0,12 – 256
	Apramycin	APR	0,03 – 64
	Spectinomycin	SPE	0,12 – 256
Phenicole	Florfenicol	FFN	0,12 – 256
	Chloramphenicol	CHL	0,5 – 256
(Fluor)chinolone	Enrofloxacin	ENR	0,008 – 16
	Nalidixinsäure	NAL	0,06 – 128
Diaminopyrimidine	Trimethoprim	TMP	0,06 – 128
Polypeptide	Colistin	COL	0,03 – 16
Glykopeptide	Vancomycin	VAN	0,015 – 32
Carbapeneme	Imipenem	IPM	0,015 – 32
Streptogramine	Quinupristin/Dalfopristin	Q/D	0,015 – 32
Pleuromutiline	Tiamulin	TIA	0,03 – 64
Sulfonamide	Sulfamethoxazol	SUL	0,5 – 1.024
potenzierte Sulfonamide	Trimethoprim/Sulfamethoxazol	SXT	0,015/0,29 – 32/608

die für die jeweiligen Bakterienspezies keine Bedeutung haben. Es wurden industriell gefertigte Mikrotiterplatten verwendet, die die Wirkstoffe in vakuumgetrockneter Form enthielten (Trek Diagnostics, UK).

Zur Herstellung des Inoculums wurde kationenausgeglichene Müller-Hinton-Bouillon verwendet, zur Empfindlichkeitstestung von *Enterococcus* spp., *P. multocida* und *M. haemolytica* wurde 2 % lysiertes Pferdeblut supplementiert. Die Testung von *Actinobacillus* spp. erfolgte mit Veterinary Fastidious Medium (VFM).

Die Inokulumsdichte von $2 - 8 \times 10^5$ CFU/ml wurde nach CLSI-Vorschrift eingestellt und regelmäßig durch Keimzahlbestimmung überprüft.

Die inokulierten Mikrotiterplatten wurden mit einer Folie verschlossen, 16 – 20 h aerob bei 34 – 38 °C (Inkubation von fischpathogenen Bakterienspezies bei 22 °C, Inkubation von *Actinobacillus* spp. unter 5 % CO_2) inkubiert und danach halbautomatisch abgelesen.

Zur Qualitätssicherung wurden folgende Referenzstämme mit in die Empfindlichkeitsprüfung einbezogen:

E. coli DSM 1103, *S. aureus* DSM 2569, *E. faecalis* DSM 2570. Die in der Studie 2010/2011 verwendeten Antibiotika und der jeweils geprüfte Konzentrationsbereich sind in Tabelle 8 aufgeführt.

2.4 Grenzwerte

Die Einstufung der Bakterien als „empfindlich", „intermediär empfindlich" oder „resistent" erfolgte ausschließlich anhand der klinischen Grenzwerte des CLSI. Im Dokument M31-A3 sind veterinärspezifische Grenzwerte für zahlreiche Tierarten, Erkrankungen und Bakterienspezies aufgeführt. Dennoch ist für viele Kombinationen kein veterinärspezifischer Grenzwert verfügbar. In diesen Fällen wurde auf eine Einstufung verzichtet. Hier erlaubt der MHK_{90}-Wert eine Beurteilung der Empfindlichkeitslage sowie eine Einschätzung der therapeutischen Wirksamkeit. Die verwendeten Grenzwerte sind in Tabelle 9 aufgeführt.

Hier wurde der klinische Grenzwert verwendet, um Behandlungshinweise für die praktizierenden Tierärzte zu geben und eine Aussagen über die Therapierbarkeit einer Infektionskrankheit zu treffen. Der epidemiologische Cut-off hingegen dient dazu, eine sensible Wildtyp-Population von einer veränderten Population mit einer möglichen Resistenzentwicklung zu unterscheiden.

Tab. 9 MHK-Grenzwerte für veterinärpathogene Bakterien nach CLSI M31-A3

Wirkstoff	Tierart/ Bakterienspezies	MHK-Grenzwerte [mg/L]			Anmerkung
		empfindlich (S)	intermediär (I)	resistent (R)	
Ampicillin	*Enterobacteriaceae*	≤ 8	16	≥ 32	
	Staphylococcus spp.	≤ 0,25		≥ 0,5	
	Streptococcus spp.	≤ 0,25	0,5 – 4	≥ 8	
	Enterococcus spp.	≤ 8		≥ 16	
	Hund				
	S. (pseud)intermedius	≤ 0,25		≥ 0,5	
	E. coli	≤ 0,25	0,5	≥ 1	
Amoxicillin/ Clavulansäure	*Staphylococcus* spp.	≤ 4/2		≥ 8/4	
	andere Bakterien	≤ 8/4	16/8	≥ 32/16	
Apramycin					kein Grenzwert verfügbar
Cefazolin		≤ 8	16	≥ 32	
Cefoperazon					kein Grenzwert verfügbar
Cefotaxim					kein Grenzwert verfügbar
Cefquinom					kein Grenzwert verfügbar
Ceftiofur	Rind				
	M. haemolytica *P. multocida*	≤ 2	4	≥ 8	
	Mastitis *S. aureus* *S. agalactiae* *S. dysgalactiae* *S. uberis* *E. coli*	≤ 2	4	≥ 8	
	Schwein				
	APP *P. multocida* *S. suis*	≤ 2	4	≥ 8	
Cephalothin		≤ 8	16	≥ 32	
Chloramphenicol	*Streptococcus* spp.	≤ 4	8	≥ 16	
	andere Bakterien	≤ 8	16	≥ 32	
Clindamycin					kein Grenzwert verfügbar

Tab. 9 (Fortsetzung)

Wirkstoff	Tierart/ Bakterienspezies	MHK-Grenzwerte [mg/L]			Anmerkung
		empfindlich (S)	intermediär (I)	resistent (R)	
Colistin					kein Grenzwert verfügbar
Doxycyclin					kein Grenzwert verfügbar
Enrofloxacin	Huhn/Pute				
	P. multocida *E. coli*	≤ 0,25	0,5 – 1	≤ 2	
	Rind				
	M. haemolytica *P. multocida*	≤ 0,25	0,5 – 1	≤ 2	
	Katze (Hautinfektionen)	≤ 0,5	1 – 2	≤ 4	
	Hund				
	Enterobacteriaceae *Staphylococcus* spp. andere Bakterien	≤ 0,5	1 – 2	≤ 4	
Erythromycin	*Enterococcus* spp. *Staphylococcus* spp.	≤ 0,5	1 – 4	≤ 8	
	Streptococcus spp.	≤ 0,25	0,5	≤ 1	
Florfenicol	Rind				
	M. haemolytica *P. multocida*	≤ 2	4	≤ 8	
	Schwein				
	APP *B. bronchiseptica* *P. multocida* *S. suis*	≤ 2	4	≤ 8	
Gentamicin		≤ 4	8	≤16	
	Hund				
	Enterobacteriaceae	≤ 2	4	≤ 8	
	P. aeruginosa				
	Pferd *Enterobacteriaceae* *P. aeruginosa*	≤ 2	4	≤ 8	
Imipenem		≤ 4	8	≤ 16	
Nalidixinsäure					kein Grenzwert verfügbar
Oxacillin	*S. aureus* *S.* (pseud)*intermedius*	≤ 2		≤ 4	
	Staphylococcus spp.	≤ 0,25		≤ 0,5	
Penicillin	*Staphylococcus* spp.	≤ 0,12		≤ 0,25	
	Streptococcus spp.	≤ 0,12	0,25 – 2	≤ 4	
	Enterococcus spp.	≤ 8		≤ 16	
Pirlimycin	Rind, Mastitis				
	S. aureus *S. agalactiae* *S. dysgalactiae* *S. uberis*	≤ 2		≤ 4	
Quinupristin/ Dalfopristin		≤ 1	2	≤ 4	humanmedizinischer Grenzwert

Tab. 9   (Fortsetzung)

Wirkstoff	Tierart/ Bakterienspezies	MHK-Grenzwerte [mg/L]			Anmerkung
		empfindlich (S)	intermediär (I)	resistent (R)	
Spectinomycin	Rind				
	M. haemolytica *P. multocida*	≤ 32	64	≤ 128	
Spiramycin					kein Grenzwert verfügbar
Sulfamethoxazol					kein Grenzwert verfügbar
Tetracyclin	Bakterien außer Streptokokken	≤ 4	8	≤ 16	
	Streptococcus spp. außer *S. pneumoniae*	≤ 2	4	≤ 8	
	Rind				
	M. haemolytica *P. multocida*	≤ 2	4	≤ 8	
	Schwein				
	APP *P. multocida,* *S. suis*	≤ 0,5	1	≤ 2	
Tiamulin	Schwein				
	APP	≤ 16		≤ 32	
Tilmicosin	Rind				
	M. haemolytica	≤ 8	16	≤ 32	
	Schwein				
	P. multocida APP	≤ 16		≤ 32	
Trimethoprim					kein Grenzwert verfügbar
Trimethoprim/ Sulfamethoxazol	*Staphylococcus* spp. *Enterobacteriaceae*	≤ 2/38		≤ 4/76	
Tulathromycin	Rind				
	M. haemolytica, *P. multocida*	≤ 16	32	≤ 64	
Tylosin					kein Grenzwert verfügbar
Vancomycin	*Enterococcus* spp.	≤ 4	8 – 16	≤ 32	
	Streptococcus spp.	≤ 1			
	Staphylococcus spp.	≤ 4	8 – 16	≤ 32	

Ergebnisse

3.1 Datenübersicht

An den Resistenzmonitoringstudien 2010 und 2011 nahmen 32 Labore (Veterinäruntersuchungsämter, Tiergesundheitsdienste, Universitäten und private Labore; s. Anhang) aus 13 Bundesländern teil. Ausschlusskriterien trotz Übereinstimmung mit dem Stichprobenplan waren u. a. Vorliegen einer Mischkultur, keine Bestätigung der vom externen Labor diagnostizierten Bakterienspezies, fehlendes Wachstum nach der Rekultivierung. Zudem konnten die Daten einiger Tierarten bei einigen Indikationen aufgrund zu geringer Probenanzahl nicht ausgewertet werden (z. B. Exoten, Wildtiere). Die Anzahl der untersuchten Bakterienstämme sowie die geografische Verteilung nach Bundesländern sind in Tabelle 10 aufgelistet. Aus den Bundesländern Hamburg, Bremen und dem Saarland wurden keine Isolate eingesandt.

Insgesamt wurden im Studienzeitraum 2010 4.044 und im Studienzeitraum 2011 3.740 rekultivierbare, dem Studienplan entsprechende Isolate eingesandt, von denen 2.145 (Studie 2010) bzw. 1.139 (Studie 2011) Isolate in diese Auswertung kamen. Die noch nicht untersuchten Isolate der Studie 2011 fließen in den folgenden Bericht ein.

Von den im Rahmen der Studie 2010 untersuchten Isolaten stammten 626 Isolate vom Rind, 497 vom Schwein, 272 vom Geflügel, 24 vom kleinen Wiederkäuer, 620 vom Kleintier, 79 vom Pferd und 27 von Fischen. Aus der Studie 2011 wurden bisher 703 Isolate vom Rind, 180 Isolate vom Schwein, 16 Isolate vom kleinen Wiederkäuer, 179 Isolate vom Kleintier, 33 Isolate vom Pferd und 28 Isolate von Fischen ausgewertet.

3.2 MHK-Häufigkeitsverteilungen sowie Verhältnis der empfindlichen zu den resistenten Stämmen in der Studie 2010/2011

In Tabelle 46 bis Tabelle 95 sind die Empfindlichkeitsdaten der untersuchten Bakterienisolate zusammengestellt. Die Tabellen enthalten für jedes untersuchte Antibiotikum bzw. für jede untersuchte Wirkstoff-Kombination die Verteilung der MHK-Werte, die kumulative Verteilung in Prozent sowie die Verteilung auf die drei Bereiche sensibel, intermediär und resistent (in den Fällen, in denen Grenzwerte zur Verfügung stehen). Ein Vergleich der Daten über die letzten Studienjahre erfolgt in Form eines Diagramms, die MHK_{90}-Werte werden tabellarisch dargestellt. In der Tabelle findet sich auch die jeweils untersuchte Anzahl der Isolate. Wurden zu wenig Isolate eingesandt (n < 20), so wurde i. d. R. auf eine Auswertung verzichtet.

Im Folgenden wird die Resistenzsituation bei den einzelnen Bakterienarten, Tierarten und Erkrankungen zusammenfassend betrachtet.

Berichte zur Resistenzmonitoringstudie 2010/2011, DOI 10.1007/978-3-319-05996-9_3,
© Bundesamt für Verbraucherschutz und Lebensmittelsicherheit (BVL) 2014

Tab. 10 Anzahl und geografische Verteilung nach Bundesländern der im Studienzeitraum 2010/2011 eingesandten und untersuchten Bakterienstämme

Bundesland	Bakterienspezies															
	Aero-monas spp.	APP	*Bor-detella* spp.	*E. coli*	*Entero-coccus* spp.	*Kleb-siella* spp.	*M. hae-molytica*	*P. mul-tocida*	*Pseudo-monas* spp.	*Salmo-nella* spp.	*S. au-reus*	*S. (pseud) interme-dius*	andere *Staphy-lococcus* spp.	*Vibrio* spp.	*Y. ruckeri*	Σ
Baden-Württemberg	1/1	0/2	6/1	20/14	0/0	7/3	0/4	59/106	26/13	0/21	75/1	299/0	0/0	0/0	0/0	493/166
Bayern	3/1	7/10	15/37	145/41	15/5	20/8	19/10	27/34	4/1	0/16	28/54	39/0	4/0	0/0	0/0	326/217
Berlin	0	0	0	0	0	0	0	0	0	0	5/0	37/0	0	0	0	42/0
Brandenburg	0/0	3/0	9/6	29/0	0/0	0/0	7/2	12/4	0/0	0/0	1/0	9/0	1/0	0/0	0/0	71/12
Bremen	0	0	0	0	0	0	0	0	0	0	0	0	0	0	0	0
Hamburg	0	0	0	0	0	0	0	0	0	0	0	0	0	0	0	0
Hessen	7/6	0/0	1/5	100/0	12/2	12/23	2/5	1/1	0/0	0/0	25/93	0/0	4/0	0/0	0/0	164/135
Mecklenburg-Vorpommern	0/1	0/1	0/1	30/4	0/0	0/0	2/0	0/0	0/0	0/1	17/1	0/0	2/0	0/0	0/0	51/9
Niedersachsen	3/5	38/17	13/32	125/44	10/2	14/10	8/3	14/7	5/6	0/2	3/53	0/0	0/0	0/0	0/0	233/181
Nordrhein-Westfalen	3/4	0/1	1/2	221/9	0/0	0/1	5/3	19/7	0/0	0/8	39/0	11/0	0/0	0/0	0/0	299/35
Rheinland-Pfalz	0/0	0/0	0/0	55/0	10/4	5/13	0/0	2/0	0/0	0/0	4/35	0/0	1/0	0/0	0/0	77/52
Saarland	0	0	0	0	0	0	0	0	0	0	0	0	0	0	0	0
Sachsen	4/1	0/0	0/0	50/1	0/2	1/0	4/0	2/0	0/0	0/6	1/49	0/0	1/0	0/0	0/0	63/59
Sachsen-Anhalt	1/3	2/0	2/6	80/15	0/0	0/2	10/5	14/23	1/0	0/24	14/1	0/0	3/0	0/0	0/0	127/79
Thüringen	0/0	1/0	1/0	43/1	13/4	0/0	8/0	2/1	0/0	0/0	2/47	4/0	0/0	0/0	0/0	74/53
Schleswig-Holstein	0/0	7/14	8/16	72/42	0/0	1/2	8/13	17/16	0/8	0/18	9/12	0/0	3/0	0/0	0/0	125/141
Σ	22/22	58/45	56/106	970/171	60/19	60/62	73/45	169/199	36/28	0/96	223/346	399/0	19/0	0	0	2.145/1.139

Tab. 11 Anzahl der in der Studie 2010/2011 eingesandten und untersuchten gramnegativen Bakterienstämme, aufgeteilt nach Bakteriengattung/-spezies und Tierart/Nutzungsrichtung

Tierart/ Nutzungsrichtung	Bakteriengattung/-spezies											Σ
	Aeromonas spp.	APP	*Bordetella* spp.	*E. coli*	*Klebsiella* spp.	*M. haemolytica*	*P. multocida*	*Pseudomonas* spp.	*Salmonella* spp.	*Vibrio* spp.	*Yersinia* spp.	
Ferkel	0	5/2	23/49	156/0	0	0	25/0	0	0/20	0	0	**209/71**
Läufer	0	11/9	10/18	36/0	0	0	20/0	0	0/5	0	0	**77/32**
Mastschwein	0	42/34	10/22	45/0	0	0	28/0	0	0/21	0	0	**125/77**
Kalb	0	0	0	140/171	0	29/26	10/57	0	0/8	0	0	**179/262**
Jungrind	0	0	0	0	0	0	0	0	0	0	0	**0**
Mastrind/Rind	0	0	0	0	0	20/3	11/15	0	0/7	0	0	**31/25**
Milchrind	0	0	0	305/0	51/51	0	0	0	0	0	0	**356/51**
Kleiner Wiederkäuer	0	0	0	0	0	24/16	0	0	0	0	0	**24/16**
Legehenne	0	0	0	101/0	0	0	0	0	0	0	0	**101/0**
Truthuhn	0	0	0	95/0	0	0	0	0	0	0	0	**95/0**
Masthahn	0	0	0	42/0	0	0	0	0	0	0	0	**42/0**
Wassergeflügel	0	0	0	0	0	0	0	0	0	0	0	**0**
Kleintier	0	0	13/17	50/0	0	0	75/127	0/0	0/35	0	0	**138/179**
Pferd	0	0	0	0	9/11	0	0	31/22	0	0	0	**40/33**
Wildtier	0	0	0	0	0	0	0	0	0	0	0	**0**
Fisch	22/22	0	0	0	0	0	0	0	5/6	0	0	**27/28**
Exoten	0	0	0	0	0	0	0	0	0	0	0	**0**
Σ	**22/22**	**58/45**	**56/106**	**970/171**	**60/62**	**73/45**	**169/199**	**36/28**	**0/96**	**0**	**0**	**1.444/774**

Tab. 12 Anzahl der in der Studie 2010/2011 eingesandten und untersuchten grampositiven Bakterienstämme, aufgeteilt nach Bakteriengattung/-spezies und Tierart/Nutzungsrichtung

Tierart/ Nutzungsrichtung	Bakteriengattung/-spezies				Σ
	Enterococcus spp.	*S. aureus*	*S. (pseud)intermedius*	andere *Staphylococcus* spp.	
Ferkel	0	30/0	0	9/0	39/0
Läufer	0	10/0	0	3/0	13/0
Mastschwein	0	27/0	0	7/0	34/0
Kalb	0	0	0	0	0
Jungrind	0	0	0	0	0
Mastrind/Rind	0	0	0	0	0
Milchrind	60/19	0/346	0	0	60/365
Kleiner Wiederkäuer	0	0	0	0	0
Legehenne	0	1/0	0	0	1/0
Truthuhn	0	25/0	0	0	25/0
Masthahn	0	8/0	0	0	8/0
Wassergeflügel	0	0	0	0	0
Kleintier	0	83/0	399/0	0	482/0
Pferd	0	39/0	0	0	39/0
Wildtier	0	0	0	0	0
Fisch	0	0	0	0	0
Exoten	0	0	0	0	0
Σ	60/19	223/346	399/0	19/0	701/365

3.2.1 *Actinobacillus pleuropneumoniae* beim Schwein

Es wurden in der Studie 2010 58 APP-Isolate, in der Studie 2011 45 APP-Isolate von Schweinen mit respiratorischen Erkrankungen untersucht (Tab. 46 und Tab. 47). Dieses Kollektiv wurde hier nicht nach den einzelnen Produktionsstufen getrennt ausgewertet, da hierzu nicht genügend Isolate zur Verfügung standen.

Erhöhte MHK_{90}-Werte konnten insbesondere gegenüber Tulathromycin festgestellt werden (Tab. 13). Die übrigen, für die Therapie von Atemwegsinfektionen beim Schwein wichtigen Wirkstoffe wie Amoxicillin/Clavulansäure, Florfenicol, Enrofloxacin und die Makrolide zeigten niedrige Resistenzraten bzw. lassen von ihren MHK_{90}-Werten her auf eine gute Wirksamkeit schließen. Bei der Wirkstoffklasse der Cephalosporine konnte bei Ceftiofur 2011 erstmals eine Resistenzrate von 13 % nachgewiesen werden, auch die übrigen Cephalosporine zeigten in ihren MHK_{90}-Werten eine leichte Tendenz nach oben. Bei den Wirkstoffen Tetracyclin (2010 74 %, 2011 64 %) und Gentamicin (2010 53 %, 2011 44 %) waren zudem hohe Raten von intermediär resistenten Isolaten festzustellen.

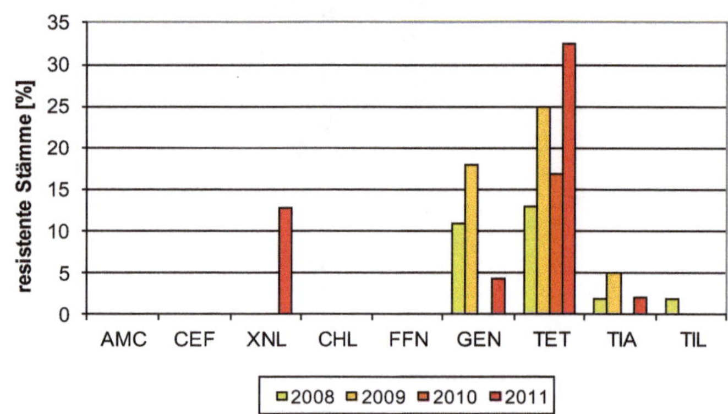

Abb. 1 Resistenzraten von APP beim Schwein, Indikation: respiratorische Erkrankungen

Auch gegenüber Tetracyclin setzt sich der Aufwärtstrend in einer ansteigenden Resistenzrate fort. Für die übrigen Wirkstoffe bleibt das Resistenzniveau bis auf wenige Ausnahmen für APP fast unverändert.

Tab. 13 MHK$_{90}$-Werte von APP beim Schwein, Indikation: respiratorische Erkrankungen

MHK$_{90}$ [mg/L]	Studienjahr			
Wirkstoffe, für die keine klinischen Grenzwerte (GW) vorhanden sind	2008	2009	2010	2011
Ampicillin	0,25	0,5	0,5	0,25
Cefotaxim	0,015	0,015	0,015	0,25
Cefquinom	0,03	0,03	0,03	0,5
Doxycyclin	1	2	2	8
Enrofloxacin	0,12	0,12	0,06	0,06
Nalidixinsäure	4	4	4	4
Spectinomycin	64	128	–	–
Spiramycin	64	64	64	64
Trimethoprim	0,12	0,5	–	–
Trimethoprim/ Sulfamethoxazol	0,12	0,25	0,12	0,12
Tulathromycin	32	32	16	16
Anzahl Isolate (n)	**63**	**40**	**58**	**45**

3.2.2 *Aeromonas* spp. beim Süßwasserfisch

Es wurden sowohl in der Studie 2010 wie auch in der Studie 2011 jeweils 22 *Aeromonas*-spp.-Isolate von Süßwasserfischen mit unterschiedlichen Indikationen untersucht (Tab. 48 und Tab. 49). Die Resistenzraten für die Wirkstoffe, die nach CLSI-Kriterien bewertet werden konnten, lagen bis auf Cephalothin (46 resp. 32 %) unter 10 % (Abb. 2).

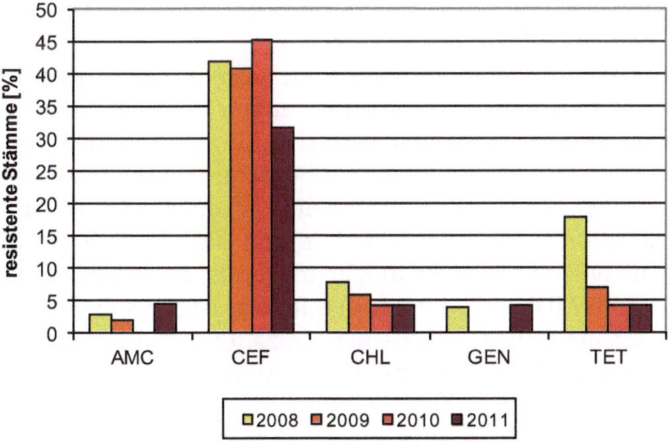

Abb. 2 Resistenzraten von *Aeromonas* spp. beim Süßwasserfisch, Indikation: verschiedene

Der MHK$_{90}$-Wert für Trimethoprim/Sulfamethoxazol, einem der beiden in Deutschland zur Behandlung von Nutzfischen zugelassenen Wirkstoffe, lag 2010 mit $\geq$ 32 mg/L nicht mehr im therapeutisch günstigen Bereich, 2011 lag der MHK$_{90}$-Wert mit 0,25 mg/L wiederum im therapeutisch günstigen Bereich. Diese Schwankungen sind den geringen Isolatanzahlen und unterschiedlichen Indikationen, aus denen diese stammen, geschuldet. Weitere Beobachtungen über die nächsten Studienjahre sind daher dringend anzuraten. Für die neueren Cephalosporine sowie Enrofloxacin lassen die MHK$_{90}$-Werte hingegen auf eine gute Wirksamkeit schließen (Tab. 14). Für den zweiten in Deutschland zur Behandlung zugelassenen Wirkstoff (Florfenicol) werden mit 0,5 (2010) und 2 mg/L (2011) noch vergleichsweise günstige MHK$_{90}$-Werte erreicht.

Tab. 14 MHK$_{90}$-Werte von *Aeromonas* spp. beim Süßwasserfisch, Indikation: verschiedene

MHK$_{90}$ [mg/L]	Studienjahr			
Wirkstoffe, für die keine klinischen GW vorhanden sind	2008	2009	2010	2011
Ampicillin	$\geq$ 64	$\geq$ 64	$\geq$ 64	$\geq$ 64
Apramycin	8	8	8	8
Cefotaxim	0,12	0,25	0,03	0,06
Cefquinom	0,06	0,06	0,06	0,06
Ceftiofur	2	2	1	0,5
Colistin	8	4	4	4
Doxycyclin	4	2	2	1
Enrofloxacin	1	2	0,12	0,25
Florfenicol	1	1	0,5	2
Nalidixinsäure	128	128	64	64
Spectinomycin	128	256	64	64
Trimethoprim/Sulfamethoxazol	4	8	$\geq$ 32	0,25
Trimethoprim	4	$\geq$ 128	$\geq$ 128	0,25
Tulathromycin	$\geq$ 64	$\geq$ 64	64	64
Anzahl Isolate (n)	**104**	**88**	**22**	**22**

Eine Auswertung nach einzelnen Bakterienspezies und Indikationen war aufgrund der geringen Isolateanzahl nicht möglich. Im Vergleich zu den Ergebnissen der vorherigen Studie konnte bis auf wenige Ausnahmen eine gleichbleibende oder z. T. auch günstigere Resistenzlage gegenüber den meisten Wirkstoffen festgestellt werden.

3.2.3 *Bordetella bronchiseptica*

3.2.3.1 *Bordetella bronchiseptica* beim Schwein

Es wurden insgesamt 43 *B.-bronchiseptica*-Isolate in der Studie 2010 und 89 Isolate in der Studie 2011 von Schweinen mit respiratorischer Symptomatik untersucht (Tab. 50 und Tab. 51). Eine Auswertung getrennt nach Produktionsstufen (Ferkel, Läufer und Mastschweine) erfolgte nicht, da hier die Resistenzdaten der einzelnen Stufen in ähnlicher Höhe lagen.

Gegenüber den getesteten β-Lactam-Antibiotika zeigten sich einige Resistenzen bzw. hohe MHK_{90}-Werte, so dass von einer Behandlung mit Cephalosporinen oder Penicillinen abzuraten ist. Hingegen konnten für Amoxicillin/Clavulansäure sehr wenige und für Gentamicin keine resistenten Isolate nachgewiesen werden. Die Resistenzraten für Chloramphenicol und Tetracyclin lagen deutlich unter 10 %. Der MHK_{90}-Wert für Nalidixinsäure, die als Indikator einer beginnenden Fluorchinolonresistenz anzusehen ist, stieg in diesen beiden Studienjahren von 8 auf 16 mg/L, für Enrofloxacin wurde wiederum ein MHK_{90}-Wert von 0,5 mg/L ermittelt, der nun mittlerweile seit 6 Studienjahren unverändert ist (Tab. 15).

Bei dem zur Behandlung von Atemwegserkrankungen beim Schwein zugelassenen Wirkstoff Florfenicol lag die Resistenzrate unter 15 % (9 resp. 14 %). Jedoch lag der Anteil der als intermediär einzustufenden Isolate in der Studie 2010 und 2011 bei jeweils 74 %. Dieser Entwicklung muss in den kommenden Studien eine vermehrte Aufmerksamkeit geschenkt werden.

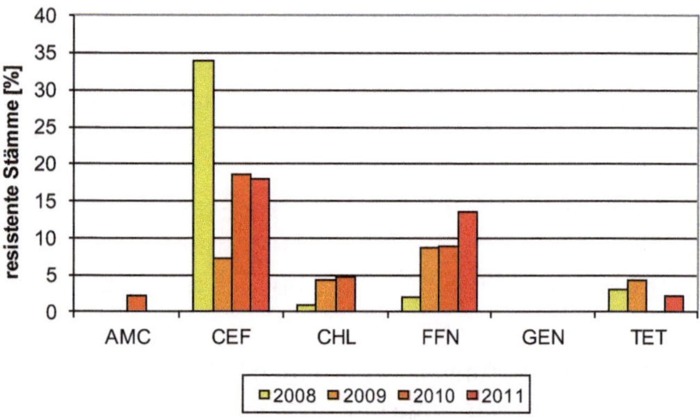

Abb. 3 Resistenzraten von *B. bronchiseptica* beim Schwein, Indikation: respiratorische Erkrankungen

Auch eine Behandlung mit dem potenzierten Sulfonamid Trimethoprim/Sulfamethoxazol sollte bei einem MHK_{90}-Wert von 8 mg/L erst nach erfolgter Empfindlichkeitsprüfung aufgenommen werden.

Tab. 15 MHK_{90}-Werte von *B. bronchiseptica* beim Schwein, Indikation: respiratorische Erkrankungen

MHK_{90} [mg/L]	Studienjahr			
Wirkstoffe, für die keine klinischen GW vorhanden sind	2008	2009	2010	2011
Ampicillin	32	32	32	32
Cefotaxim	≥ 32	8	≥ 32	≥ 32
Cefquinom	32	32	32	32
Ceftiofur	≥ 64	≥ 64	≥ 64	≥ 64
Enrofloxacin	0,5	0,5	0,5	0,5
Nalidixinsäure	8	8	16	16
Spectinomycin	≥ 256	≥ 256	–	–
Spiramycin	128	≥ 128	≥ 128	≥ 128
Tiamulin	≥ 64	≥ 64	≥ 64	≥ 64
Tilmicosin	32	32	32	32
Trimethoprim	8	16	–	–
Trimethoprim/Sulfamethoxazol	4	16	8	8
Tulathromycin	16	8	16	16
Anzahl Isolate (n)	**93**	**69**	**43**	**89**

Ein Vergleich der Studienjahre 2008 bis 2011 zeigte eine günstigere Resistenzlage gegenüber Cephalothin, ebenfalls zeigte sich für den therapeutisch wichtigen Wirkstoff Tetracyclin ein leichter Abfall der Resistenzraten, der möglicherweise als natürliche Schwankung innerhalb der Population zu sehen ist.

3.2.3.2 *Bordetella bronchiseptica* beim Kleintier

Aufgrund der geringen Probenzahl wurden die Ergebnisse der Studien 2010 (n = 13) und 2011 (n = 17) zusammengefasst und ausgewertet (Tab. 52).

Für *Bordetella-bronchiseptica*-Isolate vom Kleintier mit respiratorischen Erkrankungen konnten keine resistenten Isolate für die Wirkstoffe Amoxicillin/Clavulansäure, Chloramphenicol, Gentamicin und Tetracyclin nachgewiesen werden. Lediglich gegenüber Cephalothin zeigte sich eine Resistenzrate von 3 %. Als Hinweis auf die Wirksamkeit und mögliche Trends können die errechneten MHK_{90}-Werte verwendet werden. Aus diesen lässt sich ersehen, dass bei einer Vielzahl von β-Lactam-Antibiotika mit einer verminderten Wirksamkeit zu rechnen ist.

Für Nalidixinsäure, die als Indikator einer beginnenden Fluorchinolonresistenz gilt, liegen die MHK_{90}-Werte bei 8 mg/L. Trotzdem ist noch von einer guten Empfindlichkeitslage gegenüber Enrofloxacin auszugehen. Für die Cephalosporine gilt grundsätzlich gleiches wie bei der Tierart Schwein. Im Vergleich zur vorhergehenden Studie liegen die übrigen MHK_{90}-Werte auf ähnlichem Niveau.

Tab. 16   MHK$_{90}$-Werte von *Bordetella bronchiseptica* beim Kleintier, Indikation: respiratorische Erkrankungen

MHK$_{90}$ [mg/L]	Studienjahr		
Wirkstoffe, für die keine klinischen GW vorhanden sind	2006/ 2007	2008/ 2009	2010/ 2011
Ampicillin	32	32	32
Cefotaxim	≥ 32	≥ 32	≥ 32
Cefquinom	32	32	32
Ceftiofur	≥ 64	≥ 64	≥ 64
Doxycyclin	0,25	0,5	1
Enrofloxacin	0,5	1	0,5
Florfenicol	4	4	4
Nalidixinsäure	16	16	8
Spectinomycin	256	≥ 256	–
Tiamulin	≥ 64	≥ 64	≥ 64
Tilmicosin	–	64	64
Trimethoprim	16	16	–
Trimethoprim/Sulfamethoxazol	8	4	8
Tulathromycin	16	16	16
Anzahl Isolate (n)	34	26	30

3.2.3.3   *Bordetella bronchiseptica* bei der Pute

Es wurden in der Studie 2010 kein Isolat, in der Studie 2011 3 Isolate aus den Laboren eingesandt, so dass hier keine Auswertung möglich war.

3.2.4   *Enterococcus* spp.

Es wurden 70 Isolate in der Studie 2010 und 64 Isolate in der Studie 2011 als *Enterococcus* spp. von Milchrindern mit einer Mastitis eingesandt. Davon wurden in einer speziesspezifischen PCR 40 resp. 12 Isolate als *E. faecalis* und 20 resp. 7 Isolate als *E. faecium* bestätigt.

3.2.4.1   *Enterococcus faecalis* beim Rind

Die Daten der untersuchten *E.-faecalis*-Isolate zeigten für Ampicillin, Amoxicillin/Clavulansäure, Gentamicin und Penicillin eine gute Wirksamkeit mit Resistenzraten von unter 10 %. Gegenüber den Wirkstoffen Ampicillin (7 %) und Amoxicillin/Clavulansäure (2 %) wurden in den beiden hier gezeigten Studienjahren zum ersten Mal resistente Isolate gefunden. Für Enrofloxacin und Trimethoprim/Sulfamethoxazol ist aufgrund des MHK$_{90}$-Wertes eine relativ gute Wirksamkeit anzunehmen. Erwartungsgemäß zeigten Oxacillin, die Lincosamide sowie alle getesteten Cephalosporine eine stark eingeschränkte Wirksamkeit, da *Enterococcus* spp. eine intrinsische Resistenz gegenüber diesen Wirkstoffen aufweisen (Tab. 53).

Resistenzraten von über 10 % wurden gegenüber Tetracyclin (82 %) und Erythromycin (17 %) gefunden. Kein Isolat war gegenüber Vancomycin resistent. Über die Studienjahre hinweg betrachtet bewegten sich die Empfindlichkeitsdaten für Erythromycin, Gentamicin und Tetracyclin auf gleich hohem Niveau. Gegenüber Chloramphenicol zeigt sich ein Anstieg der Resistenzrate.

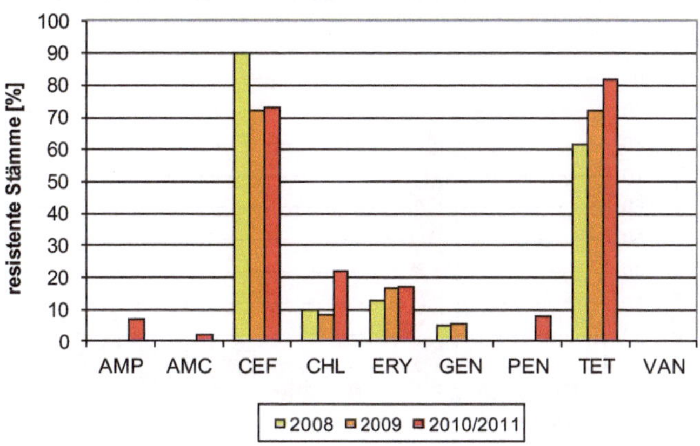

Abb. 4   Resistenzraten von *E. faecalis* beim Milchrind, Indikation: Mastitis

Tab. 17   MHK$_{90}$-Werte von *Enterococcus* spp. beim Milchrind, Indikation: Mastitis

MHK$_{90}$ [mg/L]	*E. faecalis*			*E. faecium*		
Wirkstoffe, für die keine klinischen GW vorhanden sind	Studienjahr					
	2008	2009	2010/ 2011	2008	2009	2010/ 2011
Cefoperazon	≥ 32	32	≥ 32	≥ 32	≥ 32	≥ 32
Cefotaxim	≥ 32	8	≥ 32	≥ 32	≥ 32	≥ 32
Cefquinom	≥ 64	4	8	≥ 32	≥ 32	≥ 32
Ceftiofur	≥ 64	32	≥ 64	≥ 64	≥ 64	≥ 64
Enrofloxacin	1	1	1	8	8	8
Clindamycin	≥ 64	≥ 64	≥ 64	16	16	16
Oxacillin	≥ 8	≥ 8	≥ 8	≥ 8	≥ 8	≥ 8
Pirlimycin	16	≥ 64	≥ 64	16	16	32
Tilmicosin	≥ 128	≥ 128	≥ 128	16	16	16
Trimethoprim/Sulfamethoxazol	0,25	0,12	0,12	1	0,25	0,12
Anzahl Isolate (n)	39	36	60	20	20	19

3.2.4.2   *Enterococcus faecium*

Es wurden die Daten von 12 (Studie 2010) resp. 7 (Studie 2011) *E.-faecium*-Isolaten von Milchrindern mit einer Mastitis ausgewertet (Tab. 54).

Hinsichtlich der Wirkstoffe Oxacillin und den Cephalosporinen zeigten die *E.-faecium*-Isolate vergleichbare Ergebnisse zu den *E.-faecalis*-Isolaten. Für die Wirkstoffe Ampicillin und Amoxicillin/Clavulansäure konnten Resistenzraten deutlich unter 10 % ermittelt werden. Gegenüber Gentamicin zeigte sich ein Anstieg der Resistenzraten auf 16 %, jedoch lagen alle Resistenzen im Low-Level-Bereich. Auch für Penicillin stieg die Resistenzrate wieder an auf 16 %.

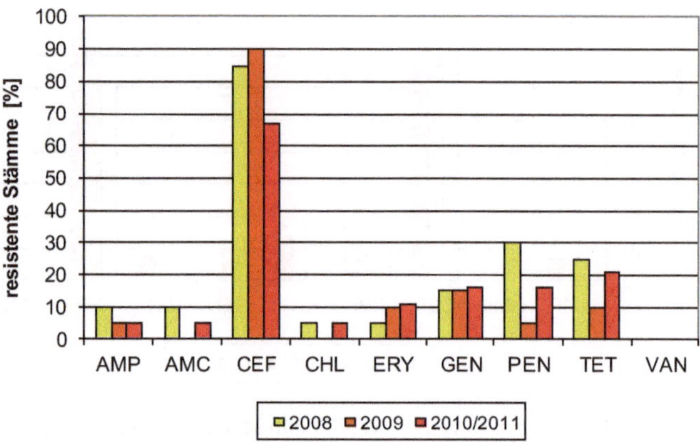

Abb. 5 Resistenzraten von *E. faecium* beim Milchrind, Indikation: Mastitis

Im Gegensatz zu *E. faecalis* weist der vergleichsweise hohe MHK$_{90}$-Wert von Enrofloxacin für die *E.-faecium*-Isolate auf eine verminderte Wirksamkeit hin. Für Tetracyclin dagegen wurde eine deutlich niedrigere Resistenzrate als bei *E. faecalis* ermittelt. Keine Resistenzen traten gegenüber Vancomycin auf. Weiterhin günstig zeigte sich die Höhe der MHK$_{90}$-Werte für die Kombination Trimethoprim/Sulfamethoxazol mit 0,12 mg/L.

3.2.5 *Escherichia coli*

3.2.5.1 *Escherichia coli* beim Kalb (Enteritis)

Es wurden insgesamt 140 (Studie 2010) resp. 171 (Studie 2011) *E.-coli*-Stämme von Kälbern mit Enteritis untersucht, wobei teilweise hohe Resistenzraten gefunden wurden (Tab. 55 und Tab. 56).

Die höchsten Resistenzraten zeigten sich für Ampicillin (78 resp. 80 %), Tetracyclin (70 resp. 75 %), Chloramphenicol (59 resp. 55 %) und Trimethoprim/Sulfamethoxazol (52 resp. 49 %). Auch gegenüber weiteren relevanten Wirkstoffen lagen die Resistenzraten zwischen 17 % (Amoxicillin/Clavulansäure) und 40 % (Gentamicin). Insbesondere beim Wirkstoff Gentamicin ist ein stetiger Anstieg über die Jahre zu verzeichnen. Einheitlich hohe MHK$_{90}$-Werte für Doxycyclin (64 mg/L) und Enrofloxacin ($\geq$ 16 mg/L) wiesen ebenfalls auf eine reduzierte Wirksamkeit hin. Weiterhin war ein starker Anstieg der MHK$_{90}$-Werte im gesamten Untersuchungszeitraum seit 2005 für alle getesteten Cephalosporine der neueren Generation festzustellen: für Ceftiofur (von 2 auf $\geq$ 64 mg/L) und für Cefotaxim (von 1 auf $\geq$ 32 mg/L). Sowohl der Anstieg der MHK$_{90}$-Werte für Cefotaxim wie auch die steigende Resistenzrate für die Wirkstoffkombination Amoxicillin/Clavulansäure sind hier als Hinweise für das vermehrte Auftreten von ESBL-Bildnern zu werten (ESBL = Extended Spectrum β-Lactamase). Dieses Bild spiegelte sich in dem Anteil von ESBL-bildenden *E. coli* beim Kalb (Abb. 6) wider. Hier zeigte sich ein Anstieg der Prävalenzrate von 7 % auf 25 % bei den untersuchten *E.-coli*-Isolaten von Kälbern mit Enteritis.

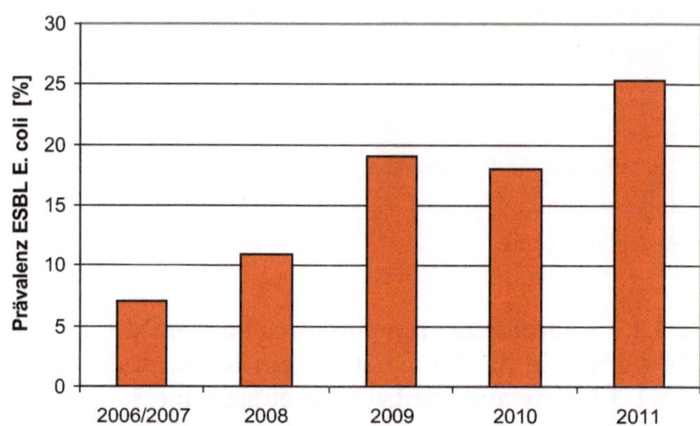

Abb. 6 Anteil ESBL-bildener *E. coli* beim Kalb, 5 Studienjahre im Vergleich

Auch das häufig in der Therapie eingesetzte Colistin zeigte einen Anstieg des MHK$_{90}$-Wertes von 0,5 mg/L (bis einschließlich des Studienjahres 2009) auf mittlerweile 2 mg/L im Studienjahr 2011. Für die weiteren Wirkstoffe zeigte sich ein ähnlich hohes Resistenzniveau wie in den vorherigen Studien.

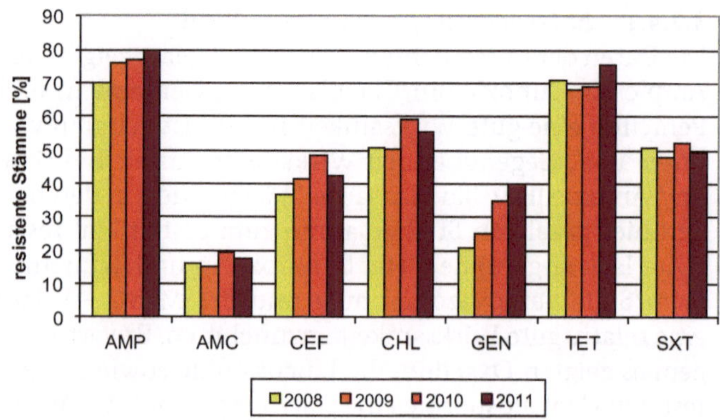

Abb. 7 Resistenzraten von *E. coli* beim Kalb, Indikation: Enteritis

Tab. 18   MHK$_{90}$-Werte von *E. coli* beim Kalb, Indikation: Enteritis

MHK$_{90}$ [mg/L]	Studienjahr				
Wirkstoffe, für die keine klinischen GW vorhanden sind	2006/ 2007	2008	2009	2010	2011
Apramycin	16	≥ 32	8	8	≥ 64
Cefotaxim	1	16	32	≥ 32	≥ 32
Cefquinom	8	16	≥ 32	≥ 32	≥ 32
Ceftiofur	2	64	≥ 64	≥ 64	≥ 64
Colistin	0,5	0,5	0,5	1	2
Doxycyclin	64	64	32	64	64
Florfenicol	256	256	256	256	256
Enrofloxacin	≥ 16	≥ 16	≥ 16	≥ 16	≥ 16
Nalidixinsäure	≥ 128	≥ 128	≥ 128	≥ 128	≥ 128
Spectinomycin	≥ 256	≥ 256	≥ 256	≥ 256	≥ 256
Spiramycin	≥ 128	≥ 128	≥ 128	≥ 128	≥ 128
Trimethoprim	≥ 128	≥ 128	≥ 128	≥ 128	≥ 128
Tulathromycin	16	32	32	16	≥ 64
Anzahl Isolate (n)	**154**	**166**	**160**	**140**	**171**

Insbesondere beim Kalb sollten zur Behandlung von Enteritiden Cephalosporine und Fluorchinolone nur wenn unbedingt notwendig und nach vorheriger Empfindlichkeitstestung eingesetzt werden.

3.2.5.2   *Escherichia coli* beim Milchrind

Es wurden 305 *E.-coli*-Stämme vom Milchrind mit Mastitis untersucht (Tab. 57). Es kann insgesamt von einer sehr günstigen Resistenzsituation für *E.-coli*-Isolate mit der Indikation „Mastitis" ausgegangen werden. Bis auf Ampicillin (13 %), Tetracyclin (11 %) und Cephalothin (10 %) liegen alle übrigen Wirkstoffe mit ihren Resistenzraten deutlich unter 10 %.

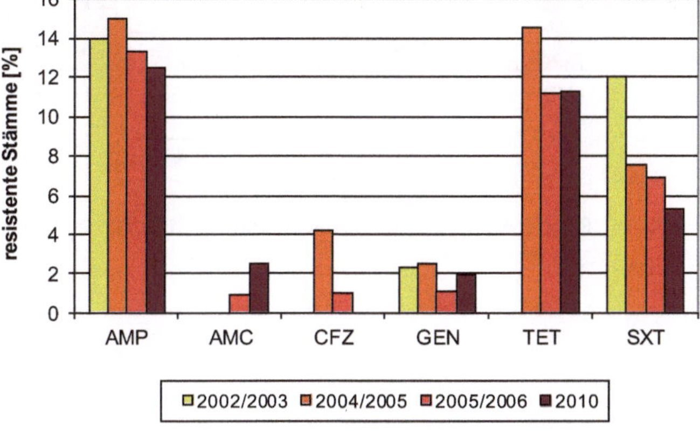

Abb. 8   Resistenzraten von *E. coli* beim Milchrind, Indikation: Mastitis

Die MHK$_{90}$-Werte lagen ebenfalls durchweg im therapeutisch günstigen Bereich, dies betraf insbesondere die Cephalosporine und Enrofloxacin.

Tab. 19   MHK$_{90}$-Werte von *E. coli* beim Milchrind, Indikation: Mastitis

MHK$_{90}$ [mg/L]	Studienjahr		
Wirkstoffe, für die keine klinischen GW vorhanden sind	2004/2005	2005/2006	2010
Cefotaxim	–	0,12	0,12
Cefquinom	0,12	0,06	0,12
Ceftiofur	0,5	0,5	0,5
Colistin	0,25	0,5	1
Doxycyclin	16	8	8
Florfenicol	8	8	16
Enrofloxacin	0,06	0,06	0,06
Nalidixinsäure	4	4	4
Trimethoprim	64	1	1
Anzahl Isolate (n)	**353**	**534**	**305**

Über die Jahre hinweg konnten gleichbleibend niedrige MHK$_{90}$-Werte und Resistenzraten ermittelt werden, so dass insgesamt von einer guten Resistenzlage ausgegangen werden kann.

3.2.5.3   *Escherichia coli* beim Schwein (Enteritis)

Es wurden insgesamt in der Studie 2010 237 *E.-coli*-Stämme von Schweinen mit Enteritis untersucht (Tab. 58 bis Tab. 60), der größte Anteil stammte von Ferkeln (156 Isolate), danach folgten Mastschweine (45 Isolate) und Läufer (36 Isolate).

Die verschiedenen Produktionsstufen zeigten nur wenige Unterschiede in ihrer MHK-Verteilung, so dass hier beispielhaft die Produktionsstufe „Ferkel" dargestellt wird.

Hohe Resistenzraten wurden für Tetracyclin (79 %), Ampicillin (71 %) und Trimethoprim/Sulfamethoxazol (55 %) festgestellt. Resistenzraten unter 30 % wurden für Cephalothin (29 %), Chloramphenicol (24 %) bzw. Gentamicin (14 %) gefunden. Gegenüber Amoxicillin/Clavulansäure stieg die Resistenzrate von 2 % auf 11 % an. Gleichzeitig lag der ermittelte MHK$_{90}$-Wert für Cefotaxim unverändert bei 0,12 mg/L, so dass bei klinischen *E.-coli*-Isolaten vom Schwein noch nicht mit einem verstärkten Auftreten von ESBL-positiven Stämmen gerechnet werden muss.

Für Colistin wurde ein MHK$_{90}$-Wert von 8 mg/L ermittelt, so dass möglicherweise von einer eingeschränkten Wirksamkeit ausgegangen werden muss. Beim adulten Schwein lag der MHK$_{90}$-Wert bei 1 mg/L.

Für Enrofloxacin (Ferkel: MHK$_{90}$ = 0,5 mg/L; adultes Schwein: MHK$_{90}$ = 0,06 mg/L) kann von einer guten Wirksamkeit ausgegangen werden. Allerdings sollten auch die sehr hohen MHK_{90}-Werte für Nalidixinsäure ($\geq$ 128 mg/L) beachtet werden. Nach Möglichkeit sollte daher auf einen Einsatz von Fluorchinolonen verzichtet werden.

Gut wirksam sind auch weiterhin Cephalosporine. Hier bewegen sich die MHK_{90}-Werte zwischen 0,12 und 0,5 mg/L im niedrigen Bereich. Im Vergleich zu den vorherigen Studien schwankten die Resistenzraten und die MHK_{90}-Werte nur wenig, für Ampicillin zeichnet sich jedoch ein fortgesetzter, geringer Aufwärtstrend ab.

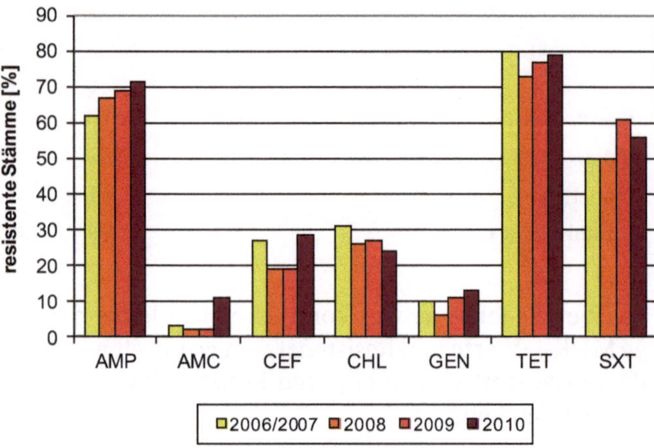

Abb. 9   Resistenzraten von *E. coli* beim Ferkel, Indikation: Enteritis

Tab. 20 MHK_{90}-Werte von *E. coli* beim Ferkel, Indikation: Enteritis

MHK_{90} [mg/L]	Studienjahr			
Wirkstoffe, für die keine klinischen GW vorhanden sind	2006/2007	2008	2009	2010
Apramycin	32	8	$\geq$ 64	$\geq$ 64
Cefotaxim	0,12	0,12	0,12	0,12
Cefquinom	0,12	0,12	0,12	0,12
Ceftiofur	0,5	0,5	0,5	0,5
Colistin	4	0,5	4	8
Doxycyclin	32	64	32	32
Florfenicol	8	16	16	16
Enrofloxacin	0,5	1	1	0,5
Nalidixinsäure	128	$\geq$ 128	$\geq$ 128	128
Spectinomycin	512	$\geq$ 512	$\geq$ 512	$\geq$ 512
Spiramycin	$\geq$ 128	$\geq$ 128	$\geq$ 128	$\geq$ 128
Trimethoprim	$\geq$ 128	$\geq$ 128	$\geq$ 128	$\geq$ 128
Anzahl Isolate (n)	**345**	**240**	**124**	**156**

3.2.5.4   *Escherichia coli* beim Geflügel

Escherichia coli bei der Pute

Es wurden insgesamt in der Studie 2010 95 *E.-coli*-Isolate von Puten untersucht. Dabei stammen 75 Isolate von Puten mit septikämischer und 20 Isolate von Puten mit respiratorischer Symptomatik (Tab. 61).

Bei Isolaten von Puten mit Septikämie wurden die höchsten Resistenzraten gegenüber Ampicillin (42 %), Tetracyclin (37 %), Cephalothin (22 %) und Trimethoprim/Sulfamethoxazol (21 %) gefunden. Für Gentamicin wurde eine Resistenzrate von 12 % ermittelt und gegenüber Amoxicillin/Clavulansäure und Enrofloxacin waren 1 resp. 4 % resistente Isolate nachweisbar. Trotz der guten Resistenzlage für Enrofloxacin muss diese aufgrund der hohen MHK_{90}-Werte für Nalidixinsäure weiterhin sorgfältig beobachtet werden.

Das Resistenzniveau der *E.-coli*-Isolate von Puten mit respiratorischen Erkrankungen unterschied sich meist nicht nennenswert von dem der Isolate aus septikämischen Erkrankungen; höhere Resistenzraten wurden jedoch gegenüber Ampicillin (50 %), Tetracyclin (47 %) und Gentamicin (16 %) ermittelt.

Beiden Indikationen gemeinsam sind der leichte Abwärtstrend der Resistenzraten von Ampicillin, Cephalothin und Tetracyclin bzw. die nunmehr seit 4 Studienjahren mit Ausnahme von Colistin nahezu unveränderten MHK_{90}-Werte.

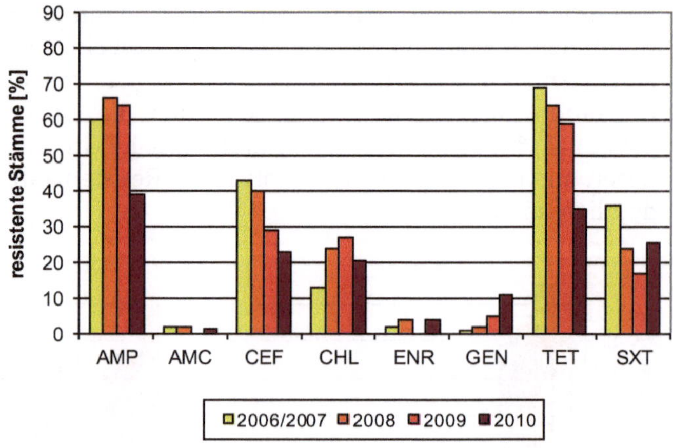

Abb. 10   Resistenzraten von *E. coli* bei der Pute, Indikation: Septikämie

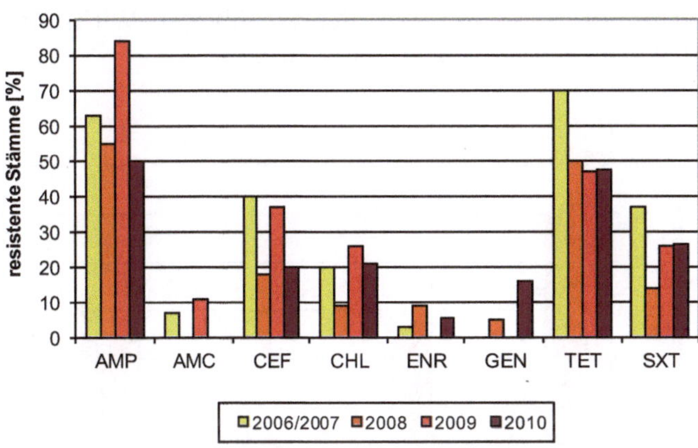

Abb. 11 Resistenzraten von *E. coli* bei der Pute, Indikation: respiratorische Erkrankungen

Tab. 21 MHK$_{90}$-Werte von *E. coli* bei der Pute, Indikation: Septikämie

MHK$_{90}$ [mg/L]	Studienjahr			
Wirkstoffe, für die keine klinischen GW vorhanden sind	2006/2007	2008	2009	2010
Apramycin	8	8	8	8
Cefotaxim	0,12	0,12	0,12	0,12
Cefquinom	0,12	0,12	0,12	0,12
Ceftiofur	0,5	0,5	0,5	0,5
Colistin	0,5	0,5	8	4
Doxycyclin	64	32	32	16
Florfenicol	8	16	8	8
Nalidixinsäure	≥ 128	64	128	≥ 128
Spectinomycin	32	256	256	≥ 256
Trimethoprim	≥ 128	≥ 128	≥ 128	≥ 128
Tulathromycin	16	16	16	16
Anzahl Isolate (n)	124	98	66	75

Tab. 22 MHK$_{90}$-Werte von *E. coli* bei der Pute, Indikation: respiratorische Erkrankungen

MHK$_{90}$ [mg/L]	Studienjahr			
Wirkstoffe, für die keine klinischen GW vorhanden sind	2006/2007	2008	2009	2010
Apramycin	8	8	8	≥ 64
Cefotaxim	0,12	0,12	0,12	0,12
Cefquinom	0,12	0,12	0,12	0,12
Ceftiofur	0,5	0,5	0,5	0,5
Colistin	4	0,5	8	8
Doxycyclin	32	32	16	16
Florfenicol	8	8	8	8
Nalidixinsäure	128	4	128	128
Spectinomycin	32	32	> 256	256
Trimethoprim	≥ 128	≥ 128	≥ 128	≥ 128
Tulathromycin	16	16	16	16
Anzahl Isolate (n)	30	22	19	20

Escherichia coli bei der Jung- und Legehenne

Es wurden in der Studie 2010 101 *E.-coli*-Isolate von Jung- und Legehennen mit einer Septikämie untersucht (Tab. 62). Das Resistenzniveau lag deutlich unter dem der Isolate von Pute und Masthahn. Die höchsten Resistenzraten wurden gegenüber Ampicillin (23 %) und Tetracyclin (16 %) gefunden. Die übrigen Werte lagen unter 10 %. Im Gegensatz zu den Isolaten von Puten kann für Colistin mit einem MHK$_{90}$-Wert von 1 mg/L noch von einer guten Wirksamkeit ausgegangen werden, wenngleich dieser MHK$_{90}$-Wert eine Titerstufe über der der vorangegangenen Studien liegt.

Der Vergleich mit den Daten der vorangegangenen Studien deutete auf einen Abwärtstrend hinsichtlich der Resistenzraten von Gentamicin, Enrofloxacin und Tetracyclin hin. Die MHK$_{90}$-Werte blieben auf etwa gleichem Niveau. Insgesamt gesehen stellt sich die Resistenzlage bei der Legehenne wesentlich günstiger dar als bei den anderen Nutzungsrichtungen.

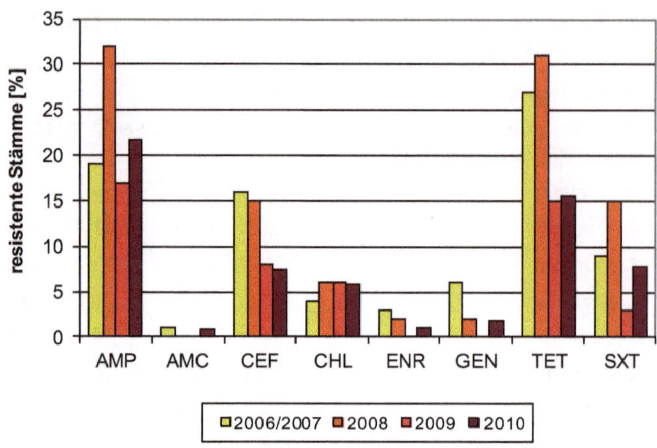

Abb. 12 Resistenzraten von *E. coli* bei der Legehenne, Indikation: Septikämie

lansäure (12 %) ermittelt. Bei den übrigen Wirkstoffen lagen die Resistenzraten unter 10 %.

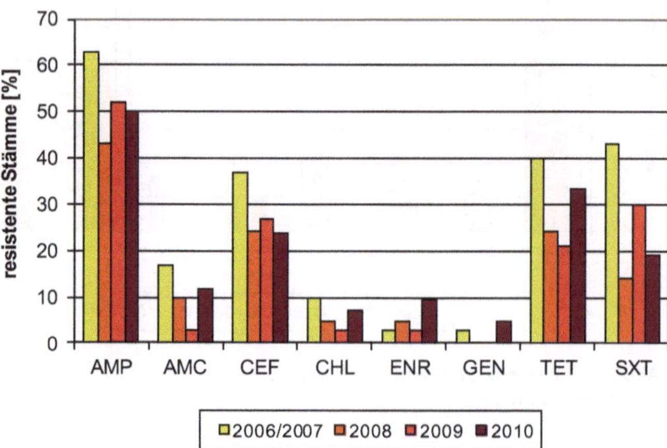

Abb. 13 Resistenzraten von *E. coli* beim Masthahn/Masthahnküken, Indikation: verschiedene

Tab. 23 MHK$_{90}$-Werte von *E. coli* bei der Legehenne, Indikation: Septikämie

MHK$_{90}$ [mg/L]	Studienjahr			
Wirkstoffe, für die keine klinischen GW vorhanden sind	**2006/ 2007**	**2008**	**2009**	**2010**
Apramycin	8	8	8	8
Cefotaxim	0,12	0,12	0,12	0,12
Cefquinom	0,12	0,12	0,12	0,06
Ceftiofur	0,5	0,5	0,5	0,5
Colistin	0,5	0,5	0,5	1
Doxycyclin	32	32	16	16
Florfenicol	8	8	16	8
Nalidixinsäure	128	128	4	128
Spectinomycin	32	64	32	32
Trimethoprim	$\geq$ 128	$\geq$ 128	0,5	1
Tulathromycin	16	32	16	16
Anzahl Isolate (n)	**159**	**176**	**72**	**101**

Tab. 24 MHK$_{90}$-Werte von *E. coli* beim Masthahn/Masthahnküken, Indikation: verschiedene

MHK$_{90}$ [mg/L]	Studienjahr			
Wirkstoffe, für die keine klinischen GW vorhanden sind	**2006/2007**	**2008**	**2009**	**2010**
Apramycin	8	8	8	8
Cefotaxim	0,5	0,12	0,12	4
Cefquinom	0,12	0,12	0,12	0,25
Ceftiofur	1	0,5	0,5	4
Colistin	0,5	0,5	0,5	1
Doxycyclin	32	32	16	16
Florfenicol	8	8	8	8
Nalidixinsäure	$\geq$ 128	$\geq$ 128	$\geq$ 128	$\geq$ 128
Spectinomycin	32	256	64	128
Trimethoprim	$\geq$ 128	64	$\geq$ 128	$\geq$ 128
Tulathromycin	16	32	16	16
Anzahl Isolate (n)	**87**	**51**	**33**	**42**

Escherichia coli beim Masthahn/Masthahnküken

Es wurden in der Studie 2010 42 *E.-coli*-Isolate von Masthähnen (20) und von Masthahnküken (22) untersucht. Davon stammte beim Masthahn die Mehrzahl der Isolate aus der Indikation „Septikämie", beim Masthahnküken aus Dottersackentzündungen (Tab. 63).

Die Resistenzsituation für *E.-coli*-Isolate vom Masthahn stellt sich differenziert dar. Dabei ist jedoch zu beachten, dass für die Studienjahre 2008 (n = 51) und 2009 (n = 33) nur geringe Isolatanzahlen betrachtet werden konnten.

Die höchsten Resistenzraten wurden gegenüber Ampicillin (50 %), Tetracyclin (33 %), Cephalothin (24 %), Trimethoprim/Sulfamethoxazol (19 %) und Amoxicillin/Clavu-

Mit 9,5 % Enrofloxacin-resistenten Isolaten war ein Anstieg der Resistenzrate um mehr als das Doppelte zu verzeichnen. Auch die hohen MHK$_{90}$-Werte für Nalidixinsäure ($\geq$ 128 mg/L) wiesen auf eine solche Entwicklung hin, da sie eine bereits erfolgte Einfachmutation ausweisen. Die Behandlung mit Fluorchinolonen sollte folglich nur in begründeten Ausnahmefällen und nach Antibiogramm erfolgen.

Die Prävalenzdaten für ESBL-bildende *E. coli* stiegen auch bei den Isolaten vom Geflügel (0,2 % Studie

2006/2007, 1,4 % Studie 2008, 1,8 % Studie 2009, 1,4 % Studie 2010) an, allerdings liegt die Höhe der Prävalenzrate deutlich unter derjenigen für Rind und Schwein.

3.2.5.5 *Escherichia coli* beim Kleintier

In der Studie 2010 wurden 27 Isolate aus der Indikation „Infektionen des Gastrointestinaltraktes (GIT)" (Tab. 64) und 23 Isolate aus der Indikation „Infektionen des Urogenitaltraktes (UGT)" von Hund und Katze untersucht (Tab. 65).

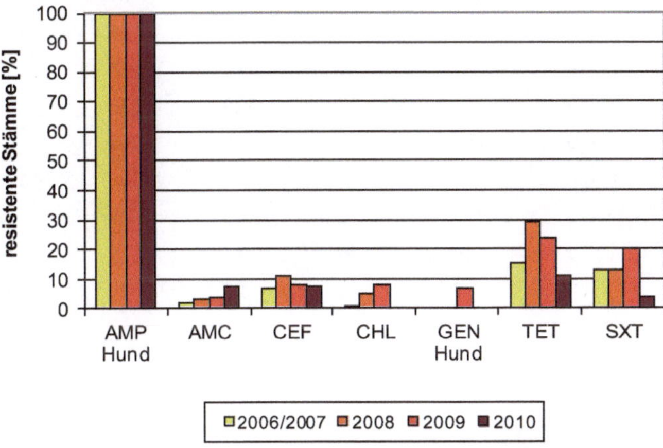

Abb. 14 Resistenzraten von *E. coli* beim Kleintier, Indikation: GIT

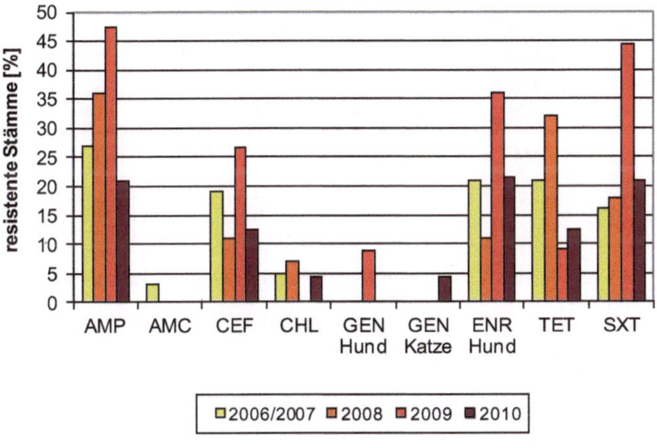

Abb. 15 Resistenzraten von *E. coli* beim Kleintier, Indikation: UGT

Für Ampicillin (GIT) und Gentamicin (GIT und UGT) wurden jeweils nur die Isolate vom Hund dargestellt, da für diese ein eigener klinischer Grenzwert gemäß CLSI zur Verfügung stand und die Isolateanzahl von der Katze für eine separate Auswertung zu gering war (jeweils 10 Isolate für jede Indikation). Insgesamt gesehen waren die Resistenzraten bei Infektionen des UGT höher als diejenigen bei Infektionen des GIT. Betroffen war hierbei insbesondere die Wirkstoffkombination Trimethoprim/Sulfamethoxazol (22 % versus 4 %). Gegenüber der Kombination Amoxicillin/Clavulansäure zeigten die Isolate aus den Infektionen des GIT eine höhere Resistenzrate (7 % versus 0 %)

Für Enrofloxacin ließen sich ebenfalls deutliche Unterschiede feststellen. Bei Urogenitalerkrankungen lag der MHK_{90}-Wert für Enrofloxacin bei 16 mg/L, bei Erkrankungen des Gastrointestinaltraktes bei 0,25 mg/L. Für den Hund existierte zudem ein klinischer Grenzwert für Enrofloxacin für Isolate aus dem UGT, hier war von einer Resistenzrate von 21 % auszugehen. Der Indikatorwert Nalidixinsäure lag jedoch bei beiden Indikationen im hohen Bereich ($\geq$ 128 mg/L).

Bei einem Vergleich der Studienjahre fielen die schwankenden MHK_{90}-Werte für die Cephalosporine der 3. bzw. 4. Generation (Cefotaxim, Cefquinom und Ceftiofur) bei Isolaten aus Erkrankungen des UGT auf, die in der Studie 2010 jedoch im günstigen Bereich lag. Diese Schwankungen sind den geringen Isolatanzahlen geschuldet. Es konnten im Studienjahr 2010 3 % ESBL-bildende *E. coli* von Hunden detektiert werden.

Von einer Behandlung mit Cephalosporinen und Fluorchinolonen sollte beim Kleintier in den Indikationen „Infektionen des GIT bzw. UGT" nach Möglichkeit abgesehen werden. Falls diese notwendig sein sollte, sollte vorher eine Überprüfung der Empfindlichkeit durchgeführt werden.

Tab. 25 MHK$_{90}$-Werte von *E. coli* beim Kleintier, Indikationen: Infektionen des UGT/GIT (*nur Isolate von der Katze)

| MHK$_{90}$ [mg/L] | Studienjahr | | | | | | | |
| Wirkstoffe, für die keine klinischen GW vorhanden sind | 2006/2007 | | 2008 | | 2009 | | 2010 | |
	UGT	GIT	UGT	GIT	UGT	GIT	UGT	GIT
Apramycin	16	8	8	8	4	8	8	8
Cefotaxim	0,12	0,12	0,25	0,12	4	0,12	0,12	0,12
Cefquinom	0,12	0,06	0,12	0,06	0,5	0,25	0,12	0,12
Ceftiofur	0,5	0,5	1	0,5	4	0,5	0,5	0,5
Colistin	0,5	0,5	0,5	0,5	0,5	2	1	1
Doxycyclin	16	16	64	64	32	32	64	8
Enrofloxacin	0,06*	0,06	≥ 16*	0,5	≥ 16	0,25	16	0,25
Florfenicol	16	8	16	8	16	8	8	16
Nalidixinsäure	≥ 128	4	≥ 128	128	≥ 128	128	≥ 128	≥ 128
Spectinomycin	32	32	256	256	≥ 256	256	≥ 256	32
Spiramycin	≥ 128	≥ 128	≥ 128	≥ 128	≥ 128	≥ 128	≥ 128	≥ 128
Trimethoprim	≥ 128	≥ 128	≥ 128	≥ 128	≥ 128	≥ 128	≥ 128	1
Tulathromycin	16	16	32	16	16	16	16	16
Anzahl Isolate (n)	**63**	**96**	**28**	**38**	**21**	**25**	**23**	**27**

3.2.6 *Klebsiella* spp.

3.2.6.1 *Klebsiella* spp. beim Milchrind (Mastitis)

In der Studie 2010 kamen 51 *Klebsiella*-spp.-Isolate (Tab. 66), in der Studie 2011 51 Isolate von Milchrindern mit Mastitis zur Untersuchung (Tab. 67).

Insgesamt stellte sich das Resistenzniveau günstig dar. Erwartungsgemäß wurden für Ampicillin und Penicillin hohe Resistenzraten bzw. ein hoher MHK$_{90}$-Wert (71 % bzw. MHK$_{90}$ ≥ 32 mg/L) ermittelt, da *Klebsiella* spp. eine natürliche Resistenz gegenüber Amino- und Benzylpenicillinen besitzen. Die übrigen Resistenzraten lagen unter 10 %. Es ist allerdings ein leichter Aufwärtstrend für die Wirkstoffe Amoxicillin/Clavulansäure, Chloramphenicol, Tetracyclin und Trimethoprim/Sulfamethoxazol festzustellen. Die getesteten neueren Cephalosporine zeigten eine gute Wirksamkeit: Es wurden hier wie auch für Enrofloxacin niedrige MHK$_{90}$-Werte ermittelt.

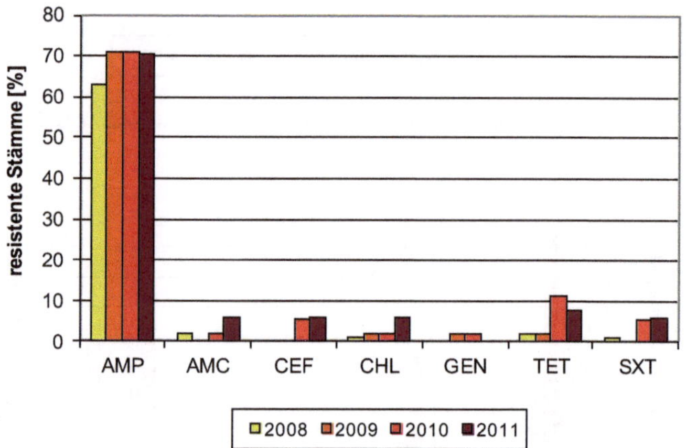

Abb. 16 Resistenzraten von *Klebsiella* spp. beim Milchrind, Indikation: Mastitis

Tab. 26 MHK$_{90}$-Werte von *Klebsiella* spp. beim Milchrind, Indikation: Mastitis

MHK$_{90}$ [mg/L]	Studienjahr			
Wirkstoffe, für die keine klinischen GW vorhanden sind	2008	2009	2010	2011
Apramycin	4	4	4	4
Cefoperazon	2	2	2	1
Cefotaxim	0,06	0,06	0,06	0,12
Cefquinom	0,06	0,06	0,06	0,06
Ceftiofur	0,5	0,5	0,5	0,5
Colistin	0,5	0,5	2	1
Doxycyclin	4	4	4	4
Enrofloxacin	0,06	0,12	0,12	0,06
Nalidixinsäure	4	4	4	4
Penicillin	≥ 32	≥ 32	≥ 32	≥ 32
Florfenicol	8	8	8	8
Anzahl Isolate (n)	**95**	**49**	**51**	**51**

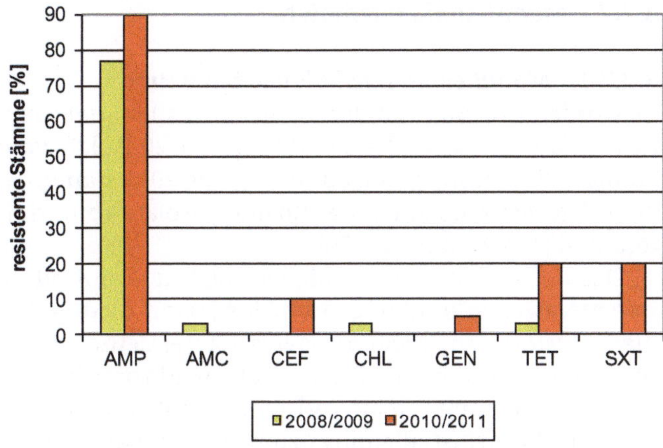

Abb. 17 Resistenzraten von *Klebsiella* spp. beim Pferd, Indikation: Erkrankungen des Genitaltraktes, Studie 2010 und 2011

Tab. 27 MHK$_{90}$-Werte von *Klebsiella* spp. beim Pferd, Indikation: Erkrankungen des Genitaltraktes

MHK$_{90}$ [mg/L]	Studienjahr	
Wirkstoffe, für die keine klinischen GW vorhanden sind	2008/2009	2010/2011
Apramycin	4	4
Cefoperazon	0,5	4
Cefotaxim	0,06	0,25
Cefquinom	0,06	0,12
Ceftiofur	0,5	1
Colistin	0,5	2
Doxycyclin	4	16
Enrofloxacin	0,12	0,06
Nalidixinsäure	4	4
Penicillin	≥ 32	≥ 32
Florfenicol	8	8
Anzahl Isolate (n)	**30**	**20**

Vergleicht man die Resistenzdaten für *Klebsiella* spp. aus der Indikation „Mastitis" beim Milchrind über die Jahre hinweg, kann von einer günstigen Resistenzsituation ausgegangen werden: Die MHK$_{90}$-Werte zeigten sich bislang sehr stabil. Bisher konnten keine ESBL-verdächtigen *Klebsiella* spp. detektiert werden.

3.2.6.2 *Klebsiella* spp. beim Pferd

Aufgrund der geringen Probenanzahl wurden die ermittelten Daten der *Klebsiella*-spp.-Isolate vom Pferd mit Infektionen des Geschlechtsapparates aus den Studienjahren 2010 (n = 9) und 2011 (n = 11) zusammen ausgewertet (Tab. 68).

Erwartungsgemäß wurden auch hier für Ampicillin und Penicillin aufgrund der natürlichen Resistenz eine hohe Resistenzrate bzw. ein hoher MHK$_{90}$-Wert (90 % bzw. MHK$_{90}$ ≥ 32 mg/L) ermittelt. Für die Wirkstoffe Tetracyclin und Trimethoprim/Sulfamethoxazol wurden 20 %, für Gentamicin wurden 5 % resistente Isolate detektiert.

Die neueren Cephalosporine sowie Enrofloxacin zeigten, wie auch bei den Isolaten vom Rind, eine gute Wirksamkeit.

3.2.7 *Mannheimia haemolytica*

3.2.7.1 *Mannheimia haemolytica* beim Rind

Es wurden insgesamt in der Studie 2010 49 *M.-haemolytica*-Isolate (29 Isolate Kalb und Jungrind, 20 Isolate vom adulten Rind) untersucht, aus der Studie 2011 stammten 26 Isolate von Kalb und Jungrind und 3 Isolate vom adulten Rind (Tab. 69 und Tab. 70).

Das Resistenzniveau bei *M. haemolytica* von Rindern mit Atemwegserkrankungen war insgesamt niedrig. Für die Wirkstoffe Amoxicillin/Clavulansäure, Ceftiofur, Cephalothin, Enrofloxacin, Florfenicol, Tulathromycin und Tilmicosin konnten keine resistenten Isolate detektiert werden. Hierbei ist allerdings zu beachten, dass sich im intermediär resistenten Bereich bei Enrofloxacin mit 22 % (2010) und 28 % (2011) viele Isolate befanden. Gegenüber Gentamicin konnten 2010 2 % resistente Isolate nachgewiesen werden. Beim Wirkstoff Tetracyclin wurde in beiden Studienjahren eine Resistenzrate von 10 % detektiert.

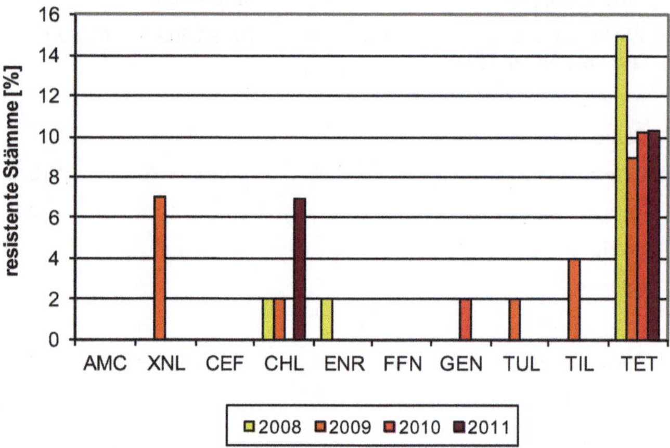

Abb. 18 Resistenzraten von *M. haemolytica* beim Rind, Indikation: respiratorische Erkrankungen

Im Vergleich zwischen adultem Rind und Kalb zeigten sich in beiden Studienjahren nahezu keine Unterschiede, so dass hier auf eine Darstellung getrennt nach Produktionsstufen verzichtet wurde.

Tab. 28 MHK$_{90}$-Werte von *M. haemolytica* beim Rind, Indikation: respiratorische Erkrankungen

MHK$_{90}$ [mg/L]	Studienjahr			
Wirkstoffe, für die keine klinischen GW vorhanden sind	2008	2009	2010	2011
Ampicillin	32	16	64	4
Cefoperazon	0,12	0,25	0,25	0,12
Cefotaxim	0,015	0,06	0,015	0,015
Cefquinom	0,06	0,12	0,06	0,06
Colistin	0,25	0,5	0,5	1
Doxycyclin	4	1	2	2
Nalidixinsäure	≥ 128	≥ 128	≥ 128	128
Penicillin	≥ 32	16	≥ 32	32
Trimethoprim	0,5	0,5	0,5	–
Trimethoprim/ Sulfamethoxazol	0,06	0,12	0,25	0,12
Anzahl Isolate (n)	**54**	**45**	**49**	**29**

Im Vergleich der Studienjahre zeigten auch die Cephalosporine der neueren Generation eine gute Wirksamkeit mit niedrigen MHK$_{90}$-Werten (0,015 – 0,25 mg/L).

3.2.7.2 *Mannheimia haemolytica* beim kleinen Wiederkäuer

Es wurden 24 *M.-haemolytica*-Isolate vom kleinen Wiederkäuer mit respiratorischen Erkrankungen in der Studie 2010 (Tab. 71) und 16 Isolate in der Studie 2011 untersucht (Tab. 72). Aufgrund der geringen Isolatanzahlen wurden die Isolate hier zusammengefasst ausgewertet. Hierbei stammten 36 Isolate vom Schaf/Schaflamm und 4 Isolate von der Ziege.

Die Resistenzlage war insgesamt sehr günstig, es wurden keine resistenten Isolate für die Wirkstoffe Amoxicillin/Clavulansäure, Cephalothin, Chloramphenicol und Gentamicin gefunden. Gegenüber Tetracyclin fand sich ein resistentes Isolat.

Tab. 29 MHK$_{90}$-Werte von *M. haemolytica* beim kleinen Wiederkäuer, Indikation: respiratorische Erkrankungen

MHK$_{90}$ [mg/L]	Studienjahr			
Wirkstoffe, für die keine klinischen GW vorhanden sind	2006/ 2007	2008	2009	2010/ 2011
Ampicillin	0,25	0,25	0,5	0,5
Cefotaxim	0,015	0,015	0,03	0,015
Cefquinom	0,03	0,03	0,06	0,03
Ceftiofur	0,03	0,03	0,06	0,03
Colistin	1	0,25	0,5	0,5
Doxycyclin	0,5	0,5	0,5	0,5
Florfenicol	1	1	1	1
Enrofloxacin	0,06	0,06	0,06	0,06
Nalidixinsäure	4	4	4	2
Penicillin	1	1	1	0,5
Spectinomycin	32	32	32	32
Tiamulin	16	16	8	16
Tilmicosin	1	8	8	4
Trimethoprim	0,25	0,25	0,25	0,12
Trimethoprim/Sulfamethoxazol	0,03	0,03	0,06	0,03
Tulathromycin	4	8	4	4
Anzahl Isolate (n)	48	68	39	40

Auch die MHK$_{90}$-Werte waren zum größten Teil über 4 Studienjahre hinweg stabil. Geringe Schwankungen waren bei den Makroliden zu erkennen, die sich allerdings mit ihren MHK$_{90}$-Werten sowieso im erhöhten Konzentrationsbereich befanden.

3.2.8 *Pasteurella multocida*

3.2.8.1 *Pasteurella multocida* beim Rind

Es wurden in der Studie 2010 21 *P.-multocida*-Isolate (Tab. 73), in der Studie 2011 72 Isolate von Rindern mit respiratorischen Erkrankungen untersucht (Tab. 74). Davon entfielen 10 resp. 57 Isolate auf Kälber und Jungrinder, 11 resp. 15 Isolate stammten von adulten Rindern. Aufgrund der geringen Isolateanzahl in der Studie 2010 wurden diese Stämme nicht getrennt nach Produktionsstufe betrachtet.

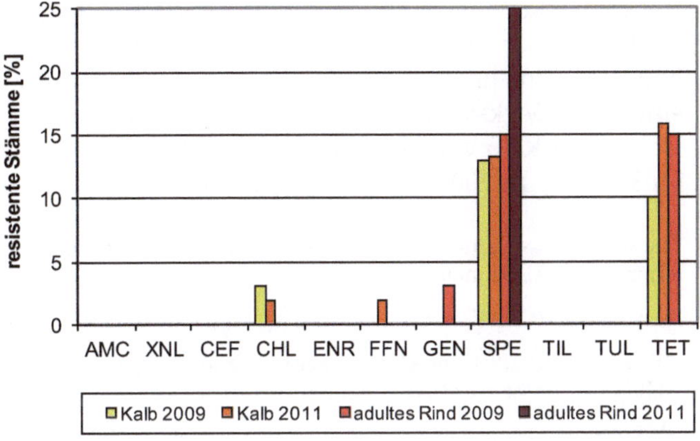

Abb. 19 Resistenzraten von *P. multocida* beim Kalb/adulten Rind, Indikation: respiratorische Erkrankungen, Studie 2009 und 2011

Bei Atemwegsinfektionen der Rinder, hervorgerufen durch *P. multocida*, ist bei den meisten therapeutisch bedeutsamen Wirkstoffen mit einer guten bis sehr guten Wirksamkeit zu rechnen. Lediglich gegenüber Spectinomycin (10 % im Jahr 2010) und Tetracyclin wurden 5 % (2010) und 7 % (2011) resistente Isolate gefunden. Bei den übrigen getesteten Wirkstoffen lagen die Resistenzraten unter 5 %.

Für Enrofloxacin konnten weder beim Kalb noch beim adulten Rind im Jahr 2011 resistente Isolate detektiert werden; der MHK$_{90}$-Wert für Nalidixinsäure lag bei 2 mg/L (2010) und 4 mg/L (2011), wobei sich die einzelnen Produktionsstufen nicht voneinander unterschieden.

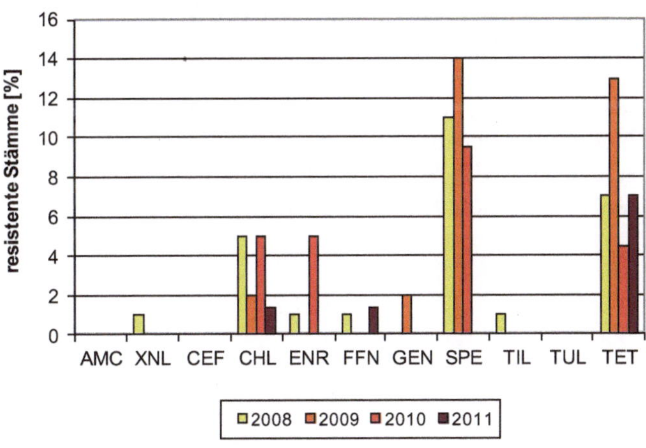

Abb. 20 Resistenzraten von *P. multocia* beim Rind, Indikation: respiratorische Erkrankungen

Die MHK$_{90}$-Werte anderer, therapeutisch relevanter Wirkstoffe, für die keine Grenzwerte zur Verfügung stehen, lagen im unteren Bereich und deuteten somit auf eine gute Wirksamkeit hin. Ein Florfenicol-resistentes Isolat vom Kalb wurde im Studienjahr 2011, wie bereits im Studienjahr 2008 geschehen, gefunden.

Tab. 30 MHK$_{90}$-Werte von *P. multocida* beim Rind, Indikation: respiratorische Erkrankungen

MHK$_{90}$ [mg/L]	Studienjahr			
Wirkstoffe, für die keine klinischen GW vorhanden sind	2008	2009	2010	2011
Ampicillin	0,25	0,5	0,5	1
Cefoperazon	0,06	0,06	1	0,06
Cefotaxim	0,015	0,015	0,03	0,015
Cefquinom	0,06	0,06	0,06	0,06
Colistin	4	4	4	4
Doxycyclin	1	2	1	1
Nalidixinsäure	4	2	2	4
Penicillin	0,25	0,25	0,25	0,5
Tiamulin	32	16	32	16
Trimethoprim	2	1	1	0,25
Trimethoprim/Sulfamethoxazol	0,5	0,25	0,25	0,25
Anzahl Isolate (n)	**75**	**68**	**21**	**72**

Bei einem Vergleich der Studienjahre sind kaum Änderungen in der Resistenzlage zu erkennen.

3.2.8.2 *Pasteurella multocida* beim Schwein

Es wurden insgesamt in der Studie 2010 73 *P.-multocida*-Isolate von Schweinen mit respiratorischen Erkrankungen untersucht (Tab. 75): 25 Isolate vom Ferkel, 20 Isolate von Läufer und Jungsau sowie 28 Isolate vom Mastschwein. In der Studie 2011 wurden keine *Pasteurella*-Isolate vom Schwein untersucht.

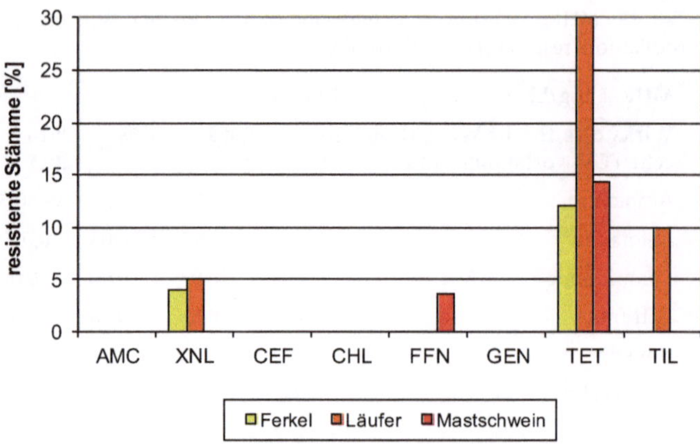

Abb. 21 Resistenzraten von *P. multocida* beim Ferkel, beim Läufer und Jungsau sowie beim Mastschwein, Indikation: respiratorische Erkrankungen, Studie 2010

Ähnlich wie auch beim Rind erwiesen sich die meisten getesteten Wirkstoffe als hochwirksam. Die Resistenzraten lagen für die therapeutisch bedeutsamen Wirkstoffe meist unter 5 %, einzige Ausnahme war Tetracyclin mit ca. 12 resp. 14 % resistenten Isolaten bei Ferkel und Mastschwein bzw. 30 % resistenten Isolaten bei Jungsau und Läufer. Ein Florfenicol-resistentes Isolat vom Mastschwein wurde in der Studie 2010 gefunden.

Tab. 31 MHK$_{90}$-Werte von *P. multocida* beim Schwein, Indikation: verschiedene

MHK$_{90}$ [mg/L]	Studienjahr						
Wirkstoffe, für die keine klinischen GW vorhanden sind	2005/2006	2008	2009	2010			
				gesamt	Ferkel	Läufer	Mastschwein
Ampicillin	0,25	0,25	0,5	0,5	0,5	0,5	1
Cefoperazon	0,06	0,06	0,06	0,25	4	0,25	0,12
Cefotaxim	–	0,015	0,015	0,015	0,25	0,015	0,015
Cefquinom	0,06	0,06	0,06	0,12	0,5	0,06	0,06
Colistin	4	4	8	8	16	16	8
Doxycyclin	2	2	2	2	2	2	2
Enrofloxacin	0,03	0,03	0,03	0,03	0,03	0,03	0,03
Nalidixinsäure	2	2	2	2	64	1	2
Penicillin	0,12	0,25	0,25	0,5	1	1	0,25
Spectinomycin	32	64	64	64	64	64	64
Tiamulin	32	32	32	32	32	32	32
Tulathromycin	1	4	4	4	4	4	4
Trimethoprim	1	1	2	2	4	1	1
Trimethoprim/ Sulfamethoxazol	0,25	1	2	0,25	0,25	≥ 32	0,12
Anzahl Isolate (n)	**471**	**221**	**153**	**73**	**25**	**20**	**28**

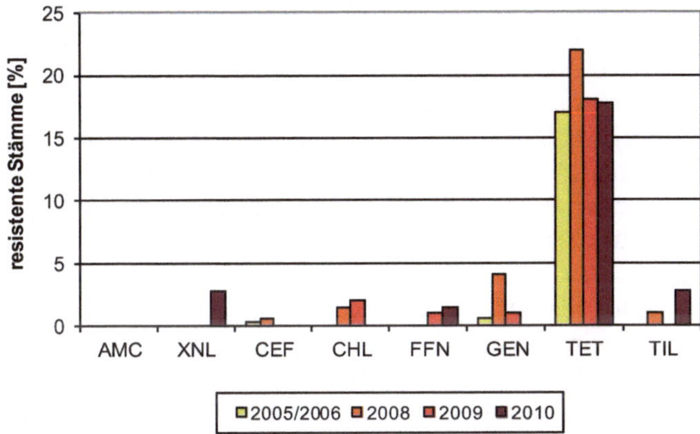

Abb. 22 Resistenzraten von *P. multocida* beim Schwein, Indikation: respiratorische Erkrankungen

3.2.8.3 *Pasteurella multocida* beim Geflügel

Auf eine Auswertung der MHK-Daten der *P.-multocida*-Isolate wurde verzichtet. Die Probenanzahl (2010 n = 0, 2011 n = 1) war zu gering.

3.2.8.4 *Pasteurella multocida* beim Kleintier

Es wurden insgesamt in der Studie 2010 75 (11 Isolate vom Hund, 64 von der Katze) *P.-multocida*-Isolate, in der Studie 2011 127 (18 Isolate vom Hund, 109 von der Katze) vom Kleintier, isoliert aus respiratorischen Erkrankungen, untersucht (Tab. 76 und Tab. 77). Für die Wirkstoffe Amoxicillin/Clavulansäure, Cephalothin, Chloramphenicol und Gentamicin wurden keine resistenten Isolate gefunden, für Tetracyclin wurde nur in der Studie 2010 1 resistentes Isolat (1 %) detektiert.

Die MHK$_{90}$-Werte waren über die Studienjahre hinweg überwiegend stabil. In der aktuellen Studie wurde der bereits in den Vorjahren festgestellte Anstieg des MHK$_{90}$-Wertes für Tulathromycin auf ≥ 32 mg/L bestätigt, und zumindest für Isolate vom Läufer stieg der MHK$_{90}$-Wert für die Wirkstoffkombination Trimethoprim/Sulfamethoxazol weiter auf 4 mg/L. Die Ferkel zeigten im Vergleich zu den anderen Produktionsstufen erhöhte MHK$_{90}$-Werte für Cefoperazon (4 mg/L) und Nalidixinsäure (64 mg/L)

Tab. 32 MHK$_{90}$-Werte von *P. multocida* beim Kleintier, Indikation: respiratorische Erkrankungen

MHK$_{90}$ [mg/L]	Studienjahr			
Wirkstoffe, für die keine klinischen GW vorhanden sind	2008	2009	2010	2011
Ampicillin	0,25	0,5	0,5	0,5
Cefoperazon	0,06	0,06	0,06	0,06
Cefotaxim	0,06	0,015	0,015	0,015
Cefquinom	0,06	0,06	·0,06	0,06
Ceftiofur	0,06	0,06	0,03	0,03
Colistin	2	2	4	4
Doxycyclin	0,25	0,5	0,5	0,5
Enrofloxacin	0,03	0,03	0,03	0,03
Nalidixinsäure	4	4	2	2
Penicillin	0,25	0,25	0,25	0,25
Spectinomycin	64	64	64	32
Tiamulin	32	16	32	32
Tilmicosin	16	8	16	32
Trimethoprim	0,5	1	0,5	0,5
Trimethoprim/Sulfamethoxazol	0,06	0,12	0,12	0,06
Tulathromycin	8	4	4	4
Anzahl Isolate (n)	22	68	75	127

Die MHK$_{90}$-Werte zeigten sich beim Vergleich der Studienjahre sehr stabil, es sind nur leichte Schwankungen abzulesen.

3.2.8.5 *Pasteurella multocida* beim kleinen Wiederkäuer

Auf eine Auswertung der MHK-Daten der *P.-multocida*-Isolate wurde verzichtet. Die Anzahl eingesandter *P.-multocida*-Isolate von Schaf und Ziege (2010 n = 6, 2011 n = 3) war zu gering für eine aussagekräftige Bewertung der Daten.

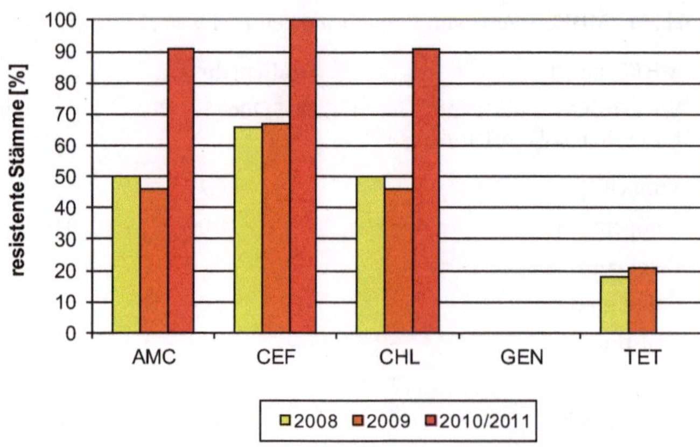

Abb. 23 Resistenzraten von *Pseudomonas* spp. bei Süßwasserfischen, Indikation: verschiedene

3.2.9 *Pseudomonas* spp.

3.2.9.1 *Pseudomonas* spp. beim Süßwasserfisch

Es wurden 11 Isolate (2010 n = 5, 2011 n = 6) untersucht, wobei diese aus verschiedenen Krankheitsgeschehen stammten (Tab. 78). Trotz der geringen Isolatanzahlen wurden diese ausgewertet, da es wenige Institutionen gibt, die fischpathogene Bakterien untersuchen und somit nur mit einem geringen Probeneingang zu rechnen ist. Diese Daten können nur Hinweise auf Trends in der Resistenzentwicklung geben. Erwartungsgemäß lagen die Resistenzraten für Amoxicillin/Clavulansäure, Cephalothin und Chloramphenicol hoch (zwischen 91 % und 100 %). Es konnten keine Gentamicin- und Tetracyclin-resistenten Isolate gefunden werden.

Auch die MHK$_{90}$-Werte waren, mit Ausnahme von Enrofloxacin (0,5 mg/L) und Doxycyclin (1 mg/L) hoch bis sehr hoch. Die Werte der für Fische zugelassenen Wirkstoffkombination Trimethoprim/Sulfamethoxazol lagen mit 4 mg/L in einem Bereich, in dem noch nicht mit einer eingeschränkten Wirksamkeit gerechnet werden muss. Die MHK$_{90}$-Werte für den ebenfalls zugelassenen Wirkstoff Florfenicol lagen bei 128 mg/L. Hierbei ist jedoch die geringe Anzahl der untersuchten Isolate zu beachten.

Tab. 33 MHK$_{90}$-Werte von *Pseudomonas* spp. bei Süßwasserfischen, Indikation: verschiedene

MHK$_{90}$ [mg/L]	Studienjahr		
Wirkstoffe, für die keine klinischen GW vorhanden sind	2008	2009	2010/2011
Ampicillin	≥ 64	≥ 64	≥ 64
Apramycin	8	2	≥ 64
Cefoperazon	16	32	32
Cefotaxim	≥ 32	≥ 32	32
Cefquinom	16	8	8
Ceftiofur	64	16	16
Colistin	≥ 32	2	4
Doxycyclin	2	4	1
Enrofloxacin	1	0,5	0,5
Florfenicol	128	32	128
Nalidixinsäure	128	64	16
Penicillin	≥ 32	≥ 32	≥ 32
Spectinomycin	256	128	256
Trimethoprim/Sulfamethoxazol	8	32	4
Trimethoprim	≥ 128	≥ 128	≥ 128
Tulathromycin	≥ 64	≥ 64	≥ 64
Anzahl Isolate (n)	**50**	**24**	**11**

3.2.9.2 *Pseudomonas* spp. beim Geflügel

Auf eine Auswertung der MHK-Daten der *Pseudomonas*-spp.-Isolate vom Geflügel wurde verzichtet. Die Probenanzahl (n = 11, Geflügel insgesamt, alle Indikationen) war zu gering für eine Aufteilung nach den einzelnen Geflügelarten/Produktionsstufen, die für eine verlässliche Bewertung der Daten erforderlich ist.

3.2.9.3 *Pseudomonas* spp. beim Pferd

Insgesamt wurden 2010 31 *Pseudomonas*-spp.-Isolate vom Pferd (Tab. 79), in der Studie 2011 22 Isolate eingesandt (Tab. 80), davon stammten 15 resp. 12 Isolate aus respiratorischen Erkrankungen und 16 resp. 10 Isolate aus Infektionen der Haut bzw. des Urogenitaltraktes.

Erwartungsgemäß lagen auch bei *Pseudomonas*-spp.-Isolaten vom Pferd die Resistenzraten für Amoxicillin/Clavulansäure, Cephalothin und Chloramphenicol im sehr hohen Bereich (74 % bis 100 % resistente Isolate). Für Tetracyclin wurden sehr unterschiedliche Resistenzraten von 29 % resp. 73 % und für Gentamicin von 23 % bzw. 9 % bestimmt.

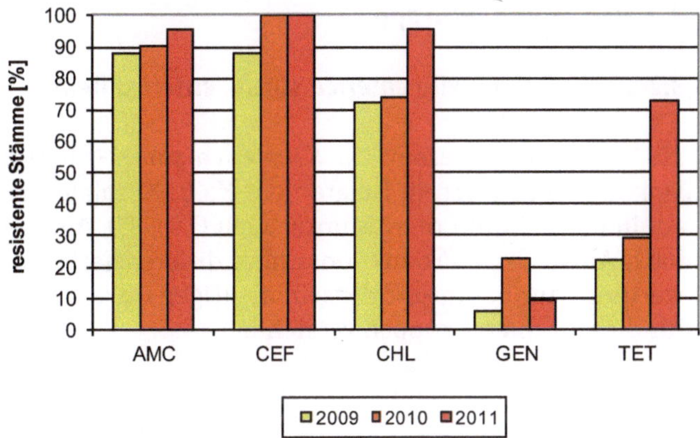

Abb. 24 Resistenzraten von *Pseudomonas* spp. beim Pferd, Indikation: verschiedene

Auch die MHK$_{90}$-Werte lagen im hohen Bereich, so dass von einer eingeschränkten Wirksamkeit fast aller untersuchten Wirkstoffe ausgegangen werden muss.

Tab. 34 MHK$_{90}$-Werte von *Pseudomonas* spp. beim Pferd, Indikation: verschiedene

MHK$_{90}$ [mg/L]	Studienjahr		
Wirkstoffe, für die keine klinischen GW vorhanden sind	2009	2010	2011
Ampicillin	≥ 64	≥ 64	≥ 64
Apramycin	8	16	16
Cefoperazon	32	32	8
Cefotaxim	≥ 32	32	16
Cefquinom	16	8	8
Ceftiofur	64	64	32
Colistin	8	2	4
Doxycyclin	32	32	32
Enrofloxacin	2	8	2
Florfenicol	256	256	256
Nalidixinsäure	128	≥ 128	64
Penicillin	≥ 32	≥ 32	≥ 32
Spectinomycin	≥ 256	≥ 256	–
Trimethoprim/Sulfamethoxazol	≥ 32	≥ 32	16
Trimethoprim	≥ 128	2	–
Tulathromycin	≥ 64	≥ 64	≥ 64
Anzahl Isolate (n)	**50**	**31**	**22**

Zwischen den *Pseudomonas*-spp.-Isolaten verschiedener Indikationen konnten keine relevanten Unterschiede im Resistenzverhalten festgestellt werden.

3.2.10 *Salmonella* spp.

3.2.10.1 *Salmonella enterica* subsp. *enterica* beim Rind

2011 wurden insgesamt 15 *S.-enterica-*subsp.*-enterica*-Isolate von Rindern (8 Isolate vom Kalb, 7 Isolate vom adulten Rind) mit Enteritis untersucht (Tab. 81). Auf eine nach Alters- bzw. Produktionsstufen differenzierte Auswertung wurde aufgrund der sehr niedrigen Isolateanzahl für die einzelnen Gruppen verzichtet.

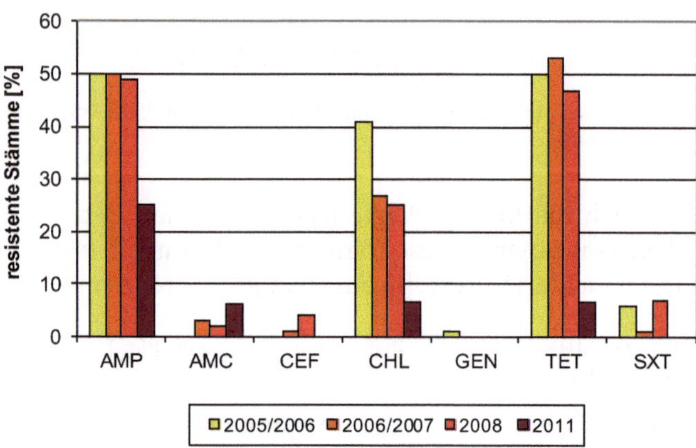

Abb. 25 Resistenzraten von *Salmonella* spp. beim Rind, Indikation: Enteritis

Die höchste Resistenzrate wurde gegenüber Ampicillin (25 %) detektiert, die übrigen Resistenzraten lagen deutlich unter 10 %. Dies betraf auch Tetracyclin, das mit 7 % resistenten Isolaten deutlich unter den Werten der vorherigen Studien lag. Gegenüber Chloramphenicol war ein weiterer Rückgang der Resistenzrate auf 7 % zu verzeichnen. Die neueren Cephalosporine, Enrofloxacin und Gentamicin zeigten eine gute Wirksamkeit (niedrige MHK$_{90}$-Werte bzw. niedrige Resistenzraten).

Tab. 35 MHK$_{90}$-Werte von *Salmonella* spp. beim Rind, Indikation: Enteritis

MHK$_{90}$ [mg/L]	Studienjahr			
Wirkstoffe, für die keine klinischen GW vorhanden sind	2005/ 2006	2006/ 2007	2008	2011
Apramycin	4	8	4	8
Cefotaxim	0,12	0,25	0,25	0,12
Cefquinom	0,12	0,25	0,25	0,12
Ceftiofur	1	1	1	1
Colistin	4	4	4	8
Doxycyclin	32	64	64	4
Enrofloxacin	0,06	0,06	0,12	0,25
Florfenicol	64	64	64	4
Nalidixinsäure	4	4	4	4
Spectinomycin	≥ 512	≥ 512	≥ 256	–
Trimethoprim	0,5	0,5	0,25	–
Tulathromycin	16	16	16	16
Anzahl Isolate (n)	102	70	82	15

Bei einem Vergleich über die letzten 4 Studienjahre zeigte sich eine abnehmende Tendenz für die Wirkstoffe Ampicillin, Amoxicillin/Clavulansäure, Tetracyclin und Chloramphenicol. Bei einem Vergleich der MHK$_{90}$-Werte zeigten sich diese stabil. Kritisch beobachtet werden muss die ansteigende Tendenz der Resistenzrate gegenüber der Wirkstoffkombination Amoxicillin/Clavulansäure, die ein Hinweis auf die Bildung von β-Lactamasen sein kann. Die MHK$_{90}$-Werte der Cephalosporine lagen bisher jedoch in noch niedrigen Bereichen.

3.2.10.2 *Salmonella enterica* subsp. *enterica* beim Schwein

Es wurden 2011 insgesamt 46 *S.-enterica-*subsp.*-enterica*-Isolate (20 Isolate vom Ferkel, 5 vom Läufer, 21 vom Mastschwein) von Schweinen mit Enteritis untersucht (Tab. 82). Auf eine nach Produktionsstufen differenzierte Auswertung wurde aufgrund der niedrigen Isolateanzahl für die einzelnen Gruppen verzichtet.

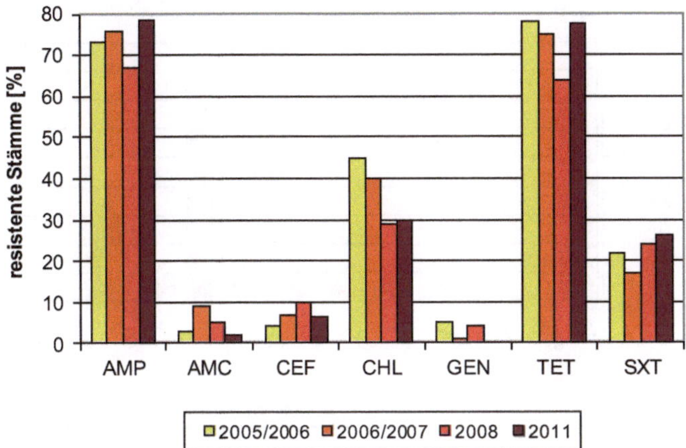

Abb. 26 Resistenzraten von *Salmonella* spp. beim Schwein, Indikation: Enteritis

Tab. 36 MHK$_{90}$-Werte von *Salmonella* spp. beim Schwein, Indikation: Enteritis

MHK$_{90}$ [mg/L]	Studienjahr			
Wirkstoffe, für die keine klinischen GW vorhanden sind	2005/ 2006	2006/ 2007	2008	2011
Apramycin	8	8	4	4
Cefotaxim	0,25	0,25	0,25	0,12
Cefquinom	0,25	0,25	0,25	0,25
Ceftiofur	1	1	1	1
Colistin	2	2	2	2
Doxycyclin	64	64	64	64
Enrofloxacin	0,12	0,12	0,12	0,25
Florfenicol	64	64	128	64
Nalidixinsäure	8	8	8	8
Spectinomycin	≥ 512	≥ 512	≥ 256	–
Trimethoprim	≥ 128	≥ 128	≥ 128	–
Tulathromycin	16	16	32	32
Anzahl Isolate (n)	**191**	**124**	**134**	**46**

Die höchsten Resistenzraten wurden gegenüber Ampicillin (79 %) Tetracyclin (80 %), Chloramphenicol (30 %) und Trimethoprim/Sulfamethoxazol (26 %) gefunden. Insgesamt lagen die Resistenzraten bei Isolaten vom Schwein höher als bei denen vom Rind. Gleiches gilt auch für die MHK$_{90}$-Werte. Die neueren Cephalosporine, Enrofloxacin und Gentamicin zeigten eine gute Wirksamkeit (niedrige MHK$_{90}$-Werte bzw. niedrige Resistenzraten).

Es zeigte sich im Vergleich zur vorhergehenden Studie eine steigende Tendenz für die Wirkstoffe Ampicillin und Tetracyclin. Bei den Isolaten vom Schwein zeigte sich ein auffallend hoher Anteil intermediär resistenter Isolate (35 %) gegenüber Amoxicillin/Clavulansäure, die kritisch beobachtet werden muss, auch wenn die Resistenzrate selbst bei lediglich 2 % liegt. Hier sollte vor einem therapeutischen Einsatz eine Resistenztestung durchgeführt werden.

3.2.10.3 *Salmonella enterica* subsp. *enterica* beim Nutzgeflügel (Huhn, Truthuhn)

Auf eine Auswertung der MHK-Daten der *Salmonella-enterica*-subsp.-*enterica*-Isolate vom Nutzgeflügel wurde verzichtet. Die Probenanzahl (n = 8, Geflügel insgesamt, alle Indikationen) war zu gering für eine Aufteilung nach den einzelnen Geflügelarten/Produktionsstufen, die für eine verlässliche Bewertung der Daten erforderlich ist.

3.2.10.4 *Salmonella enterica* subsp. *enterica* beim Kleintier

In der Studie 2011 wurden erstmals *Salmonella-enterica*-subsp.-*enterica*-Isolate vom Kleintier mit der Indikation „Gastritis/Enteritis" untersucht (Tab. 83). Es stammten hierbei 5 Isolate von der Katze und 30 Isolate vom Hund.

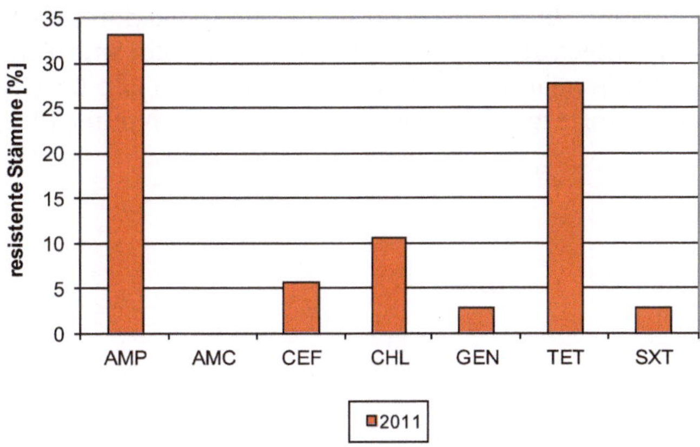

Abb. 27 Resistenzraten von *Salmonella* spp. beim Kleintier, Indikation: Enteritis

Die höchsten Resistenzraten wurden gegenüber Ampicillin (31 %) Tetracyclin (27 %) und Chloramphenicol (6 %) gefunden. Insgesamt lagen die Resistenzraten bei Isolaten vom Kleintier niedriger als bei denen der Nutztiere; dies gilt auch für die MHK$_{90}$-Werte. Die neueren Cephalosporine, Enrofloxacin und Gentamicin zeigten eine gute Wirksamkeit (niedrige MHK$_{90}$-Werte bzw. niedrige Resistenzraten).

Tab. 37 MHK$_{90}$-Werte von *Salmonella* spp. beim Kleintier, Indikation: Enteritis

MHK$_{90}$ [mg/L]	Studienjahr
Wirkstoffe, für die keine klinischen GW vorhanden sind	**2011**
Apramycin	2
Cefotaxim	0,12
Cefquinom	0,12
Ceftiofur	0,5
Colistin	4
Doxycyclin	64
Enrofloxacin	0,12
Florfenicol	8
Nalidixinsäure	8
Spiramycin	≥ 256
Tulathromycin	16
Anzahl Isolate (n)	**35**

3.2.11 *Staphylococcus aureus*

3.2.11.1 *Staphylococcus aureus* beim Milchrind (Mastitis)

Es wurden insgesamt 346 *S.-aureus*-Isolate von Milchrindern mit Mastitis untersucht (Tab. 84).

Es kann insgesamt von einer sehr günstigen Resistenzsituation für *S.-aureus*-Isolate bei der Indikation „Mastitis" ausgegangen werden. Bis auf Ampicillin und Penicillin (jeweils 14 % resistente Isolate) lagen alle übrigen Wirkstoffe mit ihren Resistenzraten deutlich unter 10 %.

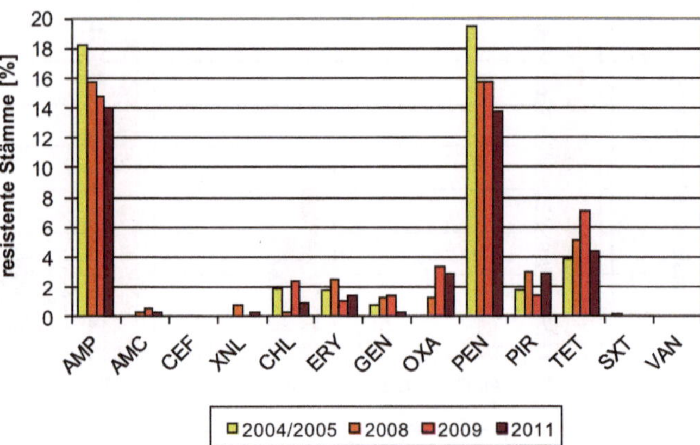

Abb. 28 Resistenzraten von *S. aureus* beim Milchrind, Indikation: Mastitis

Diese Ergebnisse spiegelten sich auch in den ermittelten MHK$_{90}$-Werten insbesondere bei den Cephalosporinen der neueren Generationen wider. Insgesamt konnten 10 Oxacillin-resistente Isolate (3 %) auch in der Nachweis-PCR bestätigt werden, so dass seit nunmehr 3 Studienjahren vereinzelt Methicillin-resistente *S. aureus* (MRSA) von Milchrindern mit Mastitis gefunden wurden.

Tab. 38 MHK$_{90}$-Werte von *S. aureus* beim Milchrind, Indikation: Mastitis

MHK$_{90}$ [mg/L]	Studienjahr			
Wirkstoffe, für die keine klinischen GW vorhanden sind	**2004/ 2005**	**2008**	**2009**	**2011**
Cefoperazon	2	2	2	2
Cefotaxim	–	2	2	2
Cefquinom	0,5	1	1	1
Clindamycin	0,12	0,12	0,25	0,25
Enrofloxacin	0,25	0,25	0,25	0,25
Quinupristin/Dalfopristin	4	4	0,5	0,5
Tilmicosin	4	16	1	1
Tulathromycin	1	1	8	8
Tylosin	0,5	0,5	1	2
Anzahl Isolate (n)	**411**	**394**	**210**	**346**

Über die Jahre hinweg konnte ein leichter Rückgang in den Raten für Ampicillin, Erythromycin, Penicillin und Tetracyclin beobachtet werden. Die Resistenzraten für Gentamicin und Oxacillin zeigten jedoch einen ansteigenden Trend. Die übrigen Resistenzraten und MHK$_{90}$-Werte bewegten sich im genannten Studienzeitraum auf einem ähnlichen Niveau, so dass insgesamt von einer guten Resistenzlage ausgegangen werden kann.

3.2.11.2 *Staphylococcus aureus* beim Schwein

Es wurden insgesamt 67 *S.-aureus*-Isolate von Schweinen mit unterschiedlichen Erkrankungen untersucht.

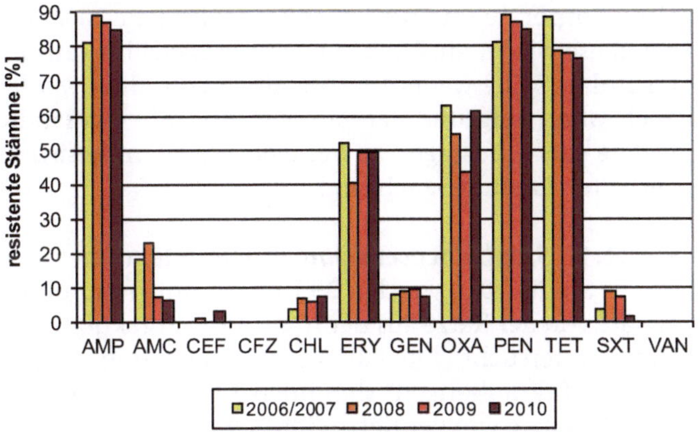

Abb. 29 Resistenzraten von *S. aureus* beim Schwein, Indikation: verschiedene

Die höchsten Resistenzraten wurden für Ampicillin, Penicillin (jeweils 85 %) und Tetracyclin (77 %) beobachtet. Gegenüber Erythromycin waren 49 % der Isolate resistent, 61 % der Isolate zeigten eine Oxacillinresistenz. Diese Isolate konnten in einer Bestätigungs-PCR als MRSA verifiziert werden. Resistenzraten von unter 10 % wurden für Amoxicillin/Clavulansäure, Cefazolin, Chloramphenicol, Gentamicin und Trimethoprim/Sulfamethoxazol beobachtet. Es konnten keine Vancomycin-resistenten Isolate detektiert werden.

Tab. 39 MHK$_{90}$-Werte von *S. aureus* beim Schwein, Indikation: verschiedene

MHK$_{90}$ [mg/L]	Studienjahr			
Wirkstoffe, für die keine klinischen GW vorhanden sind	2006/2007	2008	2009	2010
Cefoperazon	16	16	8	16
Cefotaxim	16	16	16	16
Cefquinom	4	4	4	4
Ceftiofur	16	8	4	8
Clindamycin	≥ 32	≥ 64	≥ 64	≥ 64
Enrofloxacin	0,25	4	4	4
Pirlimycin	≥ 64	≥ 64	≥ 64	≥ 64
Tilmicosin	≥ 64	≥ 128	≥ 128	≥ 128
Tulathromycin	≥ 64	≥ 64	≥ 64	≥ 64
Tylosin	≥ 64	≥ 128	≥ 128	≥ 128
Anzahl Isolate (n)	**26**	**136**	**55**	**67**

Insgesamt liegt das Resistenzniveau auch gegenüber den neueren Cephalosporinen relativ hoch. Hier ist aufgrund der erhöhten MHK$_{90}$-Werte (Cefotaxim, Cefoperazon: 16 mg/L, Cefquinom, Ceftiofur: 4 mg/L) mit einer möglichen verminderten Wirksamkeit zu rechnen. Im Studienjahr 2010 blieben die ermittelten Resistenzraten für Ampicillin, Penicillin, Oxacillin und Tetracyclin stabil auf hohem Niveau. Gegenüber Amoxicillin/Clavulansäure sank die Resistenzrate gegenüber dem Vorjahr leicht ab. Auch in der Studie 2010 gehörte über die Hälfte aller untersuchten *S.-aureus*-Isolate vom Schwein zu den MRSA.

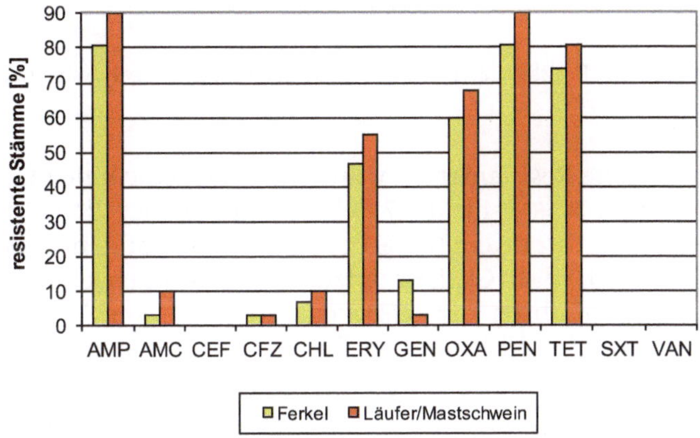

Abb. 30 Resistenzraten von *S. aureus* beim Schwein, Indikation: verschiedene, Studienjahr 2010

Beim Vergleich der Produktionsstufen Ferkel und Mastschwein zeigte sich, dass die Resistenzraten beim Mastschwein mit Ausnahme des Wirkstoffs Gentamicin höher lagen als bei den Ferkeln. Die MHK$_{90}$-Werte waren bis auf Enrofloxacin bei beiden Produktionsstufen gleich (Ferkel 2 mg/L, Mastschwein 4 mg/L).

Vor jeder Behandlung sollten daher Resistenzbestimmungen durchgeführt werden, um so eine sorgfältige Auswahl des geeigneten Wirkstoffes treffen zu können.

3.2.11.3 *Staphylococcus aureus* beim Nutzgeflügel

2010 wurden 34 *S.-aureus*-Isolate vom Nutzgeflügel aus unterschiedlichen Indikationen untersucht (Tab. 87). Aufgrund der niedrigen Anzahl an eingesendeten Isolaten wurden die einzelnen Produktionsstufen nicht getrennt bewertet. Die hier ermittelten Resistenzraten können also lediglich als Hinweis auf das aktuelle Resistenzgeschehen gewertet werden.

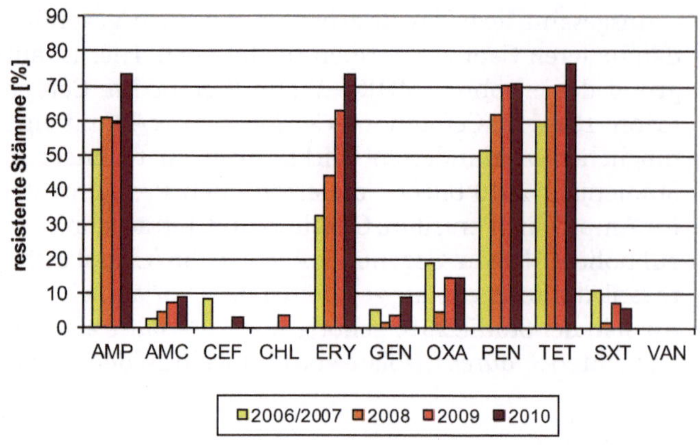

Abb. 31 Resistenzraten von *S. aureus* beim Nutzgeflügel, Indikation: verschiedene

Hohe Resistenzraten wurden für die Penicilline (Ampicillin 74 %, Penicillin 71 %) sowie für Tetracyclin (77 %) und Erythromycin (74 %) beobachtet. Die übrigen Wirkstoffe, die nach CLSI-Kriterien bewertet werden konnten, lagen mit ihren Resistenzraten unter 10 %, eine Ausnahme war der Wirkstoff Oxacillin mit 15 % resistenten Isolaten. Enrofloxacin zeigte mit einem MHK_{90}-Wert von 4 mg/L eine eingeschränkte Wirksamkeit. Auch die neueren Cephalosporine, die mit einem positiven MRSA-Befund per definitionem als resistent angesehen werden, lassen z. T. von ihren MHK_{90}-Werten auf eine verminderte Wirksamkeit schließen. Vancomycinresistente Isolate konnten nicht isoliert werden, jedoch wurde erstmalig ein intermediär resistentes Isolat vom Truthuhn gefunden.

Tab. 40 MHK_{90}-Werte von *S. aureus* beim Nutzgeflügel, Indikation: verschiedene

MHK_{90} [mg/L]	Studienjahr			
Wirkstoffe, für die keine klinischen GW vorhanden sind	**2006/ 2007**	**2008**	**2009**	**2010**
Cefoperazon	16	8	8	16
Cefotaxim	–	4	8	16
Cefquinom	4	1	2	2
Ceftiofur	32	2	8	8
Clindamycin	≥ 64	≥ 64	≥ 64	≥ 64
Enrofloxacin	8	1	4	4
Pirlimycin	≥ 64	≥ 64	≥ 64	≥ 64
Tilmicosin	128	≥ 128	≥ 128	≥ 128
Tulathromycin	≥ 64	≥ 64	≥ 64	≥ 64
Tylosin	128	≥ 128	≥ 128	≥ 128
Anzahl Isolate (n)	**37**	**66**	**27**	**34**

Über die Jahre hinweg betrachtet zeigten die Wirkstoffe mit sehr hohen Resistenzraten von über 50 % ein gleichbleibend hohes bzw. leicht ansteigendes Resistenzniveau. Nach einem Rückgang der MHK_{90}-Werte für die Cephalosporine und für Enrofloxacin im Jahr 2008, stiegen diese wieder an. Auch der Anstieg Oxacillin-resistenter Isolate sollte weiterhin sorgfältig beobachtet werden, auch wenn aufgrund der geringen Anzahl eingesandter Isolate valide Aussagen zu Veränderungen im Resistenzverhalten kaum möglich sind.

3.2.11.4 *Staphylococcus aureus* **beim Kleintier**

In der Studie 2010 wurden 29 Isolate vom Hund und 25 Isolate von der Katze aus der Indikation „Infektionen der Haut" untersucht (Tab. 88). Aus der Indikation „respiratorische Erkrankungen" stammten 12 Isolate vom Hund und 17 Isolate von der Katze (Tab. 89).

Hautinfektionen

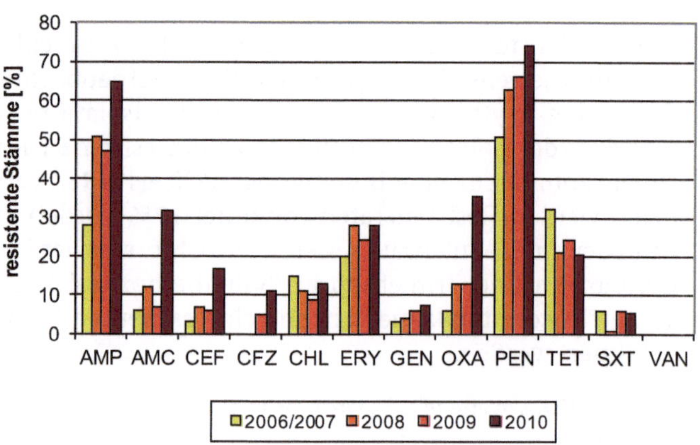

Abb. 32 Resistenzraten von *S. aureus* bei Hund und Katze, Indikation: Hautinfektionen

Hohe Resistenzraten wurden für Ampicillin (65 %), Penicillin (74 %), Oxacillin (35 %), Amoxicillin/Clavulansäure (32 %) und Erythromycin (28 %) gefunden. Die Resistenzrate von Tetracyclin lag bei 20 %, für Cephalothin bei 17 % und für Cefazolin bei 11 %. Eine Resistenzrate von unter 10 % wurde lediglich gegenüber der Kombination Trimethoprim/Sulfamethoxazol (6 %) ermittelt. Vancomycinresistente Isolate wurden jedoch nicht detektiert.

Tab. 41 MHK$_{90}$-Werte von *S. aureus* bei Hund und Katze, Indikation: Hautinfektionen

MHK$_{90}$ [mg/L]	Studienjahr			
Wirkstoffe, für die keine klinischen GW vorhanden sind	2006/ 2007	2008	2009	2010
Cefoperazon	2	32	16	$\geq$ 32
Cefotaxim	2	16	16	$\geq$ 32
Cefquinom	1	8	2	16
Ceftiofur	1	16	2	64
Clindamycin	$\geq$ 64	$\geq$ 64	$\geq$ 64	$\geq$ 64
Enrofloxacin	0,25	$\geq$ 16	16	$\geq$ 16
Pirlimycin	16	$\geq$ 64	$\geq$ 128	$\geq$ 64
Quinupristin/Dalfopristin	0,5	1	0,5	1
Spiramycin	$\geq$ 128	$\geq$ 128	$\geq$ 128	$\geq$ 128
Tilmicosin	$\geq$ 128	$\geq$ 128	$\geq$ 128	$\geq$ 128
Tulathromycin	$\geq$ 64	$\geq$ 64	$\geq$ 64	$\geq$ 64
Tylosin	$\geq$ 128	$\geq$ 128	$\geq$ 128	$\geq$ 128
Anzahl Isolate (n)	35	75	55	54

Hohe MHK$_{90}$-Werte wurden sowohl beim Hund als auch bei der Katze für die neueren Cephalosporine, Clindamycin und Enrofloxacin gefunden. Hier ist von einer verminderten Wirksamkeit auszugehen.

Über diese Studienjahre hinweg betrachtet war bei den Kleintieren ein Anstieg der Resistenzraten und der MHK$_{90}$-Werte zu beobachten. Die Resistenzlage stellte sich eher als ungünstig dar, so dass eine Resistenztestung vor jedem Behandlungsbeginn durchgeführt werden sollte.

Die höchsten Resistenzraten waren bei Ampicillin und Penicillin (jeweils 69 %) und Erythromycin (21 %) zu finden. Gegenüber Oxacillin und der Kombination Amoxicillin/Clavulansäure zeigten sich jeweils Resistenzraten von 10 %. Alle übrigen Wirkstoffe lagen deutlich unter 10 %. Insgesamt zeigten Isolate aus dem Respirationstrakt z. T. deutlich geringere Resistenzraten als Isolate, die aus Hautinfektionen stammten. Die MHK$_{90}$-Werte bewegten sich jedoch in ähnlicher Höhe wie diejenigen isoliert von Infektionen der Haut.

3.2.11.5 *Staphylococcus aureus* beim kleinen Wiederkäuer

Es wurden 11 *S.-aureus*-Isolate vom kleinen Wiederkäuer untersucht. Dabei stammten 6 Isolate vom Schaf/Schaflamm, 5 Isolate von der Ziege/Ziegenlamm. Es wurde aufgrund der geringen Isolateanzahl auf eine Auswertung der Daten verzichtet.

3.2.11.6 *Staphylococcus aureus* beim Pferd

Es wurden 39 *S.-aureus*-Isolate vom Pferd aus verschiedenen Indikationen untersucht (Tab. 90). Die höchsten Resistenzraten wurden für Ampicillin (44 %) und Penicillin (46 %) ermittelt. Die Resistenzraten für Gentamicin, Tetracyclin und die Kombination Amoxicillin/Clavulansäure lagen zwischen 18 % und 10 %. Für Cephalothin, Cefazolin, Oxacillin und Erythromycin wurden Resistenzraten von unter 10 % detektiert. Es wurden keine resistenten Isolate für die Kombination Trimethoprim/Sulfamethoxazol und Vancomycin gefunden.

Respiratorische Erkrankungen

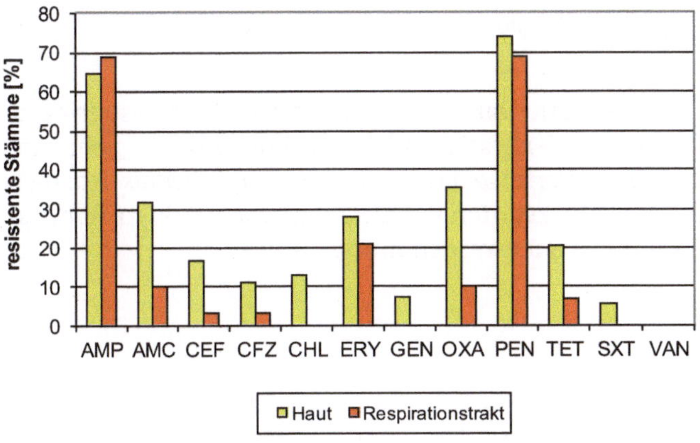

Abb. 33 Resistenzraten von *S. aureus* bei Hund und Katze, Indikation: Hautinfektionen und respiratorische Erkrankungen

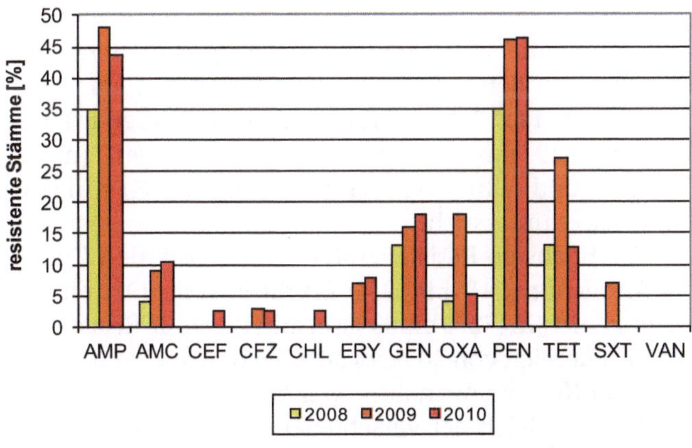

Abb. 34 Resistenzraten von *S. aureus* beim Pferd, Indikation: verschiedene

Tab. 42 MHK$_{90}$-Werte von *S. aureus* beim Pferd, Indikation: verschiedene

MHK$_{90}$ [mg/L]	Studienjahr		
Wirkstoffe, für die keine klinischen GW vorhanden sind	2008	2009	2010
Cefoperazon	4	4	16
Cefotaxim	4	2	8
Cefquinom	1	1	2
Ceftiofur	2	1	8
Clindamycin	0,12	0,25	0,25
Enrofloxacin	0,25	1	0,25
Pirlimycin	0,5	1	1
Quinupristin/Dalfopristin	0,5	0,5	0,5
Tilmicosin	2	2	2
Tulathromycin	16	16	8
Tylosin	2	2	2
Anzahl Isolate (n)	**23**	**44**	**39**

Die MHK$_{90}$-Werte für Isolate vom Pferd zeigten eine noch günstige Resistenzsituation für Enrofloxacin.

Im Vergleich den Vorjahresstudien zeigten sich die Resistenzraten in etwa gleich, günstiger sah es für Oxacillin und Tetracyclin aus. Die MHK$_{90}$-Werte der neueren Cephalosporine zeigten jedoch eine Tendenz nach oben, so dass einer Behandlung in jedem Falle eine Resistenztestung vorausgehen sollte.

3.2.12 *Staphylococcus (pseud)intermedius*

In der Studie 2010 wurden 399 *S.-(pseud)intermedius*-Isolate aus den Indikationen „Infektionen der Haut" (n = 164, Tab. 91), „Erkrankungen des Urogenitaltraktes" (n = 29, Tab. 92), „Atemwegserkrankungen" (n = 32, Tab. 93) und „Otitis externa" (n = 174, Tab. 94) von Hund und Katze untersucht.

Die höchsten Resistenzraten wurden für die Wirkstoffe Ampicillin (54 % bis 69 %), Erythromycin (39 % bis 52 %) und Penicillin (72 % bis 83 %) ermittelt. Hohe Resistenzraten im Bereich von 20 % bis 50 % zeigten auch die übrigen Wirkstoffe, eine Ausnahme war Vancomycin (0 %).

Der Vergleich der verschiedenen Indikationen zeigte, dass bei Isolaten aus Erkrankungen des Urogenital- und Respirationstraktes z. T. mit höheren Resistenzraten als bei der Indikation „Otitis externa" zu rechnen ist.

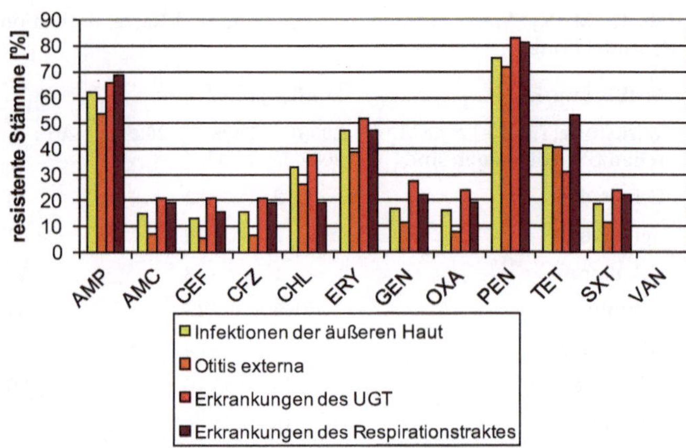

Abb. 35 Resistenzraten von *S.-(pseud)intermedius* bei Hund und Katze, Studie 2010

Tab. 43 MHK$_{90}$-Werte von *S.-(pseud)intermedius* bei Hund und Katze

MHK$_{90}$ [mg/L]	Studienjahr		
Wirkstoffe, für die keine klinischen GW vorhanden sind	2008	2009	2010
Cefoperazon	0,5	≥ 32	32
Cefotaxim	0,5	≥ 32	≥ 32
Cefquinom	0,5	16	16
Ceftiofur	0,25	≥ 64	64
Clindamycin	≥ 64	≥ 64	≥ 64
Enrofloxacin	0,5	16	≥ 16
Quinupristin/Dalfopristin	0,5	0,5	0,5
Spiramycin	≥ 128	≥ 128	≥ 128
Tilmicosin	≥ 128	≥ 128	≥ 128
Tulathromycin	≥ 64	≥ 64	≥ 64
Tylosin	≥ 128	≥ 128	≥ 128
Anzahl Isolate (n)	**85**	**198**	**399**

Die MHK-Daten zeigten für die Cephalosporine der neueren Generation und für Enrofloxacin sehr hohe MHK$_{90}$-Werte, so dass für *S.-pseudintermedius*-Isolate bei diesen Wirkstoffen mit einer eingeschränkten Wirksamkeit gerechnet werden muss.

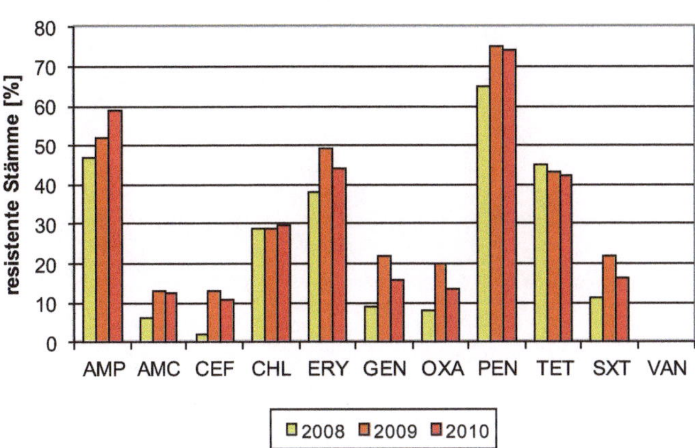

Abb. 36 Resistenzraten von *S.-(pseud)intermedius* bei Hund und Katze, Indikation: alle

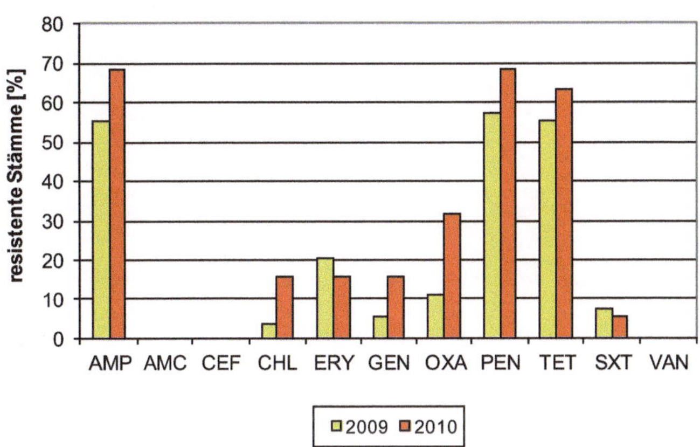

Abb. 37 Resistenzraten von *S. hyicus* beim Schwein, Indikation: verschiedene

Der Vergleich zur Vorjahresstudie zeigt für einige der getesteten Wirkstoffe ein leichtes Absinken des Resistenzniveaus, insbesondere für Cephalothin, Penicillin, Erythromycin, Gentamicin und Oxacillin. Vor allem Oxacillin- bzw. Methicillin-resistente *S.-(pseud)intermedius*-Isolate (MRSI bzw. MRSP) weisen zu einem großen Teil Mehrfachresistenzen, z. B. gegenüber Chloramphenicol, Enrofloxacin, Erythromycin, Gentamicin, Trimethoprim/Sulfamethoxazol und Tetracyclin, auf. Bislang konnte jedoch keine Vancomycinresistenz nachgewiesen werden. Ein Resistenztest sollte daher vor jedem Behandlungsbeginn durchgeführt werden.

3.2.13 *Staphylococcus hyicus* beim Schwein

Es wurden in der Studie 2010 19 *Staphylococcus-hyicus*-Isolate vom Schwein untersucht (Tab. 95). Die Isolate stammten von Infektionen verschiedener Organsysteme (Infektionen der äußeren Haut und des Bewegungsapparates, Erkrankungen des Urogenitaltraktes, Atemwegserkrankungen). Auf eine Auswertung der unterschiedlichen Produktionsstufen wurde aufgrund der geringen Isolatanzahlen verzichtet.

Die höchsten Resistenzraten wurden gegenüber Penicillin, Ampicillin (beide 68 %) und Tetracyclin (63 %) ermittelt. Außerdem wurden 32 % Oxacillin- und 16 % Erythromycin-resistente Isolate detektiert. Für die übrigen Wirkstoffe lagen die Resistenzraten entweder unter 10 % (Chloramphenicol, Gentamicin, Trimethoprim/Sulfamethoxazol) oder es konnten keine resistenten Isolate gefunden werden (Amoxicillin/Clavulansäure, Cephalothin, Vancomycin).

Gegenüber den neueren Cephalosporinen wurden relativ niedrige MHK$_{90}$-Werte (Cefotaxim, Cefoperazon: 2 mg/L; Cefquinom, Ceftiofur: 1 mg/L) ermittelt, so dass noch von einer guten Wirksamkeit ausgegangen werden kann. Bei Enrofloxacin (MHK$_{90}$-Wert: 8 mg/L) muss hingegen mit einer verminderten Wirksamkeit gerechnet werden.

Tab. 44 MHK$_{90}$-Werte von *S. hyicus* beim Schwein, Indikation: verschiedene

MHK$_{90}$ [mg/L]	Studienjahr	
Wirkstoffe, für die keine klinischen GW vorhanden sind	**2009**	**2010**
Cefoperazon	2	2
Cefotaxim	2	2
Cefquinom	1	1
Ceftiofur	1	1
Clindamycin	$\geq$ 64	$\geq$ 64
Enrofloxacin	8	8
Pirlimycin	$\geq$ 64	$\geq$ 64
Quinupristin/Dalfopristin	1	2
Tilmicosin	$\geq$ 128	$\geq$ 128
Tulathromycin	$\geq$ 64	$\geq$ 64
Tylosin	$\geq$ 128	$\geq$ 128
Anzahl Isolate (n)	**54**	**19**

Verglichen mit *S.-aureus*-Isolaten vom Schwein stellte sich die Resistenzlage für *S. hyicus* als durchweg günstiger dar. Insbesondere Oxacillin-resistente *S.-hyicus*-Isolate wurden zu einem deutlich niedrigeren Anteil detektiert.

Zusammenfassung

Die vorliegenden Resistenzdaten basieren auf Ergebnissen des Nationalen Resistenzmonitorings für tierpathogene Erreger GERM-Vet, das auf Grundlage von § 77 Abs. 3 Arzneimittelgesetz (AMG) vom Bundesamt für Verbraucherschutz und Lebensmittelsicherheit durchgeführt wird. Das GERM-Vet-Monitoringprogramm untersucht deutschlandweit das Resistenzverhalten von tierpathogenen Bakterien, die von erkrankten Tieren stammen. Seit dem Studienjahr 2006/2007 werden auch Isolate von Hobbytieren (Hund, Katze, Pferd) untersucht.

Eine Beurteilung der Resistenzsituation erfolgte nach den klinischen Grenzwerten des Clinical and Laboratory Standards Institute (CLSI). Wo dies nicht möglich war, wurden die MHK$_{90}$-Werte beurteilt. Die Darstellung, Analyse und Bewertung der Daten erfolgte differenziert nach Tierart, Bakterienspezies und Organsystem.

Actinobacillus pleuropneumoniae (APP)

Die Resistenzraten sowie die MHK$_{90}$-Werte für fast alle untersuchten Wirkstoffe zeigten mit Ausnahme des zur Therapie von Atemwegsinfektionen beim Schwein zugelassenen Tulathromycins eine gute Wirksamkeit. Auch über die Jahre hinweg lag das Resistenzniveau bis auf sehr wenige Ausnahmen auf fast gleichem Niveau. Für Tetracyclin war jedoch seit der Studie 2004/2005 ein Anstieg der Resistenzrate zu verzeichnen, zudem zeigen sich hier, wie auch beim Wirkstoff Gentamicin, hohe Raten von intermediär resistenten Isolaten.

Aeromonas spp.

Die Resistenzsituation von fischpathogenen Aeromonas-spp.-Isolaten stellte sich günstig dar. Allerdings waren stark schwankende MHK$_{90}$-Werte für die in Deutschland zur Behandlung von Fischen zugelassene Wirkstoffkombination Trimethoprim/Sulfamethoxazol zu verzeichnen.

Bordetella bronchiseptica

B.-bronchiseptica-Stämme, isoliert aus respiratorischen Erkrankungen von Schweinen, zeigten häufig Unempfindlichkeiten gegenüber den meisten β-Lactam-Antibiotika, Ausnahme war die Kombination Amoxicillin/Clavulansäure. Verglichen mit den Stämmen, die von Hunden und Katzen isoliert wurden, zeigten die porcinen Stämme mehr Unempfindlichkeiten. Insbesondere vor der Anwendung von Trimethoprim/Sulfamethoxazol und Florfenicol sollte eine Resistenztestung durchgeführt werden.

Enterococcus spp.

Wie erwartet zeigten E.-faecalis- und E.-faecium-Stämme gegenüber einer Vielzahl von Wirkstoffen hohe Resistenzraten, es wurden jedoch keine Vancomycin-resistenten Stämme gefunden.

Escherichia coli

Die Resistenzraten von E. coli vom Kleintier waren wesentlich geringer als diejenigen bei den Lebensmittel liefernden Tieren. Allerdings wurden auch im Kleintierbereich, insbesondere bei der Indikation „Urogenitalerkrankungen", hohe Resistenzraten bzw. MHK$_{90}$-Werte für Ampicillin und Enrofloxacin detektiert.

Für die Nutztiere lagen die Resistenzraten von Ampicillin, Tetracyclin und Trimethoprim/Sulfamethoxazol zwischen 50 % und 80 %, wobei die Raten für das Nutzgeflügel (Ausnahme: Isolate von Puten) niedriger waren als bei Kalb und Schwein (Indikation: „Enteritis").

Beim Geflügel zeigten die Isolate von Puten, verglichen mit Isolaten von Legehenne und Masthahn, die höchsten Resistenzraten.

Für Isolate vom Kalb lagen die MHK$_{90}$-Werte bei den Cephalosporinen der neueren Generationen sowie für Enrofloxacin in einem deutlich erhöhten Bereich. Diesen Trend sah man durch die stetig ansteigenden Anteile ESBL-bildender E. coli bestätigt, die für das Kalb, im Vergleich zu Schwein und Geflügel, wesentlich stärker anstieg.

Die Resistenzlage für Isolate aus der Indikation „Mastitis" gestaltete sich durchweg günstig.

Berichte zur Resistenzmonitoringstudie 2010/2011, DOI 10.1007/978-3-319-05996-9_4,
© Bundesamt für Verbraucherschutz und Lebensmittelsicherheit (BVL) 2014

Klebsiella spp.

Die Resistenzsituation für *Klebsiella* spp. von Milchkühen zeigte sich weiterhin günstig, bisher konnten keine ESBL-verdächtigen *Klebsiella* spp. detektiert werden.

Auch für Isolate vom Pferd deuteten die generierten Daten auf eine günstige Resistenzsituation hin.

Mannheimia haemolytica

Die Resistenzsituation stellte sich bislang für die Tierart Rind mit Atemwegserkrankungen als günstig dar. Unverändert hohe MHK_{90}-Werte lagen im Studienjahr 2010 für Penicilline und Aminopenicilline sowie für Tulathromycin vor. In der Studie 2011 konnte dies nicht bestätigt werden.

Es wurden kaum resistente Isolate vom kleinen Wiederkäuer detektiert.

Pasteurella multocida

Für *P. multocida* von Rind und Schwein mit respiratorischen Erkrankungen stellte sich die Resistenzlage als sehr günstig dar.

Auch beim Kleintier konnte mit einer günstigen Resistenzsituation gerechnet werden.

Pseudomonas spp.

Pseudomonas-spp.-Isolate zeigten bei allen untersuchten Indikationen nahezu gleichbleibend hohe Resistenzen.

Bei den Süßwasserfischen und Pferden wurden niedrige Resistenzraten bzw. MHK_{90}-Werte ausschließlich für Gentamicin und Enrofloxacin detektiert.

Salmonella enterica spp. enterica

Hohe Resistenzraten bei den Nutztieren wurden gegenüber den Wirkstoffen Ampicillin und Tetracyclin gefunden (50 % bis 80 %). Die Resistenzraten und MHK_{90}-Werte der übrigen Wirkstoffe zeigten sich stabil.

Insgesamt niedriger waren die Resistenzraten und MHK_{90}-Werte bei Isolaten vom Kleintier.

Staphylococcus aureus

Hohe Resistenzraten zeigten insbesondere Isolate vom Schwein gegenüber den β-Lactam-Antibiotika und Tetracyclin. Es wurden weiterhin, nach einem kurzen Rückgang in den Studienjahren 2009 und 2010, wieder mehr MRSA-Stämme diagnostiziert.

S.-aureus-Isolate aus der Indikation „Mastitis" wiesen eine deutlich günstigere Resistenzlage auf, wobei wieder 3 % MRSA-Isolate auftraten.

Hohe Resistenzraten beim Geflügel waren gegenüber den Wirkstoffen Ampicillin, Erythromycin, Penicillin und Tetracyclin (50 % bis 80 %) und bei den MHK_{90}-Werten der neueren Cephalosporine zu finden.

Beim Pferd waren insbesondere gegenüber den Penicillinen hohe Resistenzraten zu verzeichnen.

Beim Kleintier hingegen wurden insbesondere gegenüber den β-Lactam-Antibiotika und dem Fluorchinolon Enrofloxacin hohe Resistenzraten beobachtet. Insbesondere die Rate der Oxacillinresistenz stieg auf 35 % an.

Staphylococcus (pseud)intermedius

Hohe Resistenzraten bzw. MHK_{90}-Werte zeigten *S. (pseud)intermedius*-Isolate vom Kleintier insbesondere gegenüber den β-Lactam-Antibiotika, einschließlich der neueren Cephalosporine sowie gegenüber Enrofloxacin, Gentamicin und Oxacillin, so dass hier vor jeder Behandlung eine Resistenztestung erfolgen sollte. Die Rate der Oxacillinresistenz lag bei 20 %.

Staphylococcus hyicus

Beim Schwein stellte sich die Resistenzsituation für *S. hyicus* verglichen mit *S. aureus* als generell günstiger dar. Mit 30 % Oxacillinresistenz wurden mehr Oxacillin-resistente *S. hyicus* als in der Studie zuvor detektiert.

Summary

The present data on resistances in bacteria is based on the results of the National Monitoring of Resistances in Animal Pathogens (GERM-Vet), which is conducted by the Federal Office of Consumer Protection and Food Safety (BVL) based on section 77 paragraph 3 of the law on pharmaceutical products (AMG). The GERM-Vet monitoring program investigates nationwide resistances in pathogenic bacteria which were isolated from diseased animals. Since the study 2006/2007 isolates from companion animals have been included in the monitoring.

Resistances were evaluated according to the clinical break points set by the CLSI. If this was not possible, MHK_{90} values were used. Presentation, analysis and evaluation of the data were done differentiating between host species, bacterial species and organ systems.

APP

Resistance rates as well as MHK_{90}-values showed a good efficacy of all investigated antimicrobials with the exception of tulathromycin, which is licensed for treatment of respiratory infections in pigs. Comparison with past years showed constant resistance levels with very few exceptions. However, since the study 2004/2005 resistance rates against tetracyclin have increased; furthermore high rates of intermediate resistance against tetracyclin as well as against gentamicin were observed.

Aeromonas spp.

The resistance situation in fish pathogenic *Aermonas* spp. isolates was good. However, very variable MHK_{90}-values were observed for trimethoprim/sulfamethoxazol, which is licensed for the treatment of fish in Germany.

Bordetella bronchiseptica

B. bronchiseptica isolates from respiratory diseases of pigs often showed resistances against most β-lactams; exception was the combination of amoxicillin/clavulanic acid. Compared to isolates from dogs and cats porcine isolates were more resistant. Especially before the application of trimethoprim/sulfamethoxazol or florfenicol an *in vitro* test should be done.

Enterococcus spp.

As expected, *E. faecalis* and *E. faecium* isolates showed high resistance rates against many antimicrobials. While no vancomycin resistant isolates were found, one isolate with high level resistance against aminoglycosides was detected.in the study 2010, as previously in 2009.

Escherichia coli

Resistance rates of *E. coli* from companion animals were considerably lower than those of *E. coli* from food producing animals. However isolates from companion animals, especially with the indication "diseases of the urogenital tract", also showed high resistance rates or MHK_{90} values, respectively, against ampicillin and enrofloxacin.

For food producing animals resistance rates against ampicillin, tetracyclin and trimethoprim/sulfamethoxazol were between 50 % and 80 %. Thereby resistance rates of isolates from poultry (exception: turkeys) were lower than resistance rates of isolates from calves and pigs with the indication "enteritis".

In poultry, isolates from turkeys had the highest resistance rates compared to isolates from layers and broilers.

For isolates from calves MHK_{90} values for cephalosporins of the newer generations as well as for enrofloxacin had clearly increased. This trend is confirmed by the steadily increasing percentage of ESBL producing *E. coli*. This increase was considerably higher in cattle compared to pigs and poultry.

The resistance situation in isolates with the indication "mastitis" was consistently good.

Klebsiella spp.

The resistance situation in *Klebsiella* spp. from dairy cows was still good; until now no ESBL-suspicious *Klebsiella* spp. were detected.

Berichte zur Resistenzmonitoringstudie 2010/2011, DOI 10.1007/978-3-319-05996-9_5,
© Bundesamt für Verbraucherschutz und Lebensmittelsicherheit (BVL) 2014

The investigation of isolates from horses also indicates a good resistance situation.

Mannheimia haemolytica

Until now the resistance situation in cattle with respiratory diseases is good. As previously, high MHK_{90} values against penicillines and aminopenicillins as well as against tulathromycin were observed in the study year 2010. In the study 2011 this could not be confirmed.

In isolates from small ruminants very few resistances were detected.

Pasteurella multocida

The resistance situation in *P. multocida* isolated from cattle and pigs with respiratory diseases is very good.

In companion animals also a very good resistance situation can be assumed.

Pseudomonas spp.

Pseudomonas-spp. isolates of all investigated indications showed consistently high resistance rates.

In fresh water fish and horses low resistance rates or MHK_{90} values, respectively, were detected only against gentamycin and enrofloxacin.

Salmonella enterica spp. enterica

High resistance rates (50 % – 80 %) of isolates from food producing animals against ampicillin and tetracyclin were observed. Resistance rates and MHK_{90} values of the other antimicrobials were unchanged compared to previous studies.

Resistance rates and MHK_{90} values of isolates from companion animals were overall lower.

Staphylococcus aureus

Especially isolates from pigs had high resistance rates against β-lactams and tetracyclin; furthermore after a short decrease in the study years 2009 and 2010 again more MRSA isolates were detected.

S. aureus isolates with the indication "mastitis" had a clearly better resistance situation, and only 3 % were MRSA.

Isolates from poultry had high resistance rates against ampicillin, erythromycin, penicillin and tetracyclin (50 % – 80 %) as well as high MHK_{90} values against the newer cephalosporines.

In isolates from horses high resistance rates, especially against penicillins, were observed.

In contrast, isolates from companion animals had high resistance rates against β-lactams and the fluorchinolon enrofloxacin. Especially the percentage of oxacillin resistance increased to 35 %.

Staphylococcus (pseud)intermedius

S. (pseud)intermedius isolates from companion animals showed high resistance rates or MHK_{90} values, respectively, especially against β-lactams, including newer cephalosporines, as well as against enrofloxacin, gentamicin and oxacillin. Consequently before every treatment an *in vitro* test should be done. The percentage of oxacillin resistant isolates was 20 %.

Staphylococcus hyicus

For isolates from pigs the resistance situation in *S. hyicus* was better compared to *S. aureus*. 30 % of isolates were resistant against oxacillin, which was more than in the previous study.

Anhang

Tab. 45 Liste der teilnehmenden Labore, Studie 2010 und 2011

Name des Labors	Ort
Veterinärlabor Ankum	Ankum
Staatliches Veterinäruntersuchungsamt Arnsberg	Arnsberg
Staatliches Tierärztliches Untersuchungsamt/Diagnostikzentrum	Aulendorf
LABOKLIN GmbH & Co KG	Bad Kissingen
Thüringer Landesamt für Lebensmittelsicherheit und Verbraucherschutz (TLLV)	Bad Langensalza
Tierärztliche Hochschule Hannover, Außenstelle für Epidemiologie	Bakum
Landeslabor Berlin-Brandenburg	Berlin
Landesuntersuchungsamt Sachsen, Veterinärmedizinische Diagnostik, Standort Chemnitz	Chemnitz
Chemisches und Veterinäruntersuchungsamt Ostwestfalen-Lippe	Detmold
LVL GmbH	Emstek
Bayerisches Landesamt für Gesundheit und Lebensmittelsicherheit (LGL)	Erlangen
Landeslabor Brandenburg, Laborbereich Frankfurt/Oder	Frankfurt/Oder
Landesbetrieb Hessisches Landeslabor (LHL)	Gießen
Veterinärlabor Heidemark Mästerkreis GmbH	Haldensleben
LAVES Veterinärinstitut Hannover	Hannover
Tierärztliche Hochschule Hannover, Institut für Lebensmittelqualität und -sicherheit	Hannover
Thüringer Landesamt für Lebensmittelsicherheit und Verbraucherschutz (TLLV)	Jena
Landwirtschaftliche Untersuchungs- und Forschungsanstalt ITL GmbH	Kiel
Landesuntersuchungsamt Rheinland-Pfalz, Institut für Tierseuchendiagnostik	Koblenz
Landesuntersuchungsamt Rheinland-Pfalz, Institut für Lebensmittel tierischer Herkunft	Koblenz
Chemisches und Veterinäruntersuchungsamt Rhein-Ruhr-Wupper	Krefeld
Landesuntersuchungsanstalt für das Gesundheits- und Veterinärwesen	Leipzig
Vet Med-Labor, Institut für klinische Prüfung	Ludwigsburg
Ludwig-Maximilians-Universität, Tierärztliche Fakultät, Institut für Infektionsmedizin und Zoonosen	München
Chemisches und Veterinäruntersuchungsamt Münsterland-Emscher-Lippe	Münster
Landeslabor Schleswig-Holstein Lebensmittel-, Veterinär- und Umweltuntersuchungen	Neumünster
Bayerisches Landesamt für Gesundheit und Lebensmittelsicherheit (LGL)	Oberschleißheim
Veterinärinstitut Oldenburg Niedersächsisches Landesamt für Verbraucherschutz und Lebensmittelsicherheit	Oldenburg
Tiergesundheitsdienst Bayern e. V.	Poing
Landesamt für Landwirtschaft, Lebensmittelsicherheit und Fischerei Mecklenburg-Vorpommern (LALLF)	Rostock
Landesamt für Verbraucherschutz Sachsen-Anhalt, Fachbereich 4 Veterinäruntersuchungen und -epidemiologie	Stendal
Chemisches und Veterinäruntersuchungsamt	Stuttgart/Fellbach

Berichte zur Resistenzmonitoringstudie 2010/2011, DOI 10.1007/978-3-319-05996-9_6,
© Bundesamt für Verbraucherschutz und Lebensmittelsicherheit (BVL) 2014

Tab. 46 Verteilung der MHK der vom Schwein isolierten APP-Stämme (n = 58), Indikation: respiratorische Erkrankung, 2010

AW	MHK [mg/L]																			S [%]	I [%]	R [%]
		0,008	0,015	0,03	0,06	0,12	0,25	0,05	1	2	4	8	16	32	64	128	256	512	1.024	> 1.024			
AMP[1]	abs.	–	–	0	1	31	25	0	0	0	0	0	0	1	0	–	–	–	–	–			
	kum. %	–	–	0,0	1,7	55,2	98,3	98,3	98,3	98,3	98,3	98,3	98,3	100,0	100,0	–	–	–	–	–			
AMC	abs.	–	–	0	0	2	46	10	0	0	0	0	0	0	0	–	–	–	–	–	100,0	0,0	0,0
	kum. %	–	–	0,0	0,0	3,4	82,8	100,0	100,0	100,0	100,0	100,0	100,0	100,0	100,0	–	–	–	–	–			
APR[1]	abs.	–	–	0	0	0	0	0	0	0	1	2	28	26	1	–	–	–	–	–			
	kum. %	–	–	0,0	0,0	0,0	0,0	0,0	0,0	0,0	1,7	5,2	53,4	98,3	100,0	–	–	–	–	–			
CPZ[1]	abs.	–	–	–	45	12	0	0	0	1	0	0	0	0	–	–	–	–	–	–			
	kum. %	–	–	–	77,6	98,3	98,3	98,3	98,3	100,0	100,0	100,0	100,0	100,0	–	–	–	–	–	–			
CTX[1]	abs.	–	58	0	0	0	0	0	0	0	0	0	0	0	–	–	–	–	–	–			
	kum. %	–	100,0	100,0	100,0	100,0	100,0	100,0	100,0	100,0	100,0	100,0	100,0	100,0	–	–	–	–	–	–			
CQN[1]	abs.	–	41	17	0	0	0	0	0	0	0	0	0	0	–	–	–	–	–	–			
	kum. %	–	70,7	100,0	100,0	100,0	100,0	100,0	100,0	100,0	100,0	100,0	100,0	100,0	–	–	–	–	–	–			
XNL	abs.	–	–	58	0	0	0	0	0	0	0	0	0	0	0	–	–	–	–	–	100,0	0,0	0,0
	kum. %	–	–	100,0	100,0	100,0	100,0	100,0	100,0	100,0	100,0	100,0	100,0	100,0	100,0	–	–	–	–	–			
CEF	abs.	–	–	–	0	3	25	25	3	2	0	0	0	0	0	0	–	–	–	–	100,0	0,0	0,0
	kum. %	–	–	–	0,0	5,2	48,3	91,4	96,6	100,0	100,0	100,0	100,0	100,0	100,0	100,0	–	–	–	–			
CHL	abs.	–	–	–	–	–	–	57	1	0	0	0	0	0	0	0	0	–	–	–	100,0	0,0	0,0
	kum. %	–	–	–	–	–	–	98,3	100,0	100,0	100,0	100,0	100,0	100,0	100,0	100,0	100,0	–	–	–			
COL[1]	abs.	–	–	0	0	1	0	3	13	36	5	0	0	–	–	–	–	–	–	–			
	kum. %	–	–	0,0	0,0	1,7	1,7	6,9	29,3	91,4	100,0	100,0	100,0	–	–	–	–	–	–	–			
DOX[1]	abs.	–	–	–	0	1	2	19	30	1	3	2	0	0	0	0	–	–	–	–			
	kum. %	–	–	–	0,0	1,7	5,2	37,9	89,7	91,4	96,6	100,0	100,0	100,0	0,1	0,1	–	–	–	–			
ENR[1]	abs.	0	1	3	49	1	0	4	0	0	0	0	0	–	–	–	–	–	–	–			
	kum. %	0,0	1,7	6,9	91,4	93,1	93,1	100,0	100,0	100,0	100,0	100,0	100,0	–	–	–	–	–	–	–			
FFN	abs.	–	–	–	–	3	54	1	0	0	0	0	0	0	0	0	0	–	–	–	100,0	0,0	0,0
	kum. %	–	–	–	–	5,2	98,3	100,0	100,0	100,0	100,0	100,0	100,0	100,0	100,0	100,0	100,0	–	–	–			
GEN	abs.	–	–	–	–	0	0	0	1	1	25	31	0	0	0	0	0	–	–	–	46,6	53,4	0,0
	kum. %	–	–	–	–	0,0	0,0	0,0	1,7	3,4	46,6	100,0	100,0	100,0	100,0	100,0	100,0	–	–	–			
IPM	abs.	–	0	0	1	3	4	39	11	0	0	0	0	0	–	–	–	–	–	–	100,0	0,0	0,0
	kum. %	–	0,0	0,0	1,7	6,9	13,8	81,0	100,0	100,0	100,0	100,0	100,0	100,0	–	–	–	–	–	–			
NAL[1]	abs.	–	–	–	0	0	0	0	0	45	9	0	0	0	1	1	2*	–	–	–			
	kum. %	–	–	–	0,0	0,0	0,0	0,0	0,0	77,6	93,1	93,1	93,1	93,1	94,8	96,6	100,0	–	–	–			

Tab. 46   (Fortsetzung)

AW		MHK [mg/L]																			S [%]	I [%]	R [%]
		0,008	0,015	0,03	0,06	0,12	0,25	0,05	1	2	4	8	16	32	64	128	256	512	1.024	> 1.024			
PEN[1]	abs.	–	0	0	3	7	23	23	1	0	0	0	0	0	1*	–	–	–	–	–			
	kum. %	–	0,0	0,0	5,2	17,2	56,9	96,6	98,3	98,3	98,3	98,3	98,3	98,3	100,0	–	–	–	–	–			
SPI[1]	abs.	–	–	–	0	0	0	0	0	0	1	0	5	25	27	0	–	–	–	–			
	kum. %	–	–	–	0,0	0,0	0,0	0,0	0,0	0,0	1,7	1,7	10,3	53,4	100,0	100,0	–	–	–	–			
TET	abs.	–	–	–	–	0	1	4	43	3	0	2	4	1	0	0	0	–	–	–	8,6	74,1	17,2
	kum. %	–	–	–	–	0,0	1,7	8,6	82,8	87,9	87,9	91,4	98,3	100,0	100,0	100,0	100,0	–	–	–			
TIA	abs.	–	–	0	0	0	0	0	1	1	5	48	3	0	0	–	–	–	–	–	100,0		0,0
	kum. %	–	–	0,0	0,0	0,0	0,0	0,0	1,7	3,4	12,1	94,8	100,0	100,0	100,0	–	–	–	–	–			
TIL	abs.	–	–	–	0	0	1	0	0	2	20	34	1	0	0	0	–	–	–	–	100,0		0,0
	kum. %	–	–	–	0,0	0,0	1,7	1,7	1,7	5,2	39,7	98,3	100,0	100,0	100,0	100,0	–	–	–	–			
SXT[1]	abs.	–	3	10	35	8	1	0	0	1	0	0	0	0	–	–	–	–	–	–			
	kum. %	–	5,2	22,4	82,8	96,6	98,3	98,3	98,3	100,0	100,0	100,0	100,0	100,0	–	–	–	–	–	–			
TUL[1]	abs.	–	–	0	0	0	0	1	0	1	4	37	15	0	0	–	–	–	–	–			
	kum. %	–	–	0,0	0,0	0,0	0,0	1,7	1,7	3,4	10,3	74,1	100,0	100,0	100,0	–	–	–	–	–			
SUL	abs.	–	–	–	–	–	–	0	0	0	1	2	5	9	20	17	4	0	0	–	100,0	0,0	0,0
	kum. %	–	–	–	–	–	–	0,0	0,0	0,0	1,7	5,2	13,8	29,3	63,8	93,1	100,0	100,0	100,0	–			

[1] Grenzwert für diese Bakterien/Indikation in CLSI M31-A3 nicht verfügbar
* Anzahl Stämme, deren MHK größer als die höchste getestete Konzentration ist
AW: Antimikrobieller Wirkstoff; **S [%]:** Prozent empfindliche Stämme; **I [%]:** Prozent intermediäre Stämme; **R [%]:** Prozent resistente Stämme; **abs.:** absolut; **kum. %:** kumulativ in %; **Querstrich:** Konzentration nicht getestet

Tab. 47 Verteilung der MHK der vom Schwein isolierten APP-Stämme (n = 45), Indikation: respiratorische Erkrankung, 2011

AW		MHK [mg/L]																			S [%]	I [%]	R [%]
		0,008	0,015	0,03	0,06	0,12	0,25	0,05	1	2	4	8	16	32	64	128	256	512	1.024	> 1.024			
AMP¹	abs.	–	–	0	9	15	18	2	0	0	0	0	0	0	1	–	–	–	–	–			
	kum. %	–	–	0,0	20,0	53,3	93,3	97,8	97,8	97,8	97,8	97,8	97,8	97,8	100,0	–	–	–	–	–			
AMC	abs.	–	–	0	0	1	26	11	7	0	0	0	0	0	0	–	–	–	–	–	100,0	0,0	0,0
	kum. %	–	–	0,0	0,0	2,2	60,0	84,4	100,0	100,0	100,0	100,0	100,0	100,0	100,0	–	–	–	–	–			
APR¹	abs.	–	–	6	0	0	0	0	0	0	0	2	17	20	0	–	–	–	–	–			
	kum. %	–	–	13,3	13,3	13,3	13,3	13,3	13,3	13,3	13,3	17,8	55,6	100,0	100,0	–	–	–	–	–			
CPZ¹	abs.	–	–	–	31	7	0	1	0	0	6	0	0	0	–	–	–	–	–	–			
	kum. %	–	–	–	68,9	84,4	84,4	86,7	86,7	86,7	100,0	100,0	100,0	100,0	–	–	–	–	–	–			
CTX¹	abs.	–	39	0	0	1	4	0	1	0	0	0	0	0	–	–	–	–	–	–			
	kum. %	–	86,7	86,7	86,7	88,9	97,8	97,8	100,0	100,0	100,0	100,0	100,0	100,0	–	–	–	–	–	–			
CQN¹	abs.	–	23	16	0	0	0	5	1	0	0	0	0	0	–	–	–	–	–	–			
	kum. %	–	51,1	86,7	86,7	86,7	86,7	97,8	100,0	100,0	100,0	100,0	100,0	100,0	–	–	–	–	–	–			
XNL	abs.	–	–	38	1	0	0	0	0	0	0	0	3	3	0	–	–	–	–	–	86,7	0,0	13,3
	kum. %	–	–	84,4	86,7	86,7	86,7	86,7	86,7	86,7	86,7	86,7	93,3	100,0	100,0	–	–	–	–	–			
CEF	abs.	–	–	–	0	5	10	21	3	0	2	3	1	0	0	0	–	–	–	–	97,8	2,2	0,0
	kum. %	–	–	–	0,0	11,1	33,3	80,0	86,7	86,7	91,1	97,8	100,0	100,0	100,0	100,0	–	–	–	–			
CHL	abs.	–	–	–	–	–	–	43	2	0	0	0	0	0	0	0	0	–	–	–	100,0	0,0	0,0
	kum. %	–	–	–	–	–	–	95,6	100,0	100,0	100,0	100,0	100,0	100,0	100,0	100,0	100,0	–	–	–			
COL¹	abs.	–	–	4	2	0	0	1	8	26	4	0	0	–	–	–	–	–	–	–			
	kum. %	–	–	8,9	13,3	13,3	13,3	15,6	33,3	91,1	100,0	100,0	100,0	–	–	–	–	–	–	–			
DOX¹	abs.	–	–	–	6	0	0	6	26	1	1	5	0	0	0	0	–	–	–	–			
	kum. %	–	–	–	13,3	13,3	13,3	26,7	84,4	86,7	88,9	100,0	100,0	100,0	100,0	100,0	–	–	–	–			
ENR¹	abs.	0	0	2	42	1	0	0	0	0	0	0	0	–	–	–	–	–	–	–			
	kum. %	0,0	0,0	4,4	97,8	100,0	100,0	100,0	100,0	100,0	100,0	100,0	100,0	–	–	–	–	–	–	–			
FFN	abs.	–	–	–	–	0	37	7	1	0	0	0	0	0	0	0	0	–	–	–	100,0	0,0	0,0
	kum. %	–	–	–	–	0,0	82,2	97,8	100,0	100,0	100,0	100,0	100,0	100,0	100,0	100,0	100,0	–	–	–			
GEN	abs.	–	–	–	–	0	0	0	0	4	19	20	2	0	0	0	0	–	–	–	51,1	44,4	4,4
	kum. %	–	–	–	–	0,0	0,0	0,0	0,0	8,9	51,1	95,6	100,0	100,0	100,0	100,0	100,0	–	–	–			
IPM	abs.	–	0	0	0	6	6	25	7	0	1	0	0	0	–	–	–	–	–	–	100,0	0,0	0,0
	kum. %	–	0,0	0,0	0,0	13,3	26,7	82,2	97,8	97,8	100,0	100,0	100,0	100,0	–	–	–	–	–	–			
NAL¹	abs.	–	–	–	4	2	0	0	1	27	11	0	0	0	0	0	–	–	–	–			
	kum. %	–	–	–	8,9	13,3	13,3	13,3	15,6	75,6	100,0	100,0	100,0	100,0	100,0	100,0	–	–	–	–			

Tab. 47 (Fortsetzung)

AW	MHK [mg/L]																			S [%]	I [%]	R [%]
	0,008	0,015	0,03	0,06	0,12	0,25	0,05	1	2	4	8	16	32	64	128	256	512	1.024	> 1.024			
PEN¹ abs.	–	0	0	3	2	12	18	3	2	4	0	0	0	1*	–	–	–	–	–			
PEN¹ kum. %	–	0,0	0,0	6,7	11,1	37,8	77,8	84,4	88,9	97,8	97,8	97,8	97,8	100,0	–	–	–	–	–			
SPI¹ abs.	–	–	–	0	0	0	0	0	0	0	0	3	15	27	0	–	–	–	–			
SPI¹ kum. %	–	–	–	0,0	0,0	0,0	0,0	0,0	0,0	0,0	0,0	6,7	40,0	100,0	100,0	–	–	–	–			
TET abs.	–	–	–	–	0	0	1	29	5	0	3	4	1	2	0	0	–	–	–	2,2	64,4	33,3
TET kum. %	–	–	–	–	0,0	0,0	2,2	66,7	77,8	77,8	84,4	93,3	95,6	100,0	100,0	100,0	–	–	–			
TIA abs.	–	–	0	0	0	2	3	1	0	1	31	6	1	0	–	–	–	–	–	97,8		2,2
TIA kum. %	–	–	0,0	0,0	0,0	4,4	11,1	13,3	13,3	15,6	84,4	97,8	100,0	100,0	–	–	–	–	–			
TIL abs.	–	–	–	0	0	0	0	0	0	14	30	1	0	0	0	–	–	–	–	100,0		0,0
TIL kum. %	–	–	–	0,0	0,0	0,0	0,0	0,0	0,0	31,1	97,8	100,0	100,0	100,0	100,0	–	–	–	–			
SXT¹ abs.	–	4	8	25	8	0	0	0	0	0	0	0	0	–	–	–	–	–	–			
SXT¹ kum. %	–	8,9	26,7	82,2	100,0	100,0	100,0	100,0	100,0	100,0	100,0	100,0	100,0	–	–	–	–	–	–			
TUL¹ abs.	–	–	0	0	0	0	0	0	2	23	18	2	0	–	–	–	–	–	–			
TUL¹ kum. %	–	–	0,0	0,0	0,0	0,0	0,0	0,0	4,4	55,6	95,6	100,0	100,0	–	–	–	–	–	–			
SUL abs.	–	–	–	–	–	–	0	1	4	2	1	3	5	14	8	6	1	0	–	97,8		2,2
SUL kum. %	–	–	–	–	–	–	0,0	2,2	11,1	15,6	17,8	24,4	35,6	66,7	84,4	97,8	100,0	100,0	–			

¹ Grenzwert für diese Bakterien/Indikation in CLSI M31-A3 nicht verfügbar
* Anzahl Stämme, deren MHK größer als die höchste getestete Konzentration ist
AW: Antimikrobieller Wirkstoff; **S [%]:** Prozent empfindliche Stämme; **I [%]:** Prozent intermediäre Stämme; **R [%]:** Prozent resistente Stämme; **abs.:** absolut; **kum. %:** kumulativ in %; **Querstrich:** Konzentration nicht getestet

Tab. 48 Verteilung der MHK der vom Fisch isolierten *Aeromonas*-Stämme (n = 22), Indikation: verschiedene, 2010

AW	MHK [mg/L]	0,008	0,015	0,03	0,06	0,12	0,25	0,05	1	2	4	8	16	32	64	128	256	512	1.024	S [%]	I [%]	R [%]
AMP[1]	abs.	–	–	0	0	0	1	0	0	0	0	0	1	1	0	19*	–	–	–			
	kum. %	–	–	0,0	0,0	0,0	4,5	4,5	4,5	4,5	4,5	4,5	9,1	13,6	13,6	100,0	–	–	–			
AMC	abs.	–	–	0	0	0	1	0	1	0	0	17	3	0	0	–	–	–	–	86,4	13,6	0,0
	kum. %	–	–	0,0	0,0	0,0	4,5	4,5	9,1	9,1	9,1	86,4	100,0	100,0	100,0	–	–	–	–			
APR[1]	abs.	–	–	0	0	0	0	0	0	0	19	4	0	0	0	–	–	–	–			
	kum. %	–	–	0,0	0,0	0,0	0,0	0,0	0,0	0,0	82,6	100,0	100,0	100,0	100,0	–	–	–	–			
CPZ[1]	abs.	–	–	–	9	9	3	1	0	0	0	0	0	0	–	–	–	–	–			
	kum. %	–	–	–	40,9	81,8	95,5	100,0	100,0	100,0	100,0	100,0	100,0	100,0	–	–	–	–	–			
CTX[1]	abs.	–	15	5	1	0	1	0	0	0	0	0	0	0	–	–	–	–	–			
	kum. %	–	68,2	90,9	95,5	95,5	100,0	100,0	100,0	100,0	100,0	100,0	100,0	100,0	–	–	–	–	–			
CQN[1]	abs.	–	9	10	3	0	0	0	0	0	0	0	0	0	–	–	–	–	–			
	kum. %	–	40,9	86,4	100,0	100,0	100,0	100,0	100,0	100,0	100,0	100,0	100,0	100,0	–	–	–	–	–			
XNL[1]	abs.	–	–	1	0	7	9	2	2	1	0	0	0	0	0	–	–	–	–			
	kum. %	–	–	4,5	4,5	36,4	77,3	86,4	95,5	100,0	100,0	100,0	100,0	100,0	100,0	–	–	–	–			
CEF	abs.	–	–	–	0	0	1	5	3	2	1	0	0	1	2	1	6*	–	–	54,5	0,0	45,5
	kum. %	–	–	–	0,0	0,0	4,5	27,3	40,9	50,0	54,5	54,5	54,5	59,1	68,2	72,7	100,0	–	–			
CHL	abs.	–	–	–	–	–	–	21	0	0	1	0	0	0	0	1	0	–	–	95,7	0,0	4,3
	kum. %	–	–	–	–	–	–	91,3	91,3	91,3	95,7	95,7	95,7	95,7	95,7	100,0	100,0	–	–			
COL[1]	abs.	–	–	0	0	0	0	0	2	9	10	2	0	–	–	–	–	–	–			
	kum. %	–	–	0,0	0,0	0,0	0,0	0,0	8,7	47,8	91,3	100,0	100,0	–	–	–	–	–	–			
DOX[1]	abs.	–	–	–	5	8	2	3	1	4	0	0	0	0	0	0	–	–	–			
	kum. %	–	–	–	21,7	56,5	65,2	78,3	82,6	100,0	100,0	100,0	100,0	100,0	100,0	100,0	–	–	–			
ENR[1]	abs.	12	5	1	2	1	0	2	0	0	0	0	0	–	–	–	–	–	–			
	kum. %	52,2	73,9	78,3	87,0	91,3	91,3	100,0	100,0	100,0	100,0	100,0	100,0	–	–	–	–	–	–			
FFN[1]	abs.	–	–	–	–	6	14	3	0	0	0	0	0	0	0	0	0	–	–			
	kum. %	–	–	–	–	26,1	87,0	100,0	100,0	100,0	100,0	100,0	100,0	100,0	100,0	100,0	100,0	–	–			
GEN	abs.	–	–	–	–	0	0	1	19	3	0	0	0	0	0	0	0	–	–	100,0	0,0	0,0
	kum. %	–	–	–	–	0,0	0,0	4,3	87,0	100,0	100,0	100,0	100,0	100,0	100,0	100,0	100,0	–	–			
NAL[1]	abs.	–	–	–	5	11	2	0	0	0	0	0	0	2	3	0	–	–	–			
	kum. %	–	–	–	21,7	69,6	78,3	78,3	78,3	78,3	78,3	78,3	78,3	87,0	100,0	100,0	–	–	–			
PEN[1]	abs.	–	0	0	0	0	0	0	0	0	1	0	0	0	21*	–	–	–	–			
	kum. %	–	0,0	0,0	0,0	0,0	0,0	0,0	0,0	0,0	4,5	4,5	4,5	4,5	100,0	–	–	–	–			

Tab. 48 (Fortsetzung)

AW	MHK [mg/L]																		S [%]	I [%]	R [%]
		0,008	0,015	0,03	0,06	0,12	0,25	0,05	1	2	4	8	16	32	64	128	256	512	1.024			
SPE[1]	abs.	–	–	–	–	0	0	0	0	0	0	0	1	8	12	1	0	–	–			
	kum. %	–	–	–	–	0,0	0,0	0,0	0,0	0,0	0,0	0,0	4,5	40,9	95,5	100,0	100,0	–	–			
SPI[1]	abs.	–	–	–	0	0	0	0	0	0	0	0	0	2	14	4	3*	–	–			
	kum. %	–	–	–	0,0	0,0	0,0	0,0	0,0	0,0	0,0	0,0	0,0	8,7	69,6	87,0	100,0	–	–			
TET	abs.	–	–	–	–	10	6	0	0	0	2	4	1	0	0	0	0	–	–	78,3	17,4	4,3
	kum. %	–	–	–	–	43,5	69,6	69,6	69,6	69,6	78,3	95,7	100,0	100,0	100,0	100,0	100,0	–	–			
TIA[1]	abs.	–	–	0	0	0	0	0	0	0	1	2	17	2	1	–	–	–	–			
	kum. %	–	–	0,0	0,0	0,0	0,0	0,0	0,0	0,0	4,3	13,0	87,0	95,7	100,0	–	–	–	–			
TIL[1]	abs.	–	–	–	0	0	0	0	0	0	0	0	9	9	2	2	–	–	–			
	kum. %	–	–	–	0,0	0,0	0,0	0,0	0,0	0,0	0,0	0,0	40,9	81,8	90,9	100,0	–	–	–			
TMP[1]	abs.	–	–	–	1	9	8	1	1	0	0	0	0	0	0	0	3*	–	–			
	kum. %	–	–	–	4,3	43,5	78,3	82,6	87,0	87,0	87,0	87,0	87,0	87,0	87,0	87,0	100,0	–	–			
TXT[1]	abs.	–	0	10	6	3	0	0	0	0	0	0	0	0	4*	–	–	–	–			
	kum. %	–	0,0	43,5	69,6	82,6	82,6	82,6	82,6	82,6	82,6	82,6	82,6	82,6	100,0	–	–	–	–			
TUL[1]	abs.	–	–	0	0	0	0	0	0	0	0	0	11	8	4	–	–	–	–			
	kum. %	–	–	0,0	0,0	0,0	0,0	0,0	0,0	0,0	0,0	0,0	47,8	82,6	100,0	–	–	–	–			

[1] Grenzwert für diese Bakterien/Indikation in CLSI M31-A3 nicht verfügbar
* Anzahl Stämme, deren MHK größer als die höchste getestete Konzentration ist
AW: Antimikrobieller Wirkstoff; **S [%]:** Prozent empfindliche Stämme; **I [%]:** Prozent intermediäre Stämme; **R [%]:** Prozent resistente Stämme; **abs.:** absolut; **kum. %:** kumulativ in %; **Querstrich:** Konzentration nicht getestet

Tab. 49 Verteilung der MHK der vom Fisch isolierten *Aeromonas*-Stämme (n = 22), Indikation: verschiedene, 2011

AW		MHK [mg/L]																		S [%]	I [%]	R [%]
		0,008	0,015	0,03	0,06	0,12	0,25	0,05	1	2	4	8	16	32	64	128	256	512	1.024			
AMP[1]	abs.	–	–	0	0	0	4	3	0	0	0	0	0	0	0	15*	–	–	–			
	kum. %	–	–	0,0	0,0	0,0	18,2	31,8	31,8	31,8	31,8	31,8	31,8	31,8	100,0	–	–	–				
AMC	abs.	–	–	0	0	4	3	0	0	0	3	8	3	1	0	–	–	–	–	81,8	13,6	4,5
	kum. %	–	–	0,0	0,0	18,2	31,8	31,8	31,8	31,8	45,5	81,8	95,5	100,0	100,0	–	–	–	–			
APR[1]	abs.	–	–	0	0	0	0	0	0	5	14	3	0	0	0	–	–	–	–			
	kum. %	–	–	0,0	0,0	0,0	0,0	0,0	0,0	22,7	86,4	100,0	100,0	100,0	100,0	–	–	–	–			
CPZ[1]	abs.	–	–	–	11	7	2	1	0	0	0	1	0	0	–	–	–	–	–			
	kum. %	–	–	–	50,0	81,8	90,9	95,5	95,5	95,5	95,5	100,0	100,0	100,0	–	–	–	–	–			
CTX[1]	abs.	–	16	3	1	2	0	0	0	0	0	0	0	0	–	–	–	–	–			
	kum. %	–	72,7	86,4	90,9	100,0	100,0	100,0	100,0	100,0	100,0	100,0	100,0	100,0	–	–	–	–	–			
CQN[1]	abs.	–	4	14	2	1	0	1	0	0	0	0	0	0	–	–	–	–	–			
	kum. %	–	18,2	81,8	90,9	95,5	95,5	100,0	100,0	100,0	100,0	100,0	100,0	100,0	–	–	–	–	–			
XNL[1]	abs.	–	–	0	1	10	5	4	1	0	1	0	0	0	0	–	–	–	–			
	kum. %	–	–	0,0	4,5	50,0	72,7	90,9	95,5	95,5	100,0	100,0	100,0	100,0	100,0	–	–	–	–			
CEF	abs.	–	–	–	0	0	0	7	0	8	0	0	0	0	3	2	2*	–	–	68,2	0,0	31,8
	kum. %	–	–	–	0,0	0,0	0,0	31,8	31,8	68,2	68,2	68,2	68,2	68,2	81,8	90,9	100,0	–	–			
CHL	abs.	–	–	–	–	–	–	17	0	0	2	2	1	1	0	0	0	–	–	91,3	4,3	4,3
	kum. %	–	–	–	–	–	–	73,9	73,9	73,9	82,6	91,3	95,7	100,0	100,0	100,0	100,0	–	–			
COL[1]	abs.	–	–	1	0	0	0	0	2	10	10	0	0	–	–	–	–	–	–			
	kum. %	–	–	4,3	4,3	4,3	4,3	4,3	13,0	56,5	100,0	100,0	100,0	–	–	–	–	–	–			
DOX[1]	abs.	–	–	–	8	6	0	2	4	1	0	0	1	0	0	0	–	–	–			
	kum. %	–	–	–	36,4	63,6	63,6	72,7	90,9	95,5	95,5	95,5	100,0	100,0	100,0	100,0	–	–	–			
ENR[1]	abs.	7	5	1	1	5	2	1	0	0	0	1	0	–	–	–	–	–	–			
	kum. %	30,4	52,2	56,5	60,9	82,6	91,3	95,7	95,7	95,7	95,7	100,0	100,0	–	–	–	–	–	–			
FFN[1]	abs.	–	–	–	–	11	7	1	0	1	0	1	1	0	0	0	0	–	–			
	kum. %	–	–	–	–	50,0	81,8	86,4	86,4	90,9	90,9	95,5	100,0	100,0	100,0	100,0	100,0	–	–			
GEN	abs.	–	–	–	–	0	0	11	9	2	0	0	0	0	0	0	1	–	–	95,7	0,0	4,3
	kum. %	–	–	–	–	0,0	0,0	47,8	87,0	95,7	95,7	95,7	95,7	95,7	95,7	95,7	100,0	–	–			
NAL[1]	abs.	–	–	–	3	7	2	0	0	1	1	0	0	5	2	0	1*	–	–			
	kum. %	–	–	–	13,6	45,5	54,5	54,5	54,5	59,1	63,6	63,6	63,6	86,4	95,5	95,5	100,0	–	–			
PEN[1]	abs.	–	0	0	0	0	0	0	0	5	2	0	0	0	15*	–	–	–	–			
	kum. %	–	0,0	0,0	0,0	0,0	0,0	0,0	0,0	22,7	31,8	31,8	31,8	31,8	100,0	–	–	–	–			

Tab. 49 (Fortsetzung)

AW	MHK [mg/L]																		S [%]	I [%]	R [%]
		0,008	0,015	0,03	0,06	0,12	0,25	0,05	1	2	4	8	16	32	64	128	256	512	1.024			
SPE[1]	abs.	–	–	–	–	0	0	0	0	0	0	1	5	9	5	1	0	1*	–			
	kum. %	–	–	–	–	0,0	0,0	0,0	0,0	0,0	0,0	4,5	27,3	68,2	90,9	95,5	95,5	100,0	–			
SPI[1]	abs.	–	–	–	0	0	0	0	0	0	0	0	0	3	14	5	–	–	–			
	kum. %	–	–	–	0,0	0,0	0,0	0,0	0,0	0,0	0,0	0,0	0,0	13,6	77,3	100,0	–	–	–			
TET	abs.	–	–	–	–	14	0	0	2	0	2	4	0	0	1	0	0	–	–	78,3	17,4	4,3
	kum. %	–	–	–	–	60,9	60,9	60,9	69,6	69,6	78,3	95,7	95,7	95,7	100,0	100,0	100,0	–	–			
TIA[1]	abs.	–	–	0	0	0	0	0	0	0	0	10	9	0	2	1*	–	–	–			
	kum. %	–	–	0,0	0,0	0,0	0,0	0,0	0,0	0,0	0,0	45,5	86,4	86,4	95,5	100,0	–	–	–			
TIL[1]	abs.	–	–	–	0	0	0	0	0	0	0	0	13	4	3	2	–	–	–			
	kum. %	–	–	–	0,0	0,0	0,0	0,0	0,0	0,0	0,0	0,0	59,1	77,3	90,9	100,0	–	–	–			
TMP[1]	abs.	–	–	–	4	10	4	1	1	0	0	0	0	0	0	0	2*	–	–			
	kum. %	–	–	–	18,2	63,6	81,8	86,4	90,9	90,9	90,9	90,9	90,9	90,9	90,9	90,9	100,0	–	–			
TXT[1]	abs.	–	0	12	7	1	1	0	0	0	0	0	0	0	2*	–	–	–	–			
	kum. %	–	0,0	52,2	82,6	87,0	91,3	91,3	91,3	91,3	91,3	91,3	91,3	91,3	100,0	–	–	–	–			
TUL[1]	abs.	–	–	0	0	0	0	0	0	0	0	0	6	12	4	–	–	–	–			
	kum. %	–	–	0,0	0,0	0,0	0,0	0,0	0,0	0,0	0,0	0,0	27,3	81,8	100,0	–	–	–	–			

[1] Grenzwert für diese Bakterien/Indikation in CLSI M31-A3 nicht verfügbar
* Anzahl Stämme, deren MHK größer als die höchste getestete Konzentration ist
AW: Antimikrobieller Wirkstoff; **S [%]:** Prozent empfindliche Stämme; **I [%]:** Prozent intermediäre Stämme; **R [%]:** Prozent resistente Stämme; **abs.:** absolut; **kum. %:** kumulativ in %; **Querstrich:** Konzentration nicht getestet

Tab. 50 Verteilung der MHK der vom Schwein isolierten *Bordetella-bronchiseptica*-Stämme (n = 43), Indikation: respiratorische Erkrankungen, 2010

AW		0,008	0,015	0,03	0,06	0,12	0,25	0,05	1	2	4	8	16	32	64	128	256	512	1.024	> 1.024	S [%]	I [%]	R [%]
AMP[1]	abs.	–	–	0	0	0	0	0	0	0	1	10	14	14	2	2*	–	–	–	–			
	kum. %	–	–	0,0	0,0	0,0	0,0	0,0	0,0	0,0	2,3	25,6	58,1	90,7	95,3	100,0	–	–	–	–			
AMC	abs.	–	–	0	0	0	0	0	1	1	30	8	2	1	0	–	–	–	–	–	93,0	4,7	2,3
	kum. %	–	–	0,0	0,0	0,0	0,0	0,0	2,3	4,7	74,4	93,0	97,7	100,0	100,0	–	–	–	–	–			
APR[1]	abs.	–	–	0	0	0	0	0	0	0	0	1	42	0	0	–	–	–	–	–			
	kum. %	–	–	0,0	0,0	0,0	0,0	0,0	0,0	0,0	0,0	2,3	100,0	100,0	100,0	–	–	–	–	–			
CPZ[1]	abs.	–	–	–	0	0	0	1	0	5	17	17	1	2	–	–	–	–	–	–			
	kum. %	–	–	–	0,0	0,0	0,0	2,3	2,3	14,0	53,5	93,0	95,3	100,0	–	–	–	–	–	–			
CTX[1]	abs.	–	0	0	0	0	0	0	0	0	1	1	0	7	34*	–	–	–	–	–			
	kum. %	–	0,0	0,0	0,0	0,0	0,0	0,0	0,0	0,0	2,3	4,7	4,7	20,9	100,0	–	–	–	–	–			
CQN[1]	abs.	–	0	0	0	0	0	0	0	1	0	7	18	15	2*	–	–	–	–	–			
	kum. %	–	0,0	0,0	0,0	0,0	0,0	0,0	0,0	2,3	2,3	18,6	60,5	95,3	100,0	–	–	–	–	–			
XNL[1]	abs.	–	–	0	0	0	0	0	0	0	0	1	1	2	21	18*	–	–	–	–			
	kum. %	–	–	0,0	0,0	0,0	0,0	0,0	0,0	0,0	0,0	2,3	4,7	9,3	58,1	100,0	–	–	–	–			
CEF	abs.	–	–	–	0	0	0	0	0	0	0	16	19	4	3	1	–	–	–	–	37,2	44,2	18,6
	kum. %	–	–	–	0,0	0,0	0,0	0,0	0,0	0,0	0,0	37,2	81,4	90,7	97,7	100,0	–	–	–	–			
CHL	abs.	–	–	–	–	–	–	0	0	2	12	26	1	2	0	0	0	–	–	–	93,0	2,3	4,7
	kum. %	–	–	–	–	–	–	0,0	0,0	4,7	32,6	93,0	95,3	100,0	100,0	100,0	100,0	–	–	–			
COL[1]	abs.	–	–	0	0	0	1	40	2	0	0	0	0	–	–	–	–	–	–	–			
	kum. %	–	–	0,0	0,0	0,0	2,3	95,3	100,0	100,0	100,0	100,0	100,0	–	–	–	–	–	–	–			
DOX[1]	abs.	–	–	–	3	9	22	6	3	0	0	0	0	0	0	0	–	–	–	–			
	kum. %	–	–	–	7,0	27,9	79,1	93,0	100,0	100,0	100,0	100,0	100,0	100,0	100,0	100,0	–	–	–	–			
ENR[1]	abs.	0	0	0	0	1	2	36	1	3	0	0	0	–	–	–	–	–	–	–			
	kum. %	0,0	0,0	0,0	0,0	2,3	7,0	90,7	93,0	100,0	100,0	100,0	100,0	100,0	–	–	–	–	–	–			
FFN	abs.	–	–	–	–	0	0	0	3	4	32	1	1	2	0	0	0	–	–	–	16,3	74	9,3
	kum. %	–	–	–	–	0,0	0,0	0,0	7,0	16,3	90,7	93,0	95,3	100,0	100,0	100,0	100,0	–	–	–			
GEN	abs.	–	–	–	–	0	0	0	0	39	4	0	0	0	0	0	0	–	–	–	100,0	0,0	0,0
	kum. %	–	–	–	–	0,0	0,0	0,0	0,0	90,7	100,0	100,0	100,0	100,0	100,0	100,0	100,0	–	–	–			
IPM	abs.	–	0	0	0	0	0	2	35	6	0	0	0	0	–	–	–	–	–	–	100,0	0,0	0,0
	kum. %	–	0,0	0,0	0,0	0,0	0,0	4,7	86,0	100,0	100,0	100,0	100,0	100,0	–	–	–	–	–	–			
NAL[1]	abs.	–	–	–	0	0	0	0	0	0	1	35	3	2	1	0	1*	–	–	–			
	kum. %	–	–	–	0,0	0,0	0,0	0,0	0,0	0,0	2,3	83,7	90,7	95,3	97,7	97,7	100,0	–	–	–			

Tab. 50 (Fortsetzung)

AW		MHK [mg/L]																		S [%]	I [%]	R [%]
		0,008	0,015	0,03	0,06	0,12	0,25	0,05	1	2	4	8	16	32	64	128	256	512	1.024	> 1.024			
PEN[1]	abs.	–	0	0	0	0	0	0	0	0	0	0	1	0	42*	–	–	–	–	–			
	kum. %	–	0,0	0,0	0,0	0,0	0,0	0,0	0,0	0,0	0,0	0,0	2,3	2,3	100,0	–	–	–	–	–			
SPI[1]	abs.	–	–	–	0	0	0	0	0	0	0	0	0	1	1	11	30*	–	–	–			
	kum. %	–	–	–	0,0	0,0	0,0	0,0	0,0	0,0	0,0	0,0	0,0	2,3	4,7	30,2	100,0	–	–	–			
TET	abs.	–	–	–	–	0	4	24	10	4	1	0	0	0	0	0	0	–	–	–	100,0	0,0	0,0
	kum. %	–	–	–	–	0,0	9,3	65,1	88,4	97,7	100,0	100,0	100,0	100,0	100,0	100,0	100,0	–	–	–			
TIA[1]	abs.	–	0	0	0	0	0	0	0	0	0	0	0	1	2	40*	–	–	–	–			
	kum. %	–	0,0	0,0	0,0	0,0	0,0	0,0	0,0	0,0	0,0	0,0	0,0	2,3	7,0	100,0	–	–	–	–			
TIL[1]	abs.	–	–	–	0	0	0	0	0	0	0	1	9	31	2	0	–	–	–	–			
	kum. %	–	–	–	0,0	0,0	0,0	0,0	0,0	0,0	0,0	2,3	23,3	95,3	100,0	100,0	–	–	–	–			
SXT[1]	abs.	–	2	11	12	1	0	0	0	0	7	10	0	0	–	–	–	–	–	–			
	kum. %	–	4,7	30,2	58,1	60,5	60,5	60,5	60,5	60,5	76,7	100,0	100,0	100,0	–	–	–	–	–	–			
TUL[1]	abs.	–	–	0	0	0	0	0	0	0	3	28	12	0	0	–	–	–	–	–			
	kum. %	–	–	0,0	0,0	0,0	0,0	0,0	0,0	0,0	7,0	72,1	100,0	100,0	100,0	–	–	–	–	–			
SUL	abs.	–	–	–	–	–	–	8	15	3	0	0	0	0	0	0	1	3	13	–	60,5		39,5
	kum. %	–	–	–	–	–	–	18,6	53,5	60,5	60,5	60,5	60,5	60,5	60,5	60,5	62,8	69,8	100,0	–			

[1] Grenzwert für diese Bakterien/Indikation in CLSI M31-A3 nicht verfügbar

* Anzahl Stämme, deren MHK größer als die höchste getestete Konzentration ist

AW: Antimikrobieller Wirkstoff; **S [%]:** Prozent empfindliche Stämme; **I [%]:** Prozent intermediäre Stämme; **R [%]:** Prozent resistente Stämme; **abs.:** absolut; **kum. %:** kumulativ in %; **Querstrich:** Konzentration nicht getestet

Tab. 51 Verteilung der MHK der vom Schwein isolierten *Bordetella-bronchiseptica*-Stämme (n = 89), Indikation: respiratorische Erkrankungen, 2010

AW	MHK [mg/L]																			S [%]	I [%]	R [%]
	0,008	0,015	0,03	0,06	0,12	0,25	0,05	1	2	4	8	16	32	64	128	256	512	1.024	> 1.024			
AMP[1] abs.	–	–	0	0	1	0	0	0	1	0	13	32	35	3	4*	–	–	–	–			
AMP[1] kum. %	–	–	0,0	0,0	1,1	1,1	1,1	1,1	2,2	2,2	16,9	52,8	92,1	95,5	100,0	–	–	–	–			
AMC abs.	–	–	0	0	1	0	0	1	8	53	21	5	0	0	–	–	–	–	–	94,4	5,6	0,0
AMC kum. %	–	–	0,0	0,0	1,1	1,1	1,1	2,2	11,2	70,8	94,4	100,0	100,0	100,0	–	–	–	–	–			
APR[1] abs.	–	–	0	0	0	0	0	0	0	1	7	80	1	0	–	–	–	–	–			
APR[1] kum. %	–	–	0,0	0,0	0,0	0,0	0,0	0,0	0,0	1,1	9,0	98,9	100,0	100,0	–	–	–	–	–			
CPZ[1] abs.	–	–	–	0	0	0	1	1	2	31	49	3	2	–	–	–	–	–	–			
CPZ[1] kum. %	–	–	–	0,0	0,0	0,0	1,1	2,2	4,5	39,3	94,4	97,8	100,0	–	–	–	–	–	–			
CTX[1] abs.	–	1	0	0	0	0	0	0	0	0	3	0	4	81*	–	–	–	–	–			
CTX[1] kum. %	–	1,1	1,1	1,1	1,1	1,1	1,1	1,1	1,1	1,1	4,5	4,5	9,0	100,0	–	–	–	–	–			
CQN[1] abs.	–	0	0	0	1	0	0	0	1	0	7	29	47	4*	–	–	–	–	–			
CQN[1] kum. %	–	0,0	0,0	0,0	1,1	1,1	1,1	1,1	2,2	2,2	10,1	42,7	95,5	100,0	–	–	–	–	–			
XNL[1] abs.	–	–	0	0	1	0	0	0	0	0	1	2	9	24	52*	–	–	–	–			
XNL[1] kum. %	–	–	0,0	0,0	1,1	1,1	1,1	1,1	1,1	1,1	2,2	4,5	14,6	41,6	100,0	–	–	–	–			
CEF abs.	–	–	–	0	0	1	0	0	0	0	20	52	11	4	1	–	–	–	–	23,6	58,4	18,0
CEF kum. %	–	–	–	0,0	0,0	1,1	1,1	1,1	1,1	1,1	23,6	82,0	94,4	98,9	100,0	–	–	–	–			
CHL abs.	–	–	–	–	–	–	0	0	4	14	65	6	0	0	0	0	–	–	–	93,3	6,7	0,0
CHL kum. %	–	–	–	–	–	–	0,0	0,0	4,5	20,2	93,3	100,0	100,0	100,0	100,0	100,0	–	–	–			
COL[1] abs.	–	–	0	0	0	0	76	13	0	0	0	0	–	–	–	–	–	–	–			
COL[1] kum. %	–	–	0,0	0,0	0,0	0,0	85,4	100,0	100,0	100,0	100,0	100,0	–	–	–	–	–	–	–			
DOX[1] abs.	–	–	–	2	23	55	7	0	0	0	0	2	0	0	0	–	–	–	–			
DOX[1] kum. %	–	–	–	2,2	28,1	89,9	97,8	97,8	97,8	97,8	97,8	100,0	100,0	100,0	100,0	–	–	–	–			
ENR[1] abs.	0	0	0	0	1	6	77	0	5	0	0	0	–	–	–	–	–	–	–			
ENR[1] kum. %	0,0	0,0	0,0	0,0	1,1	7,9	94,4	94,4	100,0	100,0	100,0	100,0	–	–	–	–	–	–	–			
FFN abs.	–	–	–	–	0	0	0	3	8	66	8	3	1	0	0	0	–	–	–	12,4	74,2	13,5
FFN kum. %	–	–	–	–	0,0	0,0	0,0	3,4	12,4	86,5	95,5	98,9	100,0	100,0	100,0	100,0	–	–	–			
GEN abs.	–	–	–	–	0	0	0	3	79	7	0	0	0	0	0	0	–	–	–	100,0	0,0	0,0
GEN kum. %	–	–	–	–	0,0	0,0	0,0	3,4	92,1	100,0	100	100,0	100,0	100,0	100,0	100,0	–	–	–			
IPM abs.	–	0	0	0	0	1	1	79	4	0	2	0	2	–	–	–	–	–	–	95,5	2,2	2,2
IPM kum. %	–	0,0	0,0	0,0	0,0	1,1	2,2	91,0	95,5	95,5	97,8	97,8	100,0	–	–	–	–	–	–			
NAL[1] abs.	–	–	–	0	0	0	0	0	0	5	74	5	2	3	0	–	–	–	–			
NAL[1] kum. %	–	–	–	0,0	0,0	0,0	0,0	0,0	0,0	5,6	88,8	94,4	96,6	100,0	100,0	–	–	–	–			

Tab. 51 (Fortsetzung)

AW		MHK [mg/L]																			S [%]	I [%]	R [%]
		0,008	0,015	0,03	0,06	0,12	0,25	0,05	1	2	4	8	16	32	64	128	256	512	1.024	> 1.024			
PEN[1]	abs.	–	0	0	0	0	0	1	0	0	0	0	1	1	86*	–	–	–	–	–			
	kum. %	–	0,0	0,0	0,0	0,0	0,0	1,1	1,1	1,1	1,1	1,1	2,2	3,4	100,0	–	–	–	–	–			
SPI[1]	abs.	–	–	–	0	0	0	0	0	0	0	0	1	1	8	25	54*	–	–	–			
	kum. %	–	–	–	0,0	0,0	0,0	0,0	0,0	0,0	0,0	0,0	1,1	2,2	11,2	39,3	100,0	–	–	–			
TET	abs.	–	–	–	–	0	4	49	30	4	0	0	0	0	1	1	0	–	–	–	97,8	0,0	2,2
	kum. %	–	–	–	–	0,0	4,5	59,6	93,3	97,8	97,8	97,8	97,8	97,8	98,9	100,0	100,0	–	–	–			
TIA[1]	abs.	–	–	0	0	0	0	0	0	0	0	0	1	2	8	78*	–	–	–	–			
	kum. %	–	–	0,0	0,0	0,0	0,0	0,0	0,0	0,0	0,0	0,0	1,1	3,4	12,4	100,0	–	–	–	–			
TIL[1]	abs.	–	–	–	0	0	0	0	0	0	1	1	19	66	2	0	–	–	–	–			
	kum. %	–	–	–	0,0	0,0	0,0	0,0	0,0	0,0	1,1	2,2	23,6	97,8	100,0	100,0	–	–	–	–			
SXT[1]	abs.	–	3	17	22	9	1	1	0	1	2	26	4	2	1*	–	–	–	–	–			
	kum. %	–	3,4	22,5	47,2	57,3	58,4	59,6	59,6	60,7	62,9	92,1	96,6	98,9	100,0	–	–	–	–	–			
TUL[1]	abs.	–	–	0	0	0	0	0	0	2	5	66	16	0	0	–	–	–	–	–			
	kum. %	–	–	0,0	0,0	0,0	0,0	0,0	0,0	2,2	7,9	82,0	100,0	100,0	100,0	–	–	–	–	–			
SUL	abs.	–	–	–	–	–	–	9	30	14	0	0	0	0	0	0	0	2	34	–	59,6		40,4
	kum. %	–	–	–	–	–	–	10,1	43,8	59,6	59,6	59,6	59,6	59,6	59,6	59,6	59,6	61,8	100,0	–			

[1] Grenzwert für diese Bakterien/Indikation in CLSI M31-A3 nicht verfügbar

* Anzahl Stämme, deren MHK größer als die höchste getestete Konzentration ist

AW: Antimikrobieller Wirkstoff; **S [%]:** Prozent empfindliche Stämme; **I [%]:** Prozent intermediäre Stämme; **R [%]:** Prozent resistente Stämme; **abs.:** absolut; **kum. %:** kumulativ in %; **Querstrich:** Konzentration nicht getestet

Tab. 52 Verteilung der MHK der vom Hund (n = 20) und von der Katze (n = 10) isolierten *Bordetella*-spp.-Stämme (n = 30), Indikation: respiratorische Erkrankungen, 2010/2011

AW		MHK [mg/L]																		S [%]	I [%]	R [%]
		0,008	0,015	0,03	0,06	0,12	0,25	0,05	1	2	4	8	16	32	64	128	256	512	1.024	> 1.024			
AMP[1]	abs.	–	–	0	0	0	0	0	0	0	0	8	14	8	0	–	–	–	–	–			
	kum. %	–	–	0,0	0,0	0,0	0,0	0,0	0,0	0,0	0,0	26,7	73,3	100,0	100,0	–	–	–	–	–			
AMC	abs.	–	–	0	0	0	0	0	0	3	21	6	0	0	0	–	–	–	–	–	100,0	0,0	0,0
	kum. %	–	–	0,0	0,0	0,0	0,0	0,0	0,0	10,0	80,0	100,0	100,0	100,0	100,0	–	–	–	–	–			
APR[1]	abs.	–	–	0	0	0	0	0	0	0	0	2	28	0	0	–	–	–	–	–			
	kum. %	–	–	0,0	0,0	0,0	0,0	0,0	0,0	0,0	0,0	6,7	100,0	100,0	100,0	–	–	–	–	–			
CPZ[1]	abs.	–	–	–	0	0	0	0	0	3	13	14	0	0	–	–	–	–	–	–			
	kum. %	–	–	–	0,0	0,0	0,0	0,0	0,0	10,0	53,3	100,0	100,0	100,0	–	–	–	–	–	–			
CTX[1]	abs.	–	0	0	0	0	0	0	0	0	0	0	0	3	27*	–	–	–	–	–			
	kum. %	–	0,0	0,0	0,0	0,0	0,0	0,0	0,0	0,0	0,0	0,0	0,0	10,0	100,0	–	–	–	–	–			
CQN[1]	abs.	–	0	0	0	0	0	0	0	0	0	7	9	13	1*	–	–	–	–	–			
	kum. %	–	0,0	0,0	0,0	0,0	0,0	0,0	0,0	0,0	23,3	53,3	96,7	100,0	–	–	–	–	–	–			
XNL[1]	abs.	–	–	0	0	0	0	0	0	0	0	0	0	4	10	16*	–	–	–	–			
	kum. %	–	–	0,0	0,0	0,0	0,0	0,0	0,0	0,0	0,0	0,0	13,3	46,7	100,0	–	–	–	–	–			
CEF	abs.	–	–	–	0	0	0	0	0	0	0	8	21	1	0	0	–	–	–	–	26,7	70,0	3,3
	kum. %	–	–	–	0,0	0,0	0,0	0,0	0,0	0,0	0,0	26,7	96,7	100,0	100,0	100,0	–	–	–	–			
CHL	abs.	–	–	–	–	–	–	0	0	0	10	20	0	0	0	0	0	–	–	–	100,0	0,0	0,0
	kum. %	–	–	–	–	–	–	0,0	0,0	0,0	33,3	100,0	100,0	100,0	100,0	100,0	100,0	–	–	–			
COL[1]	abs.	–	–	0	0	0	4	23	3	0	0	0	0	–	–	–	–	–	–	–			
	kum. %	–	–	0,0	0,0	0,0	13,3	90,0	100,0	100,0	100,0	100,0	100,0	–	–	–	–	–	–	–			
DOX[1]	abs.	–	–	2	11	9	3	4	1	0	0	0	0	0	0	–	–	–	–	–			
	kum. %	–	–	6,7	43,3	73,3	83,3	96,7	100,0	100,0	100,0	100,0	100,0	100,0	100,0	–	–	–	–	–			
ENR[1]	abs.	0	0	0	0	0	5	25	0	0	0	0	0	–	–	–	–	–	–	–			
	kum. %	0,0	0,0	0,0	0,0	0,0	16,7	100,0	100,0	100,0	100,0	100,0	100,0	–	–	–	–	–	–	–			
FFN[1]	abs.	–	–	–	–	0	0	0	0	6	23	1	0	0	0	0	0	–	–	–			
	kum. %	–	–	–	–	0,0	0,0	0,0	0,0	20,0	96,7	100,0	100,0	100,0	100,0	100,0	100,0	–	–	–			
GEN	abs.	–	–	–	–	0	0	0	0	27	3	0	0	0	0	0	0	–	–	–	100,0	0,0	0,0
	kum. %	–	–	–	–	0,0	0,0	0,0	0,0	90,0	100,0	100,0	100,0	100,0	100,0	100,0	100,0	–	–	–			
IPM	abs.	–	0	0	0	0	0	1	26	2	0	0	0	1	–	–	–	–	–	–	96,7	0,0	3,3
	kum. %	–	0,0	0,0	0,0	0,0	0,0	3,3	90,0	96,7	96,7	96,7	96,7	100,0	–	–	–	–	–	–			
NAL[1]	abs.	–	–	–	0	0	0	0	0	0	2	25	2	1	0	0	–	–	–	–			
	kum. %	–	–	–	0,0	0,0	0,0	0,0	0,0	0,0	6,7	90,0	96,7	100,0	100,0	100,0	–	–	–	–			

Tab. 52   (Fortsetzung)

AW	MHK [mg/L]																			S [%]	I [%]	R [%]
	0,008	0,015	0,03	0,06	0,12	0,25	0,05	1	2	4	8	16	32	64	128	256	512	1.024	> 1.024			
PEN[1] abs.	–	0	0	0	0	0	0	0	0	0	0	0	0	30*	–	–	–	–	–			
PEN[1] kum. %	–	0,0	0,0	0,0	0,0	0,0	0,0	0,0	0,0	0,0	0,0	0,0	0,0	100,0	–	–	–	–	–			
SPI[1] abs.	–	–	–	0	0	0	0	0	0	0	0	0	0	2	18	10*	–	–	–			
SPI[1] kum. %	–	–	–	0,0	0,0	0,0	0,0	0,0	0,0	0,0	0,0	0,0	0,0	6,7	66,7	100,0	–	–	–			
TET abs.	–	–	–	–	0	0	19	6	3	2	0	0	0	0	0	0	–	–	–	100,0	0,0	0,0
TET kum. %	–	–	–	–	0,0	0,0	63,3	83,3	93,3	100,0	100,0	100,0	100,0	100,0	100,0	100,0	–	–	–			
TIA[1] abs.	–	–	0	0	0	0	0	0	0	0	0	0	0	30*	–	–	–	–	–			
TIA[1] kum. %	–	–	0,0	0,0	0,0	0,0	0,0	0,0	0,0	0,0	0,0	0,0	0,0	100,0	–	–	–	–	–			
TIL[1] abs.	–	–	–	0	0	0	0	0	0	0	0	2	22	6	0	–	–	–	–			
TIL[1] kum. %	–	–	–	0,0	0,0	0,0	0,0	0,0	0,0	0,0	0,0	6,7	80,0	100,0	100,0	–	–	–	–			
SXT[1] abs.	–	0	2	4	0	1	0	0	2	7	14	0	0	–	–	–	–	–	–			
SXT[1] kum. %	–	0,0	6,7	20,0	20,0	23,3	23,3	23,3	30,0	53,3	100,0	100,0	100,0	–	–	–	–	–	–			
TUL[1] abs.	–	–	0	0	0	0	0	0	0	1	19	10	0	0	–	–	–	–	–			
TUL[1] kum. %	–	–	0,0	0,0	0,0	0,0	0,0	0,0	0,0	3,3	66,7	100,0	100,0	100,0	–	–	–	–	–			
SUL abs.	–	–	–	–	–	–	1	4	1	1	0	0	0	0	0	4	3	16	–	36,7		63,3
SUL kum. %	–	–	–	–	–	–	3,3	16,7	20,0	23,3	23,3	23,3	23,3	23,3	23,3	36,7	46,7	100,0	–			

[1] Grenzwert für diese Bakterien/Indikation in CLSI M31-A3 nicht verfügbar
* Anzahl Stämme, deren MHK größer als die höchste getestete Konzentration ist
AW: Antimikrobieller Wirkstoff; **S [%]**: Prozent empfindliche Stämme; **I [%]**: Prozent intermediäre Stämme; **R [%]**: Prozent resistente Stämme; **abs.**: absolut; **kum. %**: kumulativ in %; **Querstrich**: Konzentration nicht getestet

Tab. 53 Verteilung der MHK der vom Milchrind isolierten *Enterococcus-faecalis*-Stämme (n = 60), Indikation: Mastitis, 2010/2011

AW	MHK [mg/L]	0,008	0,015	0,03	0,06	0,12	0,25	0,05	1	2	4	8	16	32	64	128	256	512	1.024	S [%]	I [%]	R [%]
AMP	abs.	–	–	0	1	2	1	6	30	10	5	1	2	0	1	1*	–	–	–	93,3		6,7
	kum. %	–	–	0,0	1,7	5,0	6,7	16,7	66,7	83,3	91,7	93,3	96,7	96,7	98,3	100,0	–	–	–			
AMC	abs.	–	–	0	1	2	4	18	32	2	0	0	0	1	0	–	–	–	–	98,3	0,0	1,7
	kum. %	–	–	0,0	1,7	5,0	11,7	41,7	95,0	98,3	98,3	98,3	98,3	100,0	100,0	–	–	–	–			
FAZ[1]	abs.	–	–	0	0	0	0	0	2	3	0	1	16	33	2	3*	–	–	–			
	kum. %	–	–	0,0	0,0	0,0	0,0	0,0	3,3	8,3	8,3	10,0	36,7	91,7	95,0	100,0	–	–	–			
CPZ[1]	abs.	–	–	–	0	0	0	0	1	3	1	6	20	22	7*	–	–	–	–			
	kum. %	–	–	–	0,0	0,0	0,0	0,0	1,7	6,7	8,3	18,3	51,7	88,3	100,0	–	–	–	–			
CTX[1]	abs.	–	0	0	0	2	4	5	3	7	13	6	3	1	16*	–	–	–	–			
	kum. %	–	0,0	0,0	0,0	3,3	10,0	18,3	23,3	35,0	56,7	66,7	71,7	73,3	100,0	–	–	–	–			
CQN[1]	abs.	–	0	0	1	2	2	5	3	20	18	8	0	0	1*	–	–	–	–			
	kum. %	–	0,0	0,0	1,7	5,0	8,3	16,7	21,7	55,0	85,0	98,3	98,3	98,3	100,0	–	–	–	–			
XNL[1]	abs.	–	–	0	0	0	0	0	9	4	4	13	12	4	4	10*	–	–	–			
	kum. %	–	–	0,0	0,0	0,0	0,0	0,0	15,0	21,7	28,3	50,0	70,0	76,7	83,3	100,0	–	–	–			
CEF	abs.	–	–	–	0	0	0	1	0	3	0	3	8	42	2	0	1*	–	–	11,7	13,3	73,3
	kum. %	–	–	–	0,0	0,0	0,0	1,7	1,7	6,7	6,7	11,7	25,0	95,0	98,3	98,3	100,0	–	–			
CHL	abs.	–	–	–	–	–	0	0	2	5	38	2	1	6	4	2	–	–	–	75,0	3,3	21,7
	kum. %	–	–	–	–	–	0,0	0,0	3,3	11,7	75,0	78,3	80,0	90,0	96,7	100,0	–	–	–			
CLI[1]	abs.	–	–	0	0	1	1	0	0	1	0	6	20	20	1	10*	–	–	–			
	kum. %	–	–	0,0	0,0	1,7	3,3	3,3	3,3	5,0	5,0	15,0	48,3	81,7	83,3	100,0	–	–	–			
ENR[1]	abs.	0	0	0	0	1	3	24	29	1	0	2	0	–	–	–	–	–	–			
	kum. %	0,0	0,0	0,0	0,0	1,7	6,7	46,7	95,0	96,7	96,7	100,0	100,0	–	–	–	–	–	–			
ERY	abs.	–	0	0	3	1	2	7	14	20	3	0	0	0	10*	–	–	–	–	21,7	61,7	16,7
	kum. %	–	0,0	0,0	5,0	6,7	10,0	21,7	45,0	78,3	83,3	83,3	83,3	83,3	100,0	–	–	–	–			
GEN	abs.	–	–	–	–	2	2	2	20	18	14	2	0	0	0	0	0	–	–	96,7	3,3	0,0
	kum. %	–	–	–	–	3,3	6,7	10,0	43,3	73,3	96,7	100,0	100,0	100,0	100,0	100,0	100,0	–	–			
OXA[1]	abs.	–	0	0	0	0	0	3	0	0	5	21	31*	–	–	–	–	–	–			
	kum. %	–	0,0	0,0	0,0	0,0	0,0	5,0	5,0	5,0	13,3	48,3	100,0	–	–	–	–	–	–			
PEN	abs.	–	0	0	2	1	0	1	3	26	22	0	2	1	2*	–	–	–	–	91,7		8,3
	kum. %	–	0,0	0,0	3,3	5,0	5,0	6,7	11,7	55,0	91,7	91,7	95,0	96,7	100,0	–	–	–	–			
PIR[1]	abs.	–	–	0	0	2	0	2	0	0	11	31	3	1	1	9*	–	–	–			
	kum. %	–	–	0,0	0,0	3,3	3,3	6,7	6,7	6,7	25,0	76,7	81,7	83,3	85,0	100,0	–	–	–			

Tab. 53   (Fortsetzung)

AW	MHK [mg/L]																		S [%]	I [%]	R [%]
		0,008	0,015	0,03	0,06	0,12	0,25	0,05	1	2	4	8	16	32	64	128	256	512	1.024			
Q/D[1]	abs.	–	0	0	0	0	0	1	1	4	6	17	31	0	–	–	–	–	–			
	kum. %	–	0,0	0,0	0,0	0,0	0,0	1,7	3,3	10,0	20,0	48,3	100,0	100,0	–	–	–	–	–			
SPI[1]	abs.	–	–	–	0	1	1	5	37	1	1	1	1	1	1	0	10*	–	–			
	kum. %	–	–	–	0,0	1,7	3,3	11,7	73,3	75,0	76,7	78,3	80,0	81,7	83,3	83,3	100,0	–	–			
TET	abs.	–	–	–	–	0	1	4	6	0	0	0	0	2	35	9	1	2*	–	18,3	0,0	81,7
	kum. %	–	–	–	–	0,0	1,7	8,3	18,3	18,3	18,3	18,3	18,3	21,7	80,0	95,0	96,7	100,0	–			
TIL[1]	abs.	–	0	0	0	0	0	0	0	1	2	5	31	9	0	0	12*	–	–			
	kum. %	–	0,0	0,0	0,0	0,0	0,0	0,0	0,0	1,7	5,0	13,3	65,0	80,0	80,0	80,0	100,0	–	–			
SXT[1]	abs.	–	9	20	18	8	1	1	0	0	0	1	1	1	–	–	–	–	–			
	kum. %	–	15,0	48,3	78,3	91,7	93,3	95,0	95,0	95,0	95,0	96,7	98,3	100,0	–	–	–	–	–			
TUL[1]	abs.	–	–	0	0	0	0	0	1	2	9	13	23	1	0	11*	–	–	–			
	kum. %	–	–	0,0	0,0	0,0	0,0	0,0	1,7	5,0	20,0	41,7	80,0	81,7	81,7	100,0	–	–	–			
TYL[1]	abs.	–	–	–	0	0	1	4	5	37	0	1	0	1	0	1	10*	–	–			
	kum. %	–	–	–	0,0	0,0	1,7	8,3	16,7	78,3	78,3	80,0	80,0	81,7	81,7	83,3	100,0	–	–			
VAN	abs.	–	0	0	0	0	3	4	16	30	7	0	0	0	–	–	–	–	–	100,0	0,0	0,0
	kum. %	–	0,0	0,0	0,0	0,0	5,0	11,7	38,3	88,3	100,0	100,0	100,0	100,0	–	–	–	–	–			

[1] Grenzwert für diese Bakterien/Indikation in CLSI M31-A3 nicht verfügbar

* Anzahl Stämme, deren MHK größer als die höchste getestete Konzentration ist

AW: Antimikrobieller Wirkstoff; **S [%]:** Prozent empfindliche Stämme; **I [%]:** Prozent intermediäre Stämme; **R [%]:** Prozent resistente Stämme; **abs.:** absolut; **kum. %:** kumulativ in %; **Querstrich:** Konzentration nicht getestet

Tab. 54 Verteilung der MHK der vom Milchrind isolierten *Enterococcus-faecium*-Stämme (n = 19), Indikation: Mastitis, 2010/2011

AW	MHK [mg/L]																		S [%]	I [%]	R [%]
	0,008	0,015	0,03	0,06	0,12	0,25	0,05	1	2	4	8	16	32	64	128	256	512	1.024			
AMP abs.	–	–	0	0	1	0	2	8	5	1	0	0	0	1	1*	–	–	–	89,5		5,3
AMP kum. %	–	–	0,0	0,0	5,3	5,3	15,8	57,9	84,2	89,5	89,5	89,5	89,5	94,7	100,0	–	–	–			
AMC abs.	–	–	0	0	1	5	4	6	1	1	0	0	1	0	–	–	–	–	94,7	0,0	5,3
AMC kum. %	–	–	0,0	0,0	5,3	31,6	52,6	84,2	89,5	94,7	94,7	94,7	100,0	100,0	–	–	–	–			
FAZ[1] abs.	–	–	0	0	0	0	0	1	0	1	0	1	1	2	13*	–	–	–			
FAZ[1] kum. %	–	–	0,0	0,0	0,0	0,0	0,0	5,3	5,3	10,5	10,5	15,8	21,1	31,6	100,0	–	–	–			
CPZ[1] abs.	–	–	–	0	0	0	0	0	0	2	3	3	7	4*	–	–	–	–			
CPZ[1] kum. %	–	–	–	0,0	0,0	0,0	0,0	0,0	0,0	10,5	26,3	42,1	78,9	100,0	–	–	–	–			
CTX[1] abs.	–	0	0	0	0	0	2	0	2	1	2	1	2	9*	–	–	–	–			
CTX[1] kum. %	–	0,0	0,0	0,0	0,0	0,0	10,5	10,5	21,1	26,3	36,8	42,1	52,6	100,0	–	–	–	–			
CQN[1] abs.	–	0	0	0	0	0	2	3	2	4	2	3	1	2*	–	–	–	–			
CQN[1] kum. %	–	0,0	0,0	0,0	0,0	0,0	10,5	26,3	36,8	57,9	68,4	84,2	89,5	100,0	–	–	–	–			
XNL[1] abs.	–	–	0	0	0	0	0	1	1	0	0	0	0	3	14*	–	–	–			
XNL[1] kum. %	–	–	0,0	0,0	0,0	0,0	0,0	5,3	10,5	10,5	10,5	10,5	10,5	26,3	100,0	–	–	–			
CEF abs.	–	–	–	0	0	0	0	0	0	1	1	3	3	7	2	1*	–	–	11,1	16,7	66,7
CEF kum. %	–	–	–	0,0	0,0	0,0	0,0	0,0	0,0	5,6	11,1	27,8	44,4	83,3	94,4	100,0	–	–			
CHL abs.	–	–	–	–	–	–	0	0	0	7	10	1	1	0	0	0	–	–	89,5	5,3	5,3
CHL kum. %	–	–	–	–	–	–	0,0	0,0	0,0	36,8	89,5	94,7	100,0	100,0	100,0	100,0	–	–			
CLI[1] abs.	–	–	0	0	11	1	0	0	0	1	2	3	0	0	1*	–	–	–			
CLI[1] kum. %	–	–	0,0	0,0	57,9	63,2	63,2	63,2	63,2	68,4	78,9	94,7	94,7	94,7	100,0	–	–	–			
ENR[1] abs.	0	0	0	0	0	0	1	4	1	8	5	0	–	–	–	–	–	–			
ENR[1] kum. %	0,0	0,0	0,0	0,0	0,0	0,0	5,3	26,3	31,6	73,7	100,0	100,0	–	–	–	–	–	–			
ERY abs.	–	0	0	1	1	1	1	3	8	2	1	0	0	1*	–	–	–	–	21,1	68,4	10,5
ERY kum. %	–	0,0	0,0	5,3	10,5	15,8	21,1	36,8	78,9	89,5	94,7	94,7	94,7	100,0	–	–	–	–			
GEN abs.	–	–	–	–	0	0	2	0	3	5	6	3	0	0	0	0	–	–	52,6	31,6	15,8
GEN kum. %	–	–	–	–	0,0	0,0	10,5	10,5	26,3	52,6	84,2	100,0	100,0	100,0	100,0	100,0	–	–			
OXA[1] abs.	–	0	0	0	0	0	1	1	0	3	2	12*	–	–	–	–	–	–			
OXA[1] kum. %	–	0,0	0,0	0,0	0,0	0,0	5,3	10,5	10,5	26,3	36,8	100,0	–	–	–	–	–	–			
PEN abs.	–	0	0	0	1	0	0	2	3	8	2	1	0	2*	–	–	–	–	84,2		15,8
PEN kum. %	–	0,0	0,0	0,0	5,3	5,3	5,3	15,8	31,6	73,7	84,2	89,5	89,5	100,0	–	–	–	–			
PIR[1] abs.	–	–	0	0	10	1	1	0	0	2	3	1	0	1*	–	–	–	–			
PIR[1] kum. %	–	–	0,0	0,0	0,0	52,6	57,9	63,2	63,2	63,2	73,7	89,5	94,7	94,7	100,0	–	–	–			

Tab. 54   (Fortsetzung)

AW	MHK [mg/L]																		S [%]	I [%]	R [%]
	0,008	0,015	0,03	0,06	0,12	0,25	0,05	1	2	4	8	16	32	64	128	256	512	1.024			
Q/D[1] abs.	–	0	0	0	0	0	6	6	4	2	0	1	0	–	–	–	–	–			
Q/D[1] kum. %	–	0,0	0,0	0,0	0,0	0,0	31,6	63,2	84,2	94,7	94,7	100,0	100,0	–	–	–	–	–			
SPI[1] abs.	–	–	–	0	0	0	9	6	2	1	0	0	0	0	0	1*	–	–			
SPI[1] kum. %	–	–	–	0,0	0,0	0,0	47,4	78,9	89,5	94,7	94,7	94,7	94,7	94,7	94,7	100,0	–	–			
TET abs.	–	–	–	–	0	3	11	1	0	0	0	0	1	1	0	1	1*	–	78,9	0,0	21,1
TET kum. %	–	–	–	–	0,0	15,8	73,7	78,9	78,9	78,9	78,9	78,9	84,2	89,5	89,5	94,7	100,0	–			
TIL[1] abs.	–	0	0	0	0	0	0	0	0	0	14	4	0	0	0	1*	–	–			
TIL[1] kum. %	–	0,0	0,0	0,0	0,0	0,0	0,0	0,0	0,0	0,0	73,7	94,7	94,7	94,7	94,7	100,0	–	–			
SXT[1] abs.	–	0	2	8	8	0	0	1	0	0	0	0	0	–	–	–	–	–			
SXT[1] kum. %	–	0,0	10,5	52,6	94,7	94,7	94,7	100,0	100,0	100,0	100,0	100,0	100,0	–	–	–	–	–			
TUL[1] abs.	–	–	0	0	0	0	1	1	15	1	0	0	0	1*	–	–	–	–			
TUL[1] kum. %	–	–	0,0	0,0	0,0	0,0	5,3	10,5	89,5	94,7	94,7	94,7	94,7	100,0	–	–	–	–			
TYL[1] abs.	–	–	–	0	0	0	0	9	5	2	1	0	1	0	0	1*	–	–			
TYL[1] kum. %	–	–	–	0,0	0,0	0,0	0,0	47,4	73,7	84,2	89,5	89,5	94,7	94,7	94,7	100,0	–	–			
VAN abs.	–	0	0	0	0	0	8	9	2	0	0	0	0	–	–	–	–	–	100,0	0,0	0,0
VAN kum. %	–	0,0	0,0	0,0	0,0	0,0	42,1	89,5	100,0	100,0	100,0	100,0	100,0	–	–	–	–	–			

[1] Grenzwert für diese Bakterien/Indikation in CLSI M31-A3 nicht verfügbar
* Anzahl Stämme, deren MHK größer als die höchste getestete Konzentration ist
AW: Antimikrobieller Wirkstoff; **S [%]:** Prozent empfindliche Stämme; **I [%]:** Prozent intermediäre Stämme; **R [%]:** Prozent resistente Stämme; **abs.:** absolut; **kum. %:** kumulativ in %; **Querstrich:** Konzentration nicht getestet

Tab. 55 Verteilung der MHK der vom Kalb isolierten *E.-coli*-Stämme (n = 140), Indikation: Enteritis, 2010

AW	MHK [mg/L]	0,008	0,015	0,03	0,06	0,12	0,25	0,05	1	2	4	8	16	32	64	128	256	512	1.024	S [%]	I [%]	R [%]
AMP	abs.	–	–	0	0	1	0	0	1	6	21	2	0	0	0	109*	–	–	–	22,1	0,0	77,9
	kum. %	–	–	0,0	0,0	0,7	0,7	0,7	1,4	5,7	20,7	22,1	22,1	22,1	22,1	100,0	–	–	–			
AMC	abs.	–	–	0	0	0	1	1	0	5	20	50	35	22	5	1*	–	–	–	55,0	25,0	20,0
	kum. %	–	–	0,0	0,0	0,0	0,7	1,4	1,4	5,0	19,3	55,0	80,0	95,7	99,3	100,0	–	–	–			
APR[1]	abs.	–	–	0	0	0	1	0	0	5	80	42	2	0	1	9*	–	–	–			
	kum. %	–	–	0,0	0,0	0,0	0,7	0,7	0,7	4,3	61,4	91,4	92,9	92,9	93,6	100,0	–	–	–			
CPZ[1]	abs.	–	–	–	1	11	15	6	12	22	12	10	7	9	35*	–	–	–	–			
	kum. %	–	–	–	0,7	8,6	19,3	23,6	32,1	47,9	56,4	63,6	68,6	75,0	100,0	–	–	–	–			
CTX[1]	abs.	–	0	11	52	21	11	11	2	2	1	2	3	2	22*	–	–	–	–			
	kum. %	–	0,0	7,9	45,0	60,0	67,9	75,7	77,1	78,6	79,3	80,7	82,9	84,3	100,0	–	–	–	–			
CQN[1]	abs.	–	0	14	47	19	3	3	5	4	9	6	3	2	25*	–	–	–	–			
	kum. %	–	0,0	10,0	43,6	57,1	59,3	61,4	65,0	67,9	74,3	78,6	80,7	82,1	100,0	–	–	–	–			
XNL[1]	abs.	–	–	1	1	6	35	41	15	6	4	2	0	1	3	25*	–	–	–			
	kum. %	–	–	0,7	1,4	5,7	30,7	60,0	70,7	75,0	77,9	79,3	79,3	80,0	82,1	100,0	–	–	–			
CEF	abs.	–	–	–	1	1	0	2	0	0	3	20	44	27	10	2	30*	–	–	19,3	31,4	49,3
	kum. %	–	–	–	0,7	1,4	1,4	2,9	2,9	2,9	5,0	19,3	50,7	70,0	77,1	78,6	100,0	–	–			
CHL	abs.	–	–	–	–	–	–	0	0	0	22	32	3	1	5	25	30	22*	–	38,6	2,1	59,3
	kum. %	–	–	–	–	–	–	0,0	0,0	0,0	15,7	38,6	40,7	41,4	45,0	62,9	84,3	100,0	–			
COL[1]	abs.	–	–	0	0	0	0	98	29	2	1	7	2	1*	–	–	–	–	–			
	kum. %	–	–	0,0	0,0	0,0	0,0	70,0	90,7	92,1	92,9	97,9	99,3	100,0	–	–	–	–	–			
DOX[1]	abs.	–	–	–	0	0	0	1	9	25	8	16	26	32	21	0	2*	–	–			
	kum. %	–	–	–	0,0	0,0	0,0	0,7	7,1	25,0	30,7	42,1	60,7	83,6	98,6	98,6	100,0	–	–			
ENR[1]	abs.	0	8	48	17	1	5	10	1	1	0	7	10	32*	–	–	–	–	–			
	kum. %	0,0	5,7	40,0	52,1	52,9	56,4	63,6	64,3	65,0	65,0	70,0	77,1	100,0	–	–	–	–	–			
FFN[1]	abs.	–	–	–	–	0	0	0	0	1	30	43	6	1	10	24	16	9*	–			
	kum. %	–	–	–	–	0,0	0,0	0,0	0,0	0,7	22,1	52,9	57,1	57,9	65,0	82,1	93,6	100,0	–			
GEN	abs.	–	–	–	–	0	0	17	63	7	3	2	14	16	8	5	4	1*	–	64,3	1,4	34,3
	kum. %	–	–	–	–	0,0	0,0	12,1	57,1	62,1	64,3	65,7	75,7	87,1	92,9	96,4	99,3	100,0	–			
NAL[1]	abs.	–	–	–	0	0	0	1	3	49	19	1	0	1	4	7	55*	–	–			
	kum. %	–	–	–	0,0	0,0	0,0	0,7	2,9	37,9	51,4	52,1	52,1	52,9	55,7	60,7	100,0	–	–			
PEN[1]	abs.	–	0	0	1	0	0	0	0	0	1	0	3	21	114*	–	–	–	–			
	kum. %	–	0,0	0,0	0,7	0,7	0,7	0,7	0,7	0,7	1,4	1,4	3,6	18,6	100,0	–	–	–	–			

Tab. 55 (Fortsetzung)

AW		MHK [mg/L]																		S [%]	I [%]	R [%]
		0,008	0,015	0,03	0,06	0,12	0,25	0,05	1	2	4	8	16	32	64	128	256	512	1.024			
SPE[1]	abs.	–	–	–	–	0	0	0	0	0	0	0	35	29	9	11	18	38*	–			
	kum. %	–	–	–	–	0,0	0,0	0,0	0,0	0,0	0,0	0,0	25,0	45,7	52,1	60,0	72,9	100,0	–			
SPI[1]	abs.	–	–	–	0	0	0	0	0	0	0	0	0	1	4	45	90*	–	–			
	kum. %	–	–	–	0,0	0,0	0,0	0,0	0,0	0,0	0,0	0,0	0,0	0,7	3,6	35,7	100,0	–	–			
TET	abs.	–	–	–	–	0	0	0	11	24	6	1	1	1	31	49	15	1*	–	29,3	0,7	70,0
	kum. %	–	–	–	–	0,0	0,0	0,0	7,9	25,0	29,3	30,0	30,7	31,4	53,6	88,6	99,3	100,0	–			
TIA[1]	abs.	–	–	0	0	0	0	0	0	1	0	0	2	3	38	96*	–	–	–			
	kum. %	–	–	0,0	0,0	0,0	0,0	0,0	0,0	0,7	0,7	0,7	2,1	4,3	31,4	100,0	–	–	–			
TIL[1]	abs.	–	–	–	0	0	0	0	0	0	1	0	2	11	79	40	7*	–	–			
	kum. %	–	–	–	0,0	0,0	0,0	0,0	0,0	0,0	0,7	0,7	2,1	10,0	66,4	95,0	100,0	–	–			
TMP[1]	abs.	–	–	–	1	9	30	25	1	1	0	1	0	0	1	0	71*	–	–			
	kum. %	–	–	–	0,7	7,1	28,6	46,4	47,1	47,9	47,9	48,6	48,6	48,6	49,3	49,3	100,0	–	–			
SXT	abs.	–	0	7	26	13	11	9	0	1	1	0	0	0	72*	–	–	–	–	47,9		52,1
	kum. %	–	0,0	5,0	23,6	32,9	40,7	47,1	47,1	47,9	48,6	48,6	48,6	48,6	100,0	–	–	–	–			
TUL[1]	abs.	–	–	0	0	0	0	0	0	0	0	16	69	50	3	0	2*	–	–			
	kum. %	–	–	0,0	0,0	0,0	0,0	0,0	0,0	0,0	0,0	11,4	60,7	96,4	98,6	98,6	100,0	–	–			

[1] Grenzwert für diese Bakterien/Indikation in CLSI M31-A3 nicht verfügbar
* Anzahl Stämme, deren MHK größer als die höchste getestete Konzentration ist
AW: Antimikrobieller Wirkstoff; **S [%]:** Prozent empfindliche Stämme; **I [%]:** Prozent intermediäre Stämme; **R [%]:** Prozent resistente Stämme; **abs.:** absolut; **kum. %:** kumulativ in %; **Querstrich:** Konzentration nicht getestet

Tab. 56 Verteilung der MHK der vom Kalb isolierten *E.-coli*-Stämme (n = 171), Indikation: Enteritis, 2011

AW	MHK [mg/L]	0,008	0,015	0,03	0,06	0,12	0,25	0,05	1	2	4	8	16	32	64	128	256	512	1.024	S [%]	I [%]	R [%]
AMP	abs.	–	–	0	0	0	0	0	0	6	22	6	1	2	0	134*	–	–	–	19,9	0,6	79,5
AMP	kum. %	–	–	0,0	0,0	0,0	0,0	0,0	0,0	3,5	16,4	19,9	20,5	21,6	21,6	100,0	–	–	–			
AMC	abs.	–	–	0	0	1	3	0	0	4	31	58	44	28	1	1*	–	–	–	56,7	25,7	17,5
AMC	kum. %	–	–	0,0	0,0	0,6	2,3	2,3	2,3	4,7	22,8	56,7	82,5	98,8	99,4	100,0	–	–	–			
APR[1]	abs.	–	–	0	0	0	0	0	0	1	94	54	4	0	0	18*	–	–	–			
APR[1]	kum. %	–	–	0,0	0,0	0,0	0,0	0,0	0,0	0,6	55,6	87,1	89,5	89,5	89,5	100,0	–	–	–			
CPZ[1]	abs.	–	–	–	1	10	19	8	16	30	13	10	6	6	52*	–	–	–	–			
CPZ[1]	kum. %	–	–	–	0,6	6,4	17,5	22,2	31,6	49,1	56,7	62,6	66,1	69,6	100,0	–	–	–	–			
CTX[1]	abs.	–	0	15	67	13	9	11	4	1	3	1	3	1	43*	–	–	–	–			
CTX[1]	kum. %	–	0,0	8,8	48,0	55,6	60,8	67,3	69,6	70,2	71,9	72,5	74,3	74,9	100,0	–	–	–	–			
CQN[1]	abs.	–	0	22	56	16	1	3	5	6	8	3	4	5	42*	–	–	–	–			
CQN[1]	kum. %	–	0,0	12,9	45,6	55,0	55,6	57,3	60,2	63,7	68,4	70,2	72,5	75,4	100,0	–	–	–	–			
XNL[1]	abs.	–	–	0	1	18	50	32	12	12	2	0	0	0	0	44*	–	–	–			
XNL[1]	kum. %	–	–	0,0	0,6	11,1	40,4	59,1	66,1	73,1	74,3	74,3	74,3	74,3	74,3	100,0	–	–	–			
CEF	abs.	–	–	–	0	0	0	0	3	1	0	35	59	16	9	1	47*	–	–	22,8	34,5	42,7
CEF	kum. %	–	–	–	0,0	0,0	0,0	0,0	1,8	2,3	2,3	22,8	57,3	66,7	71,9	72,5	100,0	–	–			
CHL	abs.	–	–	–	–	–	–	0	2	3	14	55	3	2	1	22	38	31*	–	43,3	1,8	55,0
CHL	kum. %	–	–	–	–	–	–	0,0	1,2	2,9	11,1	43,3	45,0	46,2	46,8	59,6	81,9	100,0	–			
COL[1]	abs.	–	–	0	0	0	0	13	135	19	0	1	1	2*	–	–	–	–	–			
COL[1]	kum. %	–	–	0,0	0,0	0,0	0,0	7,6	86,5	97,7	97,7	98,2	98,8	100,0	–	–	–	–	–			
DOX[1]	abs.	–	–	–	0	0	0	1	7	36	13	21	33	36	22	2	–	–	–			
DOX[1]	kum. %	–	–	–	0,0	0,0	0,0	0,6	4,7	25,7	33,3	45,6	64,9	86,0	98,8	100,0	–	–	–			
ENR[1]	abs.	0	7	47	17	0	6	7	2	3	0	6	29	47*	–	–	–	–	–			
ENR[1]	kum. %	0,0	4,1	31,6	41,5	41,5	45,0	49,1	50,3	52,0	52,0	55,6	72,5	100,0	–	–	–	–	–			
FFN[1]	abs.	–	–	–	–	0	0	0	0	4	34	66	4	1	5	19	28	10*	–			
FFN[1]	kum. %	–	–	–	–	0,0	0,0	0,0	0,0	2,3	22,2	60,8	63,2	63,7	66,7	77,8	94,2	100,0	–			
GEN	abs.	–	–	–	–	0	0	7	80	13	2	1	19	10	25	10	2	2*	–	59,6	0,6	39,8
GEN	kum. %	–	–	–	–	0,0	0,0	4,1	50,9	58,5	59,6	60,2	71,3	77,2	91,8	97,7	98,8	100,0	–			
NAL[1]	abs.	–	–	–	0	0	0	0	5	56	21	0	1	0	1	5	82*	–	–			
NAL[1]	kum. %	–	–	–	0,0	0,0	0,0	0,0	2,9	35,7	48,0	48,0	48,5	48,5	49,1	52,0	100,0	–	–			
PEN[1]	abs.	–	0	0	1	2	0	0	0	0	0	0	3	24	141*	–	–	–	–			
PEN[1]	kum. %	–	0,0	0,0	0,6	1,8	1,8	1,8	1,8	1,8	1,8	1,8	3,5	17,5	100,0	–	–	–	–			

Tab. 56   (Fortsetzung)

AW	MHK [mg/L]																		S [%]	I [%]	R [%]
		0,008	0,015	0,03	0,06	0,12	0,25	0,05	1	2	4	8	16	32	64	128	256	512	1.024			
SPE[1]	abs.	–	–	–	–	0	0	0	0	0	0	0	47	23	11	8	12	30*	–			
	kum. %	–	–	–	–	0,0	0,0	0,0	0,0	0,0	0,0	0,0	35,9	53,4	61,8	67,9	77,1	100,0				
SPI[1]	abs.	–	–	–	0	2	1	1	0	0	0	0	0	1	0	75	91*	–	–			
	kum. %	–	–	–	0,0	1,2	1,8	2,3	2,3	2,3	2,3	2,3	2,3	2,9	2,9	46,8	100,0	–	–			
TET	abs.	–	–	–	–	0	0	1	14	24	3	0	4	8	42	50	20	5*	–	24,6	0,0	75,4
	kum. %	–	–	–	–	0,0	0,0	0,6	8,8	22,8	24,6	24,6	26,9	31,6	56,1	85,4	97,1	100,0	–			
TIA[1]	abs.	–	–	0	0	0	0	0	0	0	0	0	0	8	50	113*	–	–	–			
	kum. %	–	–	0,0	0,0	0,0	0,0	0,0	0,0	0,0	0,0	0,0	0,0	4,7	33,9	100,0	–	–	–			
TIL[1]	abs.	–	–	–	0	2	2	0	0	0	0	0	0	10	97	49	11*	–	–			
	kum. %	–	–	–	0,0	1,2	2,3	2,3	2,3	2,3	2,3	2,3	2,3	8,2	64,9	93,6	100,0	–	–			
TMP[1]	abs.	–	–	–	0	10	34	21	4	1	0	0	0	0	0	0	61*	–	–			
	kum. %	–	–	–	0,0	7,6	33,6	49,6	52,7	53,4	53,4	53,4	53,4	53,4	53,4	53,4	100,0	–	–			
SXT	abs.	–	0	8	24	19	18	16	1	1	0	0	0	0	84*	–	–	–	–	50,9		49,1
	kum. %	–	0,0	4,7	18,7	29,8	40,4	49,7	50,3	50,9	50,9	50,9	50,9	50,9	100,0	–	–	–	–			
TUL[1]	abs.	–	–	0	0	0	0	0	0	1	15	73	58	1	3	20*	–	–	–			
	kum. %	–	–	0,0	0,0	0,0	0,0	0,0	0,0	0,6	9,4	52,0	86,0	86,5	88,3	100,0	–	–	–			

[1] Grenzwert für diese Bakterien/Indikation in CLSI M31-A3 nicht verfügbar
* Anzahl Stämme, deren MHK größer als die höchste getestete Konzentration ist
AW: Antimikrobieller Wirkstoff; **S [%]:** Prozent empfindliche Stämme; **I [%]:** Prozent intermediäre Stämme; **R [%]:** Prozent resistente Stämme; **abs.:** absolut; **kum. %:** kumulativ in %; **Querstrich:** Konzentration nicht getestet

Tab. 57 Verteilung der MHK der vom Milchrind isolierten *E.-coli*-Stämme (n = 305), Indikation: Mastitis, 2010

AW	MHK [mg/L]																		S [%]	I [%]	R [%]
		0,008	0,015	0,03	0,06	0,12	0,25	0,05	1	2	4	8	16	32	64	128	256	512	1.024			
AMP	abs.	–	–	0	0	0	1	0	9	106	137	11	1	2	2	36*	–	–	–	86,6	0,3	13,1
	kum. %	–	–	0,0	0,0	0,0	0,3	0,3	3,3	38,0	83,0	86,6	86,9	87,5	88,2	100,0	–	–	–			
AMC	abs.	–	–	0	0	0	0	1	7	74	167	37	11	7	1	–	–	–	–	93,8	3,6	2,6
	kum. %	–	–	0,0	0,0	0,0	0,0	0,3	2,6	26,9	81,6	93,8	97,4	99,7	100,0	–	–	–	–			
APR[1]	abs.	–	–	0	0	0	1	0	0	8	196	87	10	0	0	3*	–	–	–			
	kum. %	–	–	0,0	0,0	0,0	0,3	0,3	0,3	3,0	67,2	95,7	99,0	99,0	99,0	100,0	–	–	–			
CPZ[1]	abs.	–	–	–	8	111	119	36	3	9	2	2	4	3	8*	–	–	–	–			
	kum. %	–	–	–	2,6	39,0	78,0	89,8	90,8	93,8	94,4	95,1	96,4	97,4	100,0	–	–	–	–			
CTX[1]	abs.	–	4	65	174	41	6	3	1	3	0	0	1	0	7*	–	–	–	–			
	kum. %	–	1,3	22,6	79,7	93,1	95,1	96,1	96,4	97,4	97,4	97,4	97,7	97,7	100,0	–	–	–	–			
CQN[1]	abs.	–	0	102	161	24	3	1	2	1	2	1	0	1	7*	–	–	–	–			
	kum. %	–	0,0	33,4	86,2	94,1	95,1	95,4	96,1	96,4	97,0	97,4	97,4	97,7	100,0	–	–	–	–			
XNL[1]	abs.	–	–	0	4	23	147	108	9	3	2	1	0	0	0	8*	–	–	–			
	kum. %	–	–	0,0	1,3	8,9	57,0	92,5	95,4	96,4	97,0	97,4	97,4	97,4	97,4	100,0	–	–	–			
CEF	abs.	–	–	–	0	0	0	0	2	4	43	138	87	15	4	1	11*	–	–	61,3	28,5	10,2
	kum. %	–	–	–	0,0	0,0	0,0	0,0	0,7	2,0	16,1	61,3	89,8	94,8	96,1	96,4	100,0	–	–			
CHL	abs.	–	–	–	–	–	–	0	0	3	59	216	12	1	1	2	7	4*	–	91,1	3,9	4,9
	kum. %	–	–	–	–	–	–	0,0	0,0	1,0	20,3	91,1	95,1	95,4	95,7	96,4	98,7	100,0	–			
COL[1]	abs.	–	–	0	0	0	0	240	63	1	0	0	1*	–	–	–	–	–	–			
	kum. %	–	–	0,0	0,0	0,0	0,0	78,7	99,3	99,7	99,7	99,7	100,0	–	–	–	–	–	–			
DOX[1]	abs.	–	–	–	0	1	0	7	41	180	40	9	15	9	3	0	–	–	–			
	kum. %	–	–	–	0,0	0,3	0,3	2,6	16,1	75,1	88,2	91,1	96,1	99,0	100,0	100,0	–	–	–			
ENR[1]	abs.	1	17	196	78	1	1	4	0	0	0	2	3	2*	–	–	–	–	–			
	kum. %	0,3	5,9	70,2	95,7	96,1	96,4	97,7	97,7	97,7	97,7	98,4	99,3	100,0	–	–	–	–	–			
FFN[1]	abs.	–	–	–	–	0	0	1	0	6	75	187	31	1	2	0	2	–	–			
	kum. %	–	–	–	–	0,0	0,0	0,3	0,3	2,3	26,9	88,2	98,4	98,7	99,3	99,3	100,0	–	–			
GEN	abs.	–	–	–	–	1	7	76	188	24	3	0	2	2	1	1	0	–	–	98,0	0,0	2,0
	kum. %	–	–	–	–	0,3	2,6	27,5	89,2	97,0	98,0	98,0	98,7	99,3	99,7	100,0	100,0	–	–			
NAL[1]	abs.	–	–	–	0	0	0	1	7	209	72	4	0	0	0	4	8*	–	–			
	kum. %	–	–	–	0,0	0,0	0,0	0,3	2,6	71,1	94,8	96,1	96,1	96,1	96,1	97,4	100,0	–	–			
PEN[1]	abs.	–	0	0	0	0	0	0	1	0	0	2	55	166	81*	–	–	–	–			
	kum. %	–	0,0	0,0	0,0	0,0	0,0	0,0	0,3	0,3	0,3	1,0	19,0	73,4	100,0	–	–	–	–			

Tab. 57   (Fortsetzung)

AW	MHK [mg/L]																		S [%]	I [%]	R [%]
		0,008	0,015	0,03	0,06	0,12	0,25	0,05	1	2	4	8	16	32	64	128	256	512	1.024			
SPE[1]	abs.	–	–	–	–	0	0	0	0	0	0	1	146	126	20	4	3	5*	–			
	kum. %	–	–	–	–	0,0	0,0	0,0	0,0	0,0	0,0	0,3	48,2	89,5	96,1	97,4	98,4	100,0	–			
SPI[1]	abs.	–	–	–	0	0	0	0	0	0	1	0	0	1	4	91	208*	–	–			
	kum. %	–	–	–	0,0	0,0	0,0	0,0	0,0	0,0	0,3	0,3	0,3	0,7	2,0	31,8	100,0	–	–			
TET	abs.	–	–	–	–	0	0	0	58	181	28	3	1	0	16	15	2	1*	–	87,5	1,0	11,5
	kum. %	–	–	–	–	0,0	0,0	0,0	19,0	78,4	87,5	88,5	88,9	88,9	94,1	99,0	99,7	100,0	–			
TIA[1]	abs.	–	–	0	0	0	0	0	0	0	0	1	4	4	46	250*	–	–	–			
	kum. %	–	–	0,0	0,0	0,0	0,0	0,0	0,0	0,0	0,0	0,3	1,6	3,0	18,0	100,0	–	–	–			
TIL[1]	abs.	–	–	–	0	0	0	0	0	1	0	0	0	16	175	102	11*	–	–			
	kum. %	–	–	–	0,0	0,0	0,0	0,0	0,0	0,3	0,3	0,3	0,3	5,6	63,0	96,4	100,0	–	–			
TMP[1]	abs.	–	–	–	4	38	123	104	19	0	0	0	0	0	1	0	16*	–	–			
	kum. %	–	–	–	1,3	13,8	54,1	88,2	94,4	94,4	94,4	94,4	94,4	94,4	94,8	94,8	100,0	–	–			
SXT	abs.	–	2	44	165	62	12	4	0	0	0	0	0	0	16*	–	–	–	–	94,8		5,2
	kum. %	–	0,7	15,1	69,2	89,5	93,4	94,8	94,8	94,8	94,8	94,8	94,8	94,8	100,0	–	–	–	–			
TUL[1]	abs.	–	–	0	0	0	0	0	0	1	3	122	173	6	0	–	–	–	–			
	kum. %	–	–	0,0	0,0	0,0	0,0	0,0	0,0	0,3	1,3	41,3	98,0	100,0	100,0	–	–	–	–			

[1] Grenzwert für diese Bakterien/Indikation in CLSI M31-A3 nicht verfügbar
* Anzahl Stämme, deren MHK größer als die höchste getestete Konzentration ist
AW: Antimikrobieller Wirkstoff; **S [%]:** Prozent empfindliche Stämme; **I [%]:** Prozent intermediäre Stämme; **R [%]:** Prozent resistente Stämme; **abs.:** absolut; **kum. %:** kumulativ in %; **Querstrich:** Konzentration nicht getestet

Tab. 58 Verteilung der MHK der vom Ferkel isolierten *E.-coli*-Stämme (n = 156), Indikation: Enteritis, 2010

AW		MHK [mg/L]																		S [%]	I [%]	R [%]
		0,008	0,015	0,03	0,06	0,12	0,25	0,05	1	2	4	8	16	32	64	128	256	512	1.024			
AMP	abs.	–	–	0	0	0	0	0	1	24	18	2	0	0	0	111*	–	–	–	28,8	0,0	71,2
	kum. %	–	–	0,0	0,0	0,0	0,0	0,0	0,6	16,0	27,6	28,8	28,8	28,8	28,8	100,0	–	–	–			
AMC	abs.	–	–	0	0	0	0	0	1	15	30	76	30	3	0	1*	–	–	–	85,9	3,2	10,9
	kum. %	–	–	0,0	0,0	0,0	0,0	0,0	0,6	12,2	73,1	85,9	89,1	89,1	89,1	100,0	–	–	–			
APR[1]	abs.	–	–	0	0	0	0	0	1	18	95	20	5	0	0	17*	–	–	–			
	kum. %	–	–	0,0	0,0	0,0	0,0	0,0	0,6	12,2	73,1	85,9	89,1	89,1	89,1	100,0	–	–	–			
CPZ[1]	abs.	–	–	–	0	24	21	6	11	22	24	19	6	9	14*	–	–	–	–			
	kum. %	–	–	–	0,0	15,4	28,8	32,7	39,7	53,8	69,2	81,4	85,3	91,0	100,0	–	–	–	–			
CTX[1]	abs.	–	0	21	97	23	1	0	1	0	1	2	0	1	9*	–	–	–	–			
	kum. %	–	0,0	13,5	75,6	90,4	91,0	91,0	91,7	91,7	92,3	93,6	93,6	94,2	100,0	–	–	–	–			
CQN[1]	abs.	–	0	19	85	37	2	0	1	0	1	0	1	1	9*	–	–	–	–			
	kum. %	–	0,0	12,2	66,7	90,4	91,7	91,7	92,3	92,3	92,9	92,9	93,6	94,2	100,0	–	–	–	–			
XNL[1]	abs.	–	–	0	0	7	87	47	3	1	0	0	2	0	1	8*	–	–	–			
	kum. %	–	–	0,0	0,0	4,5	60,3	90,4	92,3	92,9	92,9	92,9	94,2	94,2	94,9	100,0	–	–	–			
CEF	abs.	–	–	–	0	0	0	0	0	2	8	43	57	25	6	2	13*	–	–	34,0	36,5	29,5
	kum. %	–	–	–	0,0	0,0	0,0	0,0	0,0	1,3	6,4	34,0	70,5	86,5	90,4	91,7	100,0	–	–			
CHL	abs.	–	–	–	–	–	0	0	2	66	48	2	6	6	8	14	4*	–		74,4	1,3	24,4
	kum. %	–	–	–	–	–	0,0	0,0	1,3	43,6	74,4	75,6	79,5	83,3	88,5	97,4	100,0	–				
COL[1]	abs.	–	–	0	0	0	1	115	18	1	3	11	7	–	–	–	–	–	–			
	kum. %	–	–	0,0	0,0	0,0	0,6	74,4	85,9	86,5	88,5	95,5	100,0	–	–	–	–	–	–			
DOX[1]	abs.	–	–	–	0	0	0	1	11	16	5	14	63	30	16	0	–	–	–			
	kum. %	–	–	–	0,0	0,0	0,0	0,6	7,7	17,9	21,2	30,1	70,5	89,7	100,0	100,0	–	–	–			
ENR[1]	abs.	0	26	69	27	0	11	12	1	2	2	1	0	5*	–	–	–	–	–			
	kum. %	0,0	16,7	60,9	78,2	78,2	85,3	92,9	93,6	94,9	96,2	96,8	96,8	100,0	–	–	–	–	–			
FFN[1]	abs.	–	–	–	–	0	0	0	0	8	62	66	11	1	1	1	5	1*	–			
	kum. %	–	–	–	–	0,0	0,0	0,0	0,0	5,1	44,9	87,2	94,2	94,9	0,0	0,6	3,8	4,5	–			
GEN	abs.	–	–	–	–	0	4	71	56	3	0	1	9	8	3	1	0	–	–	85,9	0,6	13,5
	kum. %	–	–	–	–	0,0	2,6	48,1	84,0	85,9	85,9	86,5	92,3	97,4	99,4	100,0	100,0	–	–			
NAL[1]	abs.	–	–	–	0	0	0	1	15	91	15	0	0	1	7	12	14*	–	–			
	kum. %	–	–	–	0,0	0,0	0,0	0,6	10,3	68,6	78,2	78,2	78,2	78,8	83,3	91,0	100,0	–	–			
PEN[1]	abs.	–	0	0	0	0	0	0	0	0	0	1	8	31	116*	–	–	–	–			
	kum. %	–	0,0	0,0	0,0	0,0	0,0	0,0	0,0	0,0	0,0	0,6	5,8	25,6	100,0	–	–	–	–			

6 Anhang

Tab. 58 (Fortsetzung)

AW		MHK [mg/L]																		S [%]	I [%]	R [%]
		0,008	0,015	0,03	0,06	0,12	0,25	0,05	1	2	4	8	16	32	64	128	256	512	1.024			
SPE[1]	abs.	–	–	–	–	0	0	0	0	0	0	2	46	27	22	7	15	37*	–			
	kum. %	–	–	–	–	0,0	0,0	0,0	0,0	0,0	0,0	1,3	30,8	48,1	62,2	66,7	76,3	100,0	–			
SPI[1]	abs.	–	–	–	0	0	0	0	0	0	0	0	0	4	3	59	90*	–	–			
	kum. %	–	–	–	0,0	0,0	0,0	0,0	0,0	0,0	0,0	0,0	0,0	2,6	4,5	42,3	100,0	–	–			
TET	abs.	–	–	–	–	0	0	0	9	24	0	0	0	0	51	66	6	–	–	21,2	0,0	78,8
	kum. %	–	–	–	–	0,0	0,0	0,0	5,8	21,2	21,2	21,2	21,2	21,2	53,8	96,2	100,0	–	–			
TIA[1]	abs.	–	–	0	0	0	0	0	0	0	0	0	2	12	79	63*	–	–	–			
	kum. %	–	–	0,0	0,0	0,0	0,0	0,0	0,0	0,0	0,0	0,0	1,3	9,0	59,6	100,0	–	–	–			
TIL[1]	abs.	–	–	–	0	0	0	0	0	0	0	0	4	11	95	36	10*	–	–			
	kum. %	–	–	–	0,0	0,0	0,0	0,0	0,0	0,0	0,0	0,0	2,6	9,6	70,5	93,6	100,0	–	–			
TMP[1]	abs.	–	–	–	2	23	27	11	4	1	0	0	0	1	0	0	87*	–	–			
	kum. %	–	–	–	1,3	16,0	33,3	40,4	42,9	43,6	43,6	43,6	43,6	44,2	44,2	44,2	100,0	–	–			
SXT	abs.	–	0	12	30	13	9	4	1	1	0	0	0	0	86*	–	–	–	–	44,9		55,1
	kum. %	–	0,0	7,7	26,9	35,3	41,0	43,6	44,2	44,9	44,9	44,9	44,9	44,9	100,0	–	–	–	–			
TUL[1]	abs.	–	–	0	0	0	0	0	0	3	16	82	43	7	3	2*	–	–	–			
	kum. %	–	–	0,0	0,0	0,0	0,0	0,0	0,0	1,9	12,2	64,7	92,3	96,8	98,7	100,0	–	–	–			

[1] Grenzwert für diese Bakterien/Indikation in CLSI M31-A3 nicht verfügbar
* Anzahl Stämme, deren MHK größer als die höchste getestete Konzentration ist
AW: Antimikrobieller Wirkstoff; **S [%]:** Prozent empfindliche Stämme; **I [%]:** Prozent intermediäre Stämme; **R [%]:** Prozent resistente Stämme; **abs.:** absolut; **kum. %:** kumulativ in %; **Querstrich:** Konzentration nicht getestet

Tab. 59 Verteilung der MHK der vom Läufer isolierten *E.-coli*-Stämme (n = 36), Indikation: Enteritis, 2010

AW	MHK [mg/L]	0,008	0,015	0,03	0,06	0,12	0,25	0,05	1	2	4	8	16	32	64	128	256	512	1.024	S [%]	I [%]	R [%]
AMP	abs.	–	–	0	0	0	0	0	1	4	4	1	1	0	0	25*	–	–	–	27,8	2,8	69,4
	kum. %	–	–	0,0	0,0	0,0	0,0	0,0	2,8	13,9	25,0	27,8	30,6	30,6	30,6	100,0	–	–	–			
AMC	abs.	–	–	0	0	0	0	0	0	3	7	18	7	1	0	–	–	–	–	77,8	19,4	2,8
	kum. %	–	–	0,0	0,0	0,0	0,0	0,0	0,0	8,3	27,8	77,8	97,2	100,0	100,0	–	–	–	–			
APR[1]	abs.	–	–	0	0	0	0	0	0	5	20	4	3	0	0	4*	–	–	–			
	kum. %	–	–	0,0	0,0	0,0	0,0	0,0	0,0	13,9	69,4	80,6	88,9	88,9	88,9	100,0	–	–	–			
CPZ[1]	abs.	–	–	–	0	4	5	1	4	4	8	2	1	3	4*	–	–	–	–			
	kum. %	–	–	–	0,0	11,1	25,0	27,8	38,9	50,0	72,2	77,8	80,6	88,9	100,0	–	–	–	–			
CTX[1]	abs.	–	0	3	26	5	0	0	0	1	0	0	0	0	1*	–	–	–	–			
	kum. %	–	0,0	8,3	80,6	94,4	94,4	94,4	94,4	94,4	97,2	97,2	97,2	97,2	100,0	–	–	–	–			
CQN[1]	abs.	–	0	4	22	7	1	0	1	0	0	0	0	0	1*	–	–	–	–			
	kum. %	–	0,0	11,1	72,2	91,7	94,4	94,4	97,2	97,2	97,2	97,2	97,2	97,2	100,0	–	–	–	–			
XNL[1]	abs.	–	–	0	0	1	19	14	1	0	0	0	0	0	1*	–	–	–	–			
	kum. %	–	–	0,0	0,0	2,8	55,6	94,4	97,2	97,2	97,2	97,2	97,2	97,2	100,0	–	–	–	–			
CEF	abs.	–	–	–	0	0	0	0	0	0	2	9	17	3	1	2	2*	–	–	30,6	47,2	22,2
	kum. %	–	–	–	0,0	0,0	0,0	0,0	0,0	0,0	5,6	30,6	77,8	86,1	88,9	94,4	100,0	–	–			
CHL	abs.	–	–	–	–	–	0	0	1	13	11	0	2	1	3	3	2*	–	–	69,4	0,0	30,6
	kum. %	–	–	–	–	–	0,0	0,0	2,8	38,9	69,4	69,4	75,0	77,8	86,1	94,4	100,0	–	–			
COL[1]	abs.	–	–	0	0	0	1	19	8	1	0	6	1	–	–	–	–	–	–			
	kum. %	–	–	0,0	0,0	0,0	2,8	55,6	77,8	80,6	80,6	97,2	100,0	–	–	–	–	–	–			
DOX[1]	abs.	–	–	–	0	0	0	3	4	3	0	2	15	5	4	0	–	–	–			
	kum. %	–	–	–	0,0	0,0	0,0	8,3	19,4	27,8	27,8	33,3	75,0	88,9	100,0	100,0	–	–	–			
ENR[1]	abs.	0	12	9	2	1	4	2	1	3	1	0	0	1*	–	–	–	–	–			
	kum. %	0,0	33,3	58,3	63,9	66,7	77,8	83,3	86,1	94,4	97,2	97,2	97,2	100,0	–	–	–	–	–			
FFN[1]	abs.	–	–	–	–	0	0	0	0	3	15	11	3	2	0	1	0	1*	–			
	kum. %	–	–	–	–	0,0	0,0	0,0	0,0	8,3	50,0	80,6	88,9	94,4	94,4	97,2	97,2	100,0	–			
GEN	abs.	–	–	–	–	0	3	12	13	2	2	1	2	1	0	0	0	–	–	88,9	2,8	8,3
	kum. %	–	–	–	–	0,0	8,3	41,7	77,8	83,3	88,9	91,7	97,2	100,0	100,0	100,0	100,0	–	–			
NAL[1]	abs.	–	–	–	0	0	0	2	9	10	1	1	0	0	4	3	6*	–	–			
	kum. %	–	–	–	0,0	0,0	0,0	5,6	30,6	58,3	61,1	63,9	63,9	63,9	75,0	83,3	100,0	–	–			
PEN[1]	abs.	–	0	0	0	0	0	0	0	0	0	0	3	7	26*	–	–	–	–			
	kum. %	–	0,0	0,0	0,0	0,0	0,0	0,0	0,0	0,0	0,0	0,0	8,3	27,8	100,0	–	–	–	–			

Tab. 59   (Fortsetzung)

AW	MHK [mg/L]																	S [%]	I [%]	R [%]
	0,008	0,015	0,03	0,06	0,12	0,25	0,05	1	2	4	8	16	32	64	128	256	512	1.024			
SPE[1] abs.	–	–	–	–	0	0	0	0	0	0	0	8	9	2	4	6	7*	–			
SPE[1] kum. %	–	–	–	–	0,0	0,0	0,0	0,0	0,0	0,0	0,0	22,2	47,2	52,8	63,9	80,6	100,0	–			
SPI[1] abs.	–	–	–	0	0	0	0	0	0	0	0	0	2	1	12	21*	–	–			
SPI[1] kum. %	–	–	–	0,0	0,0	0,0	0,0	0,0	0,0	0,0	0,0	0,0	5,6	8,3	41,7	100,0	–	–			
TET abs.	–	–	–	–	0	0	0	2	7	1	0	0	0	9	16	1	–	–	27,8	0,0	72,2
TET kum. %	–	–	–	–	0,0	0,0	0,0	5,6	25,0	27,8	27,8	27,8	27,8	52,8	97,2	100,0	–	–			
TIA[1] abs.	–	–	0	0	0	0	0	0	0	0	1	1	2	17	15*	–	–	–			
TIA[1] kum. %	–	–	0,0	0,0	0,0	0,0	0,0	0,0	0,0	0,0	2,8	5,6	11,1	58,3	100,0	–	–	–			
TIL[1] abs.	–	–	–	0	0	0	0	0	0	0	0	3	1	22	7	3*	–	–			
TIL[1] kum. %	–	–	–	0,0	0,0	0,0	0,0	0,0	0,0	0,0	0,0	8,3	11,1	72,2	91,7	100,0	–	–			
TMP[1] abs.	–	–	–	1	4	5	5	0	0	0	0	0	0	1	0	20*	–	–			
TMP[1] kum. %	–	–	–	2,8	13,9	27,8	41,7	41,7	41,7	41,7	41,7	41,7	41,7	44,4	44,4	100,0	–	–			
SXT abs.	–	1	2	7	3	2	1	0	0	0	0	0	0	20*	–	–	–	–	44,4		55,6
SXT kum. %	–	2,8	8,3	27,8	36,1	41,7	44,4	44,4	44,4	44,4	44,4	44,4	44,4	100,0	–	–	–	–			
TUL[1] abs.	–	–	0	0	0	0	0	0	1	5	21	7	1	0	1*	–	–	–			
TUL[1] kum. %	–	–	0,0	0,0	0,0	0,0	0,0	0,0	2,8	16,7	75,0	94,4	97,2	97,2	100,0	–	–	–			

[1] Grenzwert für diese Bakterien/Indikation in CLSI M31-A3 nicht verfügbar
* Anzahl Stämme, deren MHK größer als die höchste getestete Konzentration ist
AW: Antimikrobieller Wirkstoff; **S [%]:** Prozent empfindliche Stämme; **I [%]:** Prozent intermediäre Stämme; **R̄ [%]:** Prozent resistente Stämme; **abs.:** absolut; **kum. %:** kumulativ in %; **Querstrich:** Konzentration nicht getestet

Tab. 60 Verteilung der MHK der vom Mastschwein isolierten *E.-coli*-Stämme (n = 45), Indikation: Enteritis, 2010

AW	MHK [mg/L]	0,008	0,015	0,03	0,06	0,12	0,25	0,05	1	2	4	8	16	32	64	128	256	512	1.024	S [%]	I [%]	R [%]
AMP	abs.	–	–	0	0	0	0	0	2	9	9	0	0	0	1	24*	–	–	–	44,4	0,0	55,6
	kum. %	–	–	0,0	0,0	0,0	0,0	0,0	4,4	24,4	44,4	44,4	44,4	44,4	46,7	100,0	–	–	–			
AMC	abs.	–	–	0	0	0	0	0	0	7	14	17	7	0	0	–	–	–	–	84,4	15,6	0,0
	kum. %	–	–	0,0	0,0	0,0	0,0	0,0	0,0	15,6	46,7	84,4	100,0	100,0	100,0	–	–	–	–			
APR[1]	abs.	–	–	0	0	0	0	0	0	2	32	10	0	0	0	1*	–	–	–			
	kum. %	–	–	0,0	0,0	0,0	0,0	0,0	0,0	4,4	75,6	97,8	97,8	97,8	97,8	100,0	–	–	–			
CPZ[1]	abs.	–	–	–	0	13	5	5	4	8	3	3	0	0	4*	–	–	–	–			
	kum. %	–	–	–	0,0	28,9	40,0	51,1	60,0	77,8	84,4	91,1	91,1	91,1	100,0	–	–	–	–			
CTX[1]	abs.	–	0	9	30	4	0	0	0	0	0	0	0	0	2*	–	–	–	–			
	kum. %	–	0,0	20,0	86,7	95,6	95,6	95,6	95,6	95,6	95,6	95,6	95,6	95,6	100,0	–	–	–	–			
CQN[1]	abs.	–	0	12	28	3	0	0	0	0	0	0	0	0	2*	–	–	–	–			
	kum. %	–	0,0	26,7	88,9	95,6	95,6	95,6	95,6	95,6	95,6	95,6	95,6	95,6	100,0	–	–	–	–			
XNL[1]	abs.	–	–	0	0	6	27	10	0	0	0	0	0	0	0	2*	–	–	–			
	kum. %	–	–	0,0	0,0	13,3	73,3	95,6	95,6	95,6	95,6	95,6	95,6	95,6	95,6	100,0	–	–	–			
CEF	abs.	–	–	–	0	0	0	0	0	1	2	12	23	4	0	1	2*	–	–	33,3	51,1	15,6
	kum. %	–	–	–	0,0	0,0	0,0	0,0	0,0	2,2	6,7	33,3	84,4	93,3	93,3	95,6	100,0	–	–			
CHL	abs.	–	–	–	–	–	–	0	0	0	17	21	2	2	1	1	1	–	–	84,4	4,4	11,1
	kum. %	–	–	–	–	–	–	0,0	0,0	0,0	37,8	84,4	88,9	93,3	95,6	97,8	100,0	–	–			
COL[1]	abs.	–	–	0	0	0	0	36	6	1	1	1	0	–	–	–	–	–	–			
	kum. %	–	–	0,0	0,0	0,0	0,0	80,0	93,3	95,6	97,8	100,0	100,0	–	–	–	–	–	–			
DOX[1]	abs.	–	–	–	0	0	0	0	6	10	2	1	6	15	4	1	–	–	–			
	kum. %	–	–	–	0,0	0,0	0,0	0,0	13,3	35,6	40,0	42,2	55,6	88,9	97,8	100,0	–	–	–			
ENR[1]	abs.	0	10	27	4	0	1	2	0	0	0	0	1	–	–	–	–	–	–			
	kum. %	0,0	22,2	82,2	91,1	91,1	93,3	97,8	97,8	97,8	97,8	97,8	100,0	–	–	–	–	–	–			
FFN[1]	abs.	–	–	–	–	0	0	0	0	3	15	19	6	0	1	0	1	–	–			
	kum. %	–	–	–	–	0,0	0,0	0,0	0,0	6,7	40,0	82,2	95,6	95,6	97,8	97,8	100,0	–	–			
GEN	abs.	–	–	–	–	0	1	22	14	4	2	0	1	0	0	1	0	–	–	95,6	0,0	4,4
	kum. %	–	–	–	–	0,0	2,2	51,1	82,2	91,1	95,6	95,6	97,8	97,8	97,8	100,0	100,0	–	–			
NAL[1]	abs.	–	–	–	0	0	0	0	6	30	3	0	0	0	1	3	2*	–	–			
	kum. %	–	–	–	0,0	0,0	0,0	0,0	13,3	80,0	86,7	86,7	86,7	86,7	88,9	95,6	100,0	–	–			
PEN[1]	abs.	–	0	0	0	0	0	0	0	0	0	1	2	16	26*	–	–	–	–			
	kum. %	–	0,0	0,0	0,0	0,0	0,0	0,0	0,0	0,0	0,0	2,2	6,7	42,2	100,0	–	–	–	–			

Tab. 60 (Fortsetzung)

AW	MHK [mg/L]																		S [%]	I [%]	R [%]
		0,008	0,015	0,03	0,06	0,12	0,25	0,05	1	2	4	8	16	32	64	128	256	512	1.024			
SPE[1]	abs.	–	–	–	–	0	0	0	0	0	0	0	17	7	6	5	2	8*	–			
	kum. %	–	–	–	–	0,0	0,0	0,0	0,0	0,0	0,0	0,0	37,8	53,3	66,7	77,8	82,2	100,0	–			
SPI[1]	abs.	–	–	–	0	0	0	0	0	0	0	0	0	0	1	21	23*	–	–			
	kum. %	–	–	–	0,0	0,0	0,0	0,0	0,0	0,0	0,0	0,0	0,0	0,0	2,2	48,9	100,0	–	–			
TET	abs.	–	–	–	–	0	0	0	5	12	1	0	0	0	7	19	1	–	–	40,0	0,0	60,0
	kum. %	–	–	–	–	0,0	0,0	0,0	11,1	37,8	40,0	40,0	40,0	40,0	55,6	97,8	100,0	–	–			
TIA[1]	abs.	–	–	0	0	0	0	0	0	0	0	0	1	2	21	21*	–	–	–			
	kum. %	–	–	0,0	0,0	0,0	0,0	0,0	0,0	0,0	0,0	0,0	2,2	6,7	53,3	100,0	–	–	–			
TIL[1]	abs.	–	–	–	0	0	0	0	0	0	0	0	0	8	29	6	2*	–	–			
	kum. %	–	–	–	0,0	0,0	0,0	0,0	0,0	0,0	0,0	0,0	0,0	17,8	82,2	95,6	100,0	–	–			
TMP[1]	abs.	–	–	–	0	5	15	3	0	0	0	0	0	2	0	0	20*	–	–			
	kum. %	–	–	–	0,0	11,1	44,4	51,1	51,1	51,1	51,1	51,1	51,1	55,6	55,6	55,6	100,0	–	–			
SXT	abs.	–	1	2	15	3	3	1	1	0	0	0	0	0	19*	–	–	–	–	57,8		42,2
	kum. %	–	2,2	6,7	40,0	46,7	53,3	55,6	57,8	57,8	57,8	57,8	57,8	57,8	100,0	–	–	–	–			
TUL[1]	abs.	–	–	0	0	0	0	0	0	1	3	32	9	0	0	–	–	–	–			
	kum. %	–	–	0,0	0,0	0,0	0,0	0,0	0,0	2,2	8,9	80,0	100,0	100,0	100,0	–	–	–	–			

[1] Grenzwert für diese Bakterien/Indikation in CLSI M31-A3 nicht verfügbar

* Anzahl Stämme, deren MHK größer als die höchste getestete Konzentration ist

AW: Antimikrobieller Wirkstoff; **S [%]**: Prozent empfindliche Stämme; **I [%]**: Prozent intermediäre Stämme; **R [%]**: Prozent resistente Stämme; **abs.**: absolut; **kum. %**: kumulativ in %; **Querstrich**: Konzentration nicht getestet

Tab. 61 Verteilung der MHK der von der Pute und Putenküken isolierten *E.-coli*-Stämme (n = 95), Indikation: Septikämie und respiratorische Erkrankungen, 2010

AW	MHK [mg/L]	0,008	0,015	0,03	0,06	0,12	0,25	0,05	1	2	4	8	16	32	64	128	256	512	1.024	S [%]	I [%]	R [%]
AMP	abs.	–	–	0	0	0	0	0	0	25	26	4	0	0	0	40*	–	–	–	57,9	0,0	42,1
	kum. %	–	–	0,0	0,0	0,0	0,0	0,0	0,0	26,3	53,7	57,9	57,9	57,9	57,9	100,0	–	–	–			
AMC	abs.	–	–	0	0	0	0	0	0	5	49	28	12	1	0	–	–	–	–	86,3	12,6	1,1
	kum. %	–	–	0,0	0,0	0,0	0,0	0,0	0,0	5,3	56,8	86,3	98,9	100,0	100,0	–	–	–	–			
APR[1]	abs.	–	–	0	0	0	0	0	0	3	70	16	0	0	0	6*	–	–	–			
	kum. %	–	–	0,0	0,0	0,0	0,0	0,0	0,0	3,2	76,8	93,7	93,7	93,7	93,7	100,0	–	–	–			
CPZ[1]	abs.	–	–	–	0	13	38	4	6	8	13	5	2	1	5*	–	–	–	–			
	kum. %	–	–	–	0,0	13,7	53,7	57,9	64,2	72,6	86,3	91,6	93,7	94,7	100,0	–	–	–	–			
CTX[1]	abs.	–	1	12	64	16	1	0	0	1	0	0	0	0	–	–	–	–	–			
	kum. %	–	1,1	13,7	81,1	97,9	98,9	98,9	98,9	100,0	100,0	100,0	100,0	100,0	–	–	–	–	–			
CQN[1]	abs.	–	1	14	57	19	2	1	1	0	0	0	0	0	–	–	–	–	–			
	kum. %	–	1,1	15,8	75,8	95,8	97,9	98,9	100,0	100,0	100,0	100,0	100,0	100,0	–	–	–	–	–			
XNL[1]	abs.	–	–	0	1	9	46	37	1	0	1	0	0	0	0	–	–	–	–			
	kum. %	–	–	0,0	1,1	10,5	58,9	97,9	98,9	98,9	100,0	100,0	100,0	100,0	100,0	–	–	–	–			
CEF	abs.	–	–	–	0	0	0	0	0	0	1	31	42	14	5	1	1*	–	–	33,7	44,2	22,1
	kum. %	–	–	–	0,0	0,0	0,0	0,0	0,0	0,0	1,1	33,7	77,9	92,6	97,9	98,9	100,0	–	–			
CHL	abs.	–	–	–	–	–	–	0	0	0	35	40	0	8	2	2	7	1*	–	78,9	0,0	21,1
	kum. %	–	–	–	–	–	–	0,0	0,0	0,0	36,8	78,9	78,9	87,4	89,5	91,6	98,9	100,0	–			
COL[1]	abs.	–	–	0	0	0	1	67	16	1	2	6	1	1*	–	–	–	–	–			
	kum. %	–	–	0,0	0,0	0,0	1,1	71,6	88,4	89,5	91,6	97,9	98,9	100,0	–	–	–	–	–			
DOX[1]	abs.	–	–	–	0	0	0	1	39	17	4	9	20	3	2	0	–	–	–			
	kum. %	–	–	–	0,0	0,0	0,0	1,1	42,1	60,0	64,2	73,7	94,7	97,9	0,1	0,1	–	–	–			
ENR	abs.	0	3	59	15	0	0	7	7	3	0	0	1	–	–	–	–	–	–	81,1	14,7	4,2
	kum. %	0,0	3,2	65,3	81,1	81,1	81,1	88,4	95,8	98,9	98,9	98,9	100,0	–	–	–	–	–	–			
FFN[1]	abs.	–	–	–	–	0	0	0	0	1	56	29	8	1	0	0	0	–	–			
	kum. %	–	–	–	–	0,0	0,0	0,0	0,0	1,1	60,0	90,5	98,9	100,0	100,0	100,0	100,0	–	–			
GEN	abs.	–	–	–	–	0	0	32	49	3	0	0	2	4	0	3	1	1*	–	88,4	0,0	11,6
	kum. %	–	–	–	–	0,0	0,0	33,7	85,3	88,4	88,4	88,4	90,5	94,7	94,7	97,9	98,9	100,0	–			
NAL[1]	abs.	–	–	–	0	0	0	0	4	65	9	1	1	0	0	4	11*	–	–			
	kum. %	–	–	–	0,0	0,0	0,0	0,0	4,2	72,6	82,1	83,2	84,2	84,2	84,2	88,4	100,0	–	–			
PEN[1]	abs.	–	0	0	0	0	0	0	0	0	0	0	3	47	45*	–	–	–	–			
	kum. %	–	0,0	0,0	0,0	0,0	0,0	0,0	0,0	0,0	0,0	0,0	3,2	52,6	100,0	–	–	–	–			

Tab. 61   (Fortsetzung)

AW	MHK [mg/L]																		S [%]	I [%]	R [%]
		0,008	0,015	0,03	0,06	0,12	0,25	0,05	1	2	4	8	16	32	64	128	256	512	1.024			
SPE[1]	abs.	–	–	–	–	0	0	0	0	0	0	0	53	12	5	4	5	16*	–			
	kum. %	–	–	–	–	0,0	0,0	0,0	0,0	0,0	0,0	0,0	55,8	68,4	73,7	77,9	83,2	100,0	–			
SPI[1]	abs.	–	–	–	0	0	0	0	0	0	0	0	0	0	1	51	43*	–	–			
	kum. %	–	–	–	0,0	0,0	0,0	0,0	0,0	0,0	0,0	0,0	0,0	0,0	1,1	54,7	100,0	–	–			
TET	abs.	–	–	–	–	0	0	0	8	49	3	0	1	0	16	18	0	–	–	63,2	0,0	36,8
	kum. %	–	–	–	–	0,0	0,0	0,0	8,4	60,0	63,2	63,2	64,2	64,2	81,1	100,0	100,0	–	–			
TIA[1]	abs.	–	–	0	0	0	0	0	0	0	0	0	0	1	10	84*	–	–	–			
	kum. %	–	–	0,0	0,0	0,0	0,0	0,0	0,0	0,0	0,0	0,0	0,0	1,1	11,6	100,0	–	–	–			
TIL[1]	abs.	–	–	–	0	0	0	0	0	0	0	0	0	2	66	26	1*	–	–			
	kum. %	–	–	–	0,0	0,0	0,0	0,0	0,0	0,0	0,0	0,0	0,0	2,1	71,6	98,9	100,0	–	–			
TMP[1]	abs.	–	–	–	0	4	45	23	3	0	0	0	0	0	0	0	20*	–	–			
	kum. %	–	–	–	0,0	4,2	51,6	75,8	78,9	78,9	78,9	78,9	78,9	78,9	78,9	78,9	100,0	–	–			
SXT	abs.	–	0	3	44	11	12	4	1	0	0	0	0	0	20*	–	–	–	–	78,9		21,1
	kum. %	–	0,0	3,2	49,5	61,1	73,7	77,9	78,9	78,9	78,9	78,9	78,9	78,9	100,0	–	–	–	–			
TUL[1]	abs.	–	–	0	0	0	0	0	0	0	1	73	21	0	0	–	–	–	–			
	kum. %	–	–	0,0	0,0	0,0	0,0	0,0	0,0	0,0	1,1	77,9	100,0	100,0	100,0	–	–	–	–			

[1] Grenzwert für diese Bakterien/Indikation in CLSI M31-A3 nicht verfügbar
* Anzahl Stämme, deren MHK größer als die höchste getestete Konzentration ist
AW: Antimikrobieller Wirkstoff; **S [%]:** Prozent empfindliche Stämme; **I [%]:** Prozent intermediäre Stämme; **R [%]:** Prozent resistente Stämme; **abs.:** absolut; **kum. %:** kumulativ in %; **Querstrich:** Konzentration nicht getestet

Tab. 62 Verteilung der MHK der von Jung- und Legehenne isolierten *E.-coli*-Stämme (n = 101), Indikation: Septikämie und respiratorische Erkrankungen, 2010

AW	MHK [mg/L]																		S [%]	I [%]	R [%]
	0,008	0,015	0,03	0,06	0,12	0,25	0,05	1	2	4	8	16	32	64	128	256	512	1.024			
AMP abs.	–	–	0	0	0	0	0	2	38	32	6	0	0	0	23*	–	–	–	77,2	0,0	22,8
AMP kum. %	–	–	0,0	0,0	0,0	0,0	0,0	2,0	39,6	71,3	77,2	77,2	77,2	77,2	100,0	–	–	–			
AMC abs.	–	–	0	0	0	0	0	2	17	55	22	4	0	1	–	–	–	–	95,0	4,0	1,0
AMC kum. %	–	–	0,0	0,0	0,0	0,0	0,0	2,0	18,8	73,3	95,0	99,0	99,0	100,0	–	–	–	–			
APR[1] abs.	–	–	0	0	0	0	0	0	3	68	25	2	1	0	2*	–	–	–			
APR[1] kum. %	–	–	0,0	0,0	0,0	0,0	0,0	0,0	3,0	70,3	95,0	97,0	98,0	98,0	100,0	–	–	–			
CPZ[1] abs.	–	–	–	1	31	38	5	8	7	6	1	1	2	1*	–	–	–	–			
CPZ[1] kum. %	–	–	–	1,0	31,7	69,3	74,3	82,2	89,1	95,0	96,0	97,0	99,0	100,0	–	–	–	–			
CTX[1] abs.	–	0	21	64	13	0	0	0	0	2	0	1	0	–	–	–	–	–			
CTX[1] kum. %	–	0,0	20,8	84,2	97,0	97,0	97,0	97,0	97,0	99,0	99,0	100,0	100,0	–	–	–	–	–			
CQN[1] abs.	–	2	37	54	4	1	3	0	0	0	0	0	0	–	–	–	–	–			
CQN[1] kum. %	–	2,0	38,6	92,1	96,0	97,0	100,0	100,0	100,0	100,0	100,0	100,0	100,0	–	–	–	–	–			
XNL[1] abs.	–	–	0	1	12	60	25	0	0	1	1	1	0	0	–	–	–	–			
XNL[1] kum. %	–	–	0,0	1,0	12,9	72,3	97,0	97,0	97,0	98,0	99,0	100,0	100,0	100,0	–	–	–	–			
CEF abs.	–	–	–	0	0	0	0	0	2	8	42	41	4	1	0	3*	–	–	51,5	40,6	7,9
CEF kum. %	–	–	–	0,0	0,0	0,0	0,0	0,0	2,0	9,9	51,5	92,1	96,0	97,0	97,0	100,0	–	–			
CHL abs.	–	–	–	–	–	–	0	0	1	42	52	0	1	0	2	3	–	–	94,1	0,0	5,9
CHL kum. %	–	–	–	–	–	–	0,0	0,0	1,0	42,6	94,1	94,1	95,0	95,0	97,0	100,0	–	–			
COL[1] abs.	–	–	0	0	0	1	86	13	0	0	1	–	–	–	–	–	–	–			
COL[1] kum. %	–	–	0,0	0,0	0,0	1,0	86,1	99,0	99,0	99,0	100,0	–	–	–	–	–	–	–			
DOX[1] abs.	–	–	–	1	0	0	3	45	32	3	2	8	6	1	0	–	–	–			
DOX[1] kum. %	–	–	–	1,0	1,0	1,0	4,0	48,5	80,2	83,2	85,1	93,1	99,0	100,0	100,0	–	–	–			
ENR abs.	0	13	65	10	1	6	5	0	1	0	0	0	–	–	–	–	–	–	94,1	5,0	1,0
ENR kum. %	0,0	12,9	77,2	87,1	88,1	94,1	99,0	99,0	100,0	100,0	100,0	100,0	–	–	–	–	–	–			
FFN[1] abs.	–	–	–	–	0	0	0	0	3	55	39	1	1	1	0	1	–	–			
FFN[1] kum. %	–	–	–	–	0,0	0,0	0,0	0,0	3,0	57,4	96,0	97,0	98,0	99,0	99,0	100,0	–	–			
GEN abs.	–	–	–	–	0	0	41	49	9	1	0	0	1	0	0	0	–	–	99,0	0,0	1,0
GEN kum. %	–	–	–	–	0,0	0,0	40,6	89,1	98,0	99,0	99,0	99,0	100,0	100,0	100,0	100,0	–	–			
NAL[1] abs.	–	–	–	0	0	0	0	4	68	16	0	0	0	2	6	5*	–	–			
NAL[1] kum. %	–	–	–	0,0	0,0	0,0	0,0	4,0	71,3	87,1	87,1	87,1	87,1	89,1	95,0	100,0	–	–			
PEN[1] abs.	–	0	0	0	0	0	0	0	0	0	1	11	55	34*	–	–	–	–			
PEN[1] kum. %	–	0,0	0,0	0,0	0,0	0,0	0,0	0,0	0,0	0,0	1,0	11,9	66,3	100,0	–	–	–	–			

Tab. 62 (Fortsetzung)

AW	MHK [mg/L]																		S [%]	I [%]	R [%]
	0,008	0,015	0,03	0,06	0,12	0,25	0,05	1	2	4	8	16	32	64	128	256	512	1.024			
SPE[1] abs.	–	–	–	–	0	0	0	0	0	0	0	61	30	8	2	0	–	–			
SPE[1] kum. %	–	–	–	–	0,0	0,0	0,0	0,0	0,0	0,0	0,0	60,4	90,1	98,0	100,0	100,0	–	–			
SPI[1] abs.	–	–	–	0	0	0	0	0	0	0	0	0	0	1	42	58*	–	–			
SPI[1] kum. %	–	–	–	0,0	0,0	0,0	0,0	0,0	0,0	0,0	0,0	0,0	0,0	1,0	42,6	100,0	–	–			
TET abs.	–	–	–	–	0	0	0	21	61	3	0	0	0	5	11	0			84,2	0,0	15,8
TET kum. %	–	–	–	–	0,0	0,0	0,0	20,8	81,2	84,2	84,2	84,2	84,2	89,1	100,0	100,0	–	–			
TIA[1] abs.	–	–	0	0	0	0	0	0	0	0	0	0	1	18	82*	–	–				
TIA[1] kum. %	–	–	0,0	0,0	0,0	0,0	0,0	0,0	0,0	0,0	0,0	0,0	1,0	18,8	100,0	–	–				
TIL[1] abs.	–	–	0	0	0	0	0	0	0	0	0	10	76	14	1*	–	–				
TIL[1] kum. %	–	–	0,0	0,0	0,0	0,0	0,0	0,0	0,0	0,0	0,0	9,9	85,1	99,0	100,0	–	–				
TMP[1] abs.	–	–	–	0	9	47	33	2	1	0	0	1	0	0	0	8*	–	–			
TMP[1] kum. %	–	–	–	0,0	8,9	55,4	88,1	90,1	91,1	91,1	91,1	92,1	92,1	92,1	92,1	100,0	–	–			
SXT abs.	–	0	9	66	14	2	1	1	0	0	1	0	0	7*	–	–	–	–	92,1		7,9
SXT kum. %	–	0,0	8,9	74,3	88,1	90,1	91,1	92,1	92,1	92,1	93,1	93,1	93,1	100,0	–	–	–	–			
TUL[1] abs.	–	–	0	0	0	0	0	0	0	7	75	17	1	0	1*	–	–				
TUL[1] kum. %	–	–	0,0	0,0	0,0	0,0	0,0	0,0	0,0	6,9	81,2	98,0	99,0	99,0	100,0	–	–				

[1] Grenzwert für diese Bakterien/Indikation in CLSI M31-A3 nicht verfügbar
* Anzahl Stämme, deren MHK größer als die höchste getestete Konzentration ist
AW: Antimikrobieller Wirkstoff; **S [%]:** Prozent empfindliche Stämme; **I [%]:** Prozent intermediäre Stämme; **R [%]:** Prozent resistente Stämme; **abs.:** absolut; **kum. %:** kumulativ in %; **Querstrich:** Konzentration nicht getestet

Tab. 63 Verteilung der MHK der vom Masthuhn und Masthuhnküken isolierten *E.-coli*-Stämme (n = 42), Indikation: verschiedene, 2010

AW		MHK [mg/L] 0,008	0,015	0,03	0,06	0,12	0,25	0,05	1	2	4	8	16	32	64	128	256	512	1.024	S [%]	I [%]	R [%]
AMP	abs.	–	–	0	0	0	0	0	1	10	8	2	0	0	1	20*	–	–	–	50,0	0,0	50,0
	kum. %	–	–	0,0	0,0	0,0	0,0	0,0	2,4	26,2	45,2	50,0	50,0	50,0	52,4	100,0	–	–	–			
AMC	abs.	–	–	0	0	0	0	0	0	8	15	14	0	1	4	–	–	–	–	88,1	0,0	11,9
	kum. %	–	–	0,0	0,0	0,0	0,0	0,0	0,0	19,0	54,8	88,1	88,1	90,5	100,0	–	–	–	–			
APR[1]	abs.	–	–	0	0	0	0	0	0	1	29	12	0	0	0	–	–	–	–			
	kum. %	–	–	0,0	0,0	0,0	0,0	0,0	0,0	2,4	71,4	100,0	100,0	100,0	100,0	–	–	–	–			
CPZ[1]	abs.	–	–	–	0	6	14	3	2	3	6	3	2	0	3*	–	–	–	–			
	kum. %	–	–	–	0,0	14,3	47,6	54,8	59,5	66,7	81,0	88,1	92,9	92,9	100,0	–	–	–	–			
CTX[1]	abs.	–	0	1	26	9	0	1	0	0	3	0	2	0	–	–	–	–	–			
	kum. %	–	0,0	2,4	64,3	85,7	85,7	88,1	88,1	88,1	95,2	95,2	100,0	100,0	–	–	–	–	–			
CQN[1]	abs.	–	0	9	20	6	4	2	1	0	0	0	0	0	–	–	–	–	–			
	kum. %	–	0,0	21,4	69,0	83,3	92,9	97,6	100,0	100,0	100,0	100,0	100,0	100,0	–	–	–	–	–			
XNL[1]	abs.	–	–	0	1	2	20	14	0	0	2	1	2	0	0	–	–	–	–			
	kum. %	–	–	0,0	2,4	7,1	54,8	88,1	88,1	88,1	92,9	95,2	100,0	100,0	100,0	–	–	–	–			
CEF	abs.	–	–	–	0	0	0	0	0	0	3	11	18	3	1	1	5*	–	–	33,3	42,9	23,8
	kum. %	–	–	–	0,0	0,0	0,0	0,0	0,0	0,0	7,1	33,3	76,2	83,3	85,7	88,1	100,0	–	–			
CHL	abs.	–	–	–	–	–	–	0	0	1	22	15	1	1	0	1	1	–	–	90,5	2,4	7,1
	kum. %	–	–	–	–	–	–	0,0	0,0	2,4	54,8	90,5	92,9	95,2	95,2	97,6	100,0	–	–			
COL[1]	abs.	–	–	0	0	0	0	30	10	0	0	2	0	–	–	–	–	–	–			
	kum. %	–	–	0,0	0,0	0,0	0,0	71,4	95,2	95,2	95,2	100,0	100,0	–	–	–	–	–	–			
DOX[1]	abs.	–	–	–	0	0	0	0	16	11	0	4	9	2	0	0	–	–	–			
	kum. %	–	–	–	0,0	0,0	0,0	0,0	38,1	64,3	64,3	73,8	95,2	100,0	0,1	0,1	–	–	–			
ENR	abs.	0	1	15	4	0	5	11	2	1	0	1	2	–	–	–	–	–	–	59,5	31,0	9,5
	kum. %	0,0	2,4	38,1	47,6	47,6	59,5	85,7	90,5	92,9	92,9	95,2	100,0	–	–	–	–	–	–			
FFN[1]	abs.	–	–	–	–	0	0	0	0	4	24	13	1	0	0	0	0	–	–			
	kum. %	–	–	–	–	0,0	0,0	0,0	0,0	9,5	66,7	97,6	100,0	100,0	100,0	100,0	100,0	–	–			
GEN	abs.	–	–	–	–	0	0	8	26	6	0	0	0	0	0	2	0	–	–	95,2	0,0	4,8
	kum. %	–	–	–	–	0,0	0,0	19,0	81,0	95,2	95,2	95,2	95,2	95,2	95,2	100,0	100,0	–	–			
NAL[1]	abs.	–	–	–	0	0	0	0	1	16	1	0	0	0	7	10	7*	–	–			
	kum. %	–	–	–	0,0	0,0	0,0	0,0	2,4	40,5	42,9	42,9	42,9	42,9	59,5	83,3	100,0	–	–			
PEN[1]	abs.	–	0	0	0	0	0	0	0	0	0	0	5	12	25*	–	–	–	–			
	kum. %	–	0,0	0,0	0,0	0,0	0,0	0,0	0,0	0,0	0,0	0,0	11,9	40,5	100,0	–	–	–	–			

Tab. 63 (Fortsetzung)

AW	MHK [mg/L]																			S [%]	I [%]	R [%]
		0,008	0,015	0,03	0,06	0,12	0,25	0,05	1	2	4	8	16	32	64	128	256	512	1.024			
SPE[1]	abs.	–	–	–	–	0	0	0	0	0	0	0	21	12	3	2	1	3*	–			
	kum. %	–	–	–	–	0,0	0,0	0,0	0,0	0,0	0,0	0,0	50,0	78,6	85,7	90,5	92,9	100,0	–			
SPI[1]	abs.	–	–	–	0	0	0	0	0	0	0	0	0	0	0	17	25*	–	–			
	kum. %	–	–	–	0,0	0,0	0,0	0,0	0,0	0,0	0,0	0,0	0,0	0,0	0,0	40,5	100,0	–	–			
TET	abs.	–	–	–	–	0	0	0	6	21	1	0	0	1	8	5	0	–	–	66,7	0,0	33,3
	kum. %	–	–	–	–	0,0	0,0	0,0	14,3	64,3	66,7	66,7	66,7	69,0	88,1	100,0	100,0	–	–			
TIA[1]	abs.	–	–	0	0	0	0	0	0	0	0	0	0	1	12	29*	–	–	–			
	kum. %	–	–	0,0	0,0	0,0	0,0	0,0	0,0	0,0	0,0	0,0	0,0	2,4	31,0	100,0	–	–	–			
TIL[1]	abs.	–	–	–	0	0	0	0	0	0	0	0	0	3	33	6	–	–	–			
	kum. %	–	–	–	0,0	0,0	0,0	0,0	0,0	0,0	0,0	0,0	0,0	7,1	85,7	100,0	–	–	–			
TMP[1]	abs.	–	–	–	2	4	14	10	3	0	0	0	0	0	0	0	9*	–	–			
	kum. %	–	–	–	4,8	14,3	47,6	71,4	78,6	78,6	78,6	78,6	78,6	78,6	78,6	78,6	100,0	–	–			
SXT	abs.	–	0	7	19	5	2	1	0	0	0	0	0	0	8*	–	–	–	–	81,0		19,0
	kum. %	–	0,0	16,7	61,9	73,8	78,6	81,0	81,0	81,0	81,0	81,0	81,0	81,0	100,0	–	–	–	–			
TUL[1]	abs.	–	–	0	0	0	0	0	0	0	0	33	9	0	0	–	–	–	–			
	kum. %	–	–	0,0	0,0	0,0	0,0	0,0	0,0	0,0	0,0	78,6	100,0	100,0	100,0	–	–	–	–			

[1] Grenzwert für diese Bakterien/Indikation in CLSI M31-A3 nicht verfügbar
* Anzahl Stämme, deren MHK größer als die höchste getestete Konzentration ist
AW: Antimikrobieller Wirkstoff; **S [%]:** Prozent empfindliche Stämme; **I [%]:** Prozent intermediäre Stämme; **R [%]:** Prozent resistente Stämme; **abs.:** absolut; **kum. %:** kumulativ in %; **Querstrich:** Konzentration nicht getestet

Tab. 64 Verteilung der MHK der vom Hund (n = 17) und von der Katze (n = 10) isolierten *E.-coli*-Stämme, Indikation: gastrointestinale Erkrankungen, 2010

AW	MHK [mg/L]																		S [%]	I [%]	R [%]
		0,008	0,015	0,03	0,06	0,12	0,25	0,05	1	2	4	8	16	32	64	128	256	512	1.024			
AMP	abs.	–	–	0	0	0	0	0	0	8	11	3	0	0	1	4*	–	–	–	81,5	0,0	18,5
	kum. %	–	–	0,0	0,0	0,0	0,0	0,0	0,0	29,6	70,4	81,5	81,5	81,5	85,2	100,0	–	–	–			
AMC	abs.	–	–	0	0	0	0	0	0	2	19	4	0	0	1	1*	–	–	–	92,6	0,0	7,4
	kum. %	–	–	0,0	0,0	0,0	0,0	0,0	0,0	7,4	77,8	92,6	92,6	92,6	96,3	100,0	–	–	–			
APR[1]	abs.	–	–	0	0	0	0	0	0	2	18	7	0	0	0	–	–	–	–			
	kum. %	–	–	0,0	0,0	0,0	0,0	0,0	0,0	7,4	74,1	100,0	100,0	100,0	100,0	–	–	–	–			
CPZ[1]	abs.	–	–	–	0	7	12	4	1	2	0	0	0	0	1*	–	–	–	–			
	kum. %	–	–	–	0,0	25,9	70,4	85,2	88,9	96,3	96,3	96,3	96,3	96,3	100,0	–	–	–	–			
CTX[1]	abs.	–	0	4	16	5	1	0	0	0	0	0	0	1	–	–	–	–	–			
	kum. %	–	0,0	14,8	74,1	92,6	96,3	96,3	96,3	96,3	96,3	96,3	96,3	100,0	–	–	–	–	–			
CQN[1]	abs.	–	0	9	15	2	0	0	1	0	0	0	0	0	–	–	–	–	–			
	kum. %	–	0,0	33,3	88,9	96,3	96,3	96,3	100,0	100,0	100,0	100,0	100,0	100,0	–	–	–	–	–			
XNL[1]	abs.	–	–	0	0	5	14	7	0	0	0	0	0	1	0	–	–	–	–			
	kum. %	–	–	0,0	0,0	18,5	70,4	96,3	96,3	96,3	96,3	96,3	96,3	100,0	100,0	–	–	–	–			
CEF	abs.	–	–	–	0	0	0	0	0	0	0	11	14	0	0	1	1*	–	–	40,7	51,9	7,4
	kum. %	–	–	–	0,0	0,0	0,0	0,0	0,0	0,0	0,0	40,7	92,6	92,6	92,6	96,3	100,0	–	–			
CHL	abs.	–	–	–	–	–	–	0	0	0	8	17	2	0	0	0	0	–	–	92,6	7,4	0,0
	kum. %	–	–	–	–	–	–	0,0	0,0	0,0	29,6	92,6	100,0	100,0	100,0	100,0	100,0	–	–			
COL[1]	abs.	–	–	0	0	0	0	21	6	0	0	0	0	–	–	–	–	–	–			
	kum. %	–	–	0,0	0,0	0,0	0,0	77,8	100,0	100,0	100,0	100,0	100,0	–	–	–	–	–	–			
DOX[1]	abs.	–	–	–	0	0	0	0	10	11	3	1	0	1	1	0	–	–	–			
	kum. %	–	–	–	0,0	0,0	0,0	0,0	37,0	77,8	88,9	92,6	92,6	96,3	100,0	100,0	–	–	–			
ENR[1]	abs.	0	4	16	4	0	1	0	1	0	0	0	0	1*	–	–	–	–	–			
	kum. %	0,0	14,8	74,1	88,9	88,9	92,6	92,6	96,3	96,3	96,3	96,3	96,3	100,0	–	–	–	–	–			
FFN[1]	abs.	–	–	–	–	0	0	0	0	0	6	18	3	0	0	0	0	–	–			
	kum. %	–	–	–	–	0,0	0,0	0,0	0,0	0,0	22,2	88,9	100,0	100,0	100,0	100,0	100,0	–	–			
GEN	abs.	–	–	–	–	0	0	14	11	2	0	0	0	0	0	0	0	–	–	100,0	0,0	0,0
	kum. %	–	–	–	–	0,0	0,0	51,9	92,6	100,0	100,0	100,0	100,0	100,0	100,0	100,0	100,0	–	–			
NAL[1]	abs.	–	–	–	0	0	0	0	1	18	5	0	0	0	0	0	3*	–	–			
	kum. %	–	–	–	0,0	0,0	0,0	0,0	3,7	70,4	88,9	88,9	88,9	88,9	88,9	88,9	100,0	–	–			
PEN[1]	abs.	–	0	0	0	0	0	0	0	0	0	0	1	16	10*	–	–	–	–			
	kum. %	–	0,0	0,0	0,0	0,0	0,0	0,0	0,0	0,0	0,0	0,0	3,7	63,0	100,0	–	–	–	–			

Tab. 64 (Fortsetzung)

MHK [mg/L] spans the concentration columns (0,008 – 1.024).

AW		0,008	0,015	0,03	0,06	0,12	0,25	0,05	1	2	4	8	16	32	64	128	256	512	1.024	S [%]	I [%]	R [%]
SPE[1]	abs.	–	–	–	–	0	0	0	0	0	0	0	17	9	0	0	1	–	–			
	kum. %	–	–	–	–	0,0	0,0	0,0	0,0	0,0	0,0	0,0	63,0	96,3	96,3	96,3	100,0	–	–			
SPI[1]	abs.	–	–	–	0	0	0	0	0	0	0	0	0	0	1	8	18*	–	–			
	kum. %	–	–	–	0,0	0,0	0,0	0,0	0,0	0,0	0,0	0,0	0,0	0,0	3,7	33,3	100,0	–	–			
TET	abs.	–	–	–	–	0	0	0	8	15	0	1	0	0	1	1	1	–	–	85,2	3,7	11,1
	kum. %	–	–	–	–	0,0	0,0	0,0	29,6	85,2	85,2	88,9	88,9	88,9	92,6	96,3	100,0	–	–			
TIA[1]	abs.	–	–	0	0	0	0	0	0	0	0	0	0	0	15	12*	–	–	–			
	kum. %	–	–	0,0	0,0	0,0	0,0	0,0	0,0	0,0	0,0	0,0	0,0	0,0	55,6	100,0	–	–	–			
TIL[1]	abs.	–	–	–	0	0	0	0	0	0	0	0	0	2	21	2	2*	–	–			
	kum. %	–	–	–	0,0	0,0	0,0	0,0	0,0	0,0	0,0	0,0	0,0	7,4	85,2	92,6	100,0	–	–			
TMP[1]	abs.	–	–	–	0	3	9	11	2	0	0	0	0	0	0	0	2*	–	–			
	kum. %	–	–	–	0,0	11,1	44,4	85,2	92,6	92,6	92,6	92,6	92,6	92,6	92,6	92,6	100,0	–	–			
SXT	abs.	–	0	1	18	5	1	0	1	0	0	0	0	0	1*	–	–	–	–	96,3		3,7
	kum. %	–	0,0	3,7	70,4	88,9	92,6	92,6	96,3	96,3	96,3	96,3	96,3	96,3	100,0	–	–	–	–			
TUL[1]	abs.	–	–	0	0	0	0	0	0	0	1	17	8	1	0	–	–	–	–			
	kum. %	–	–	0,0	0,0	0,0	0,0	0,0	0,0	0,0	3,7	66,7	96,3	100,0	100,0	–	–	–	–			

[1] Grenzwert für diese Bakterien/Indikation in CLSI M31-A3 nicht verfügbar
* Anzahl Stämme, deren MHK größer als die höchste getestete Konzentration ist
AW: Antimikrobieller Wirkstoff; **S [%]:** Prozent empfindliche Stämme; **I [%]:** Prozent intermediäre Stämme; **R [%]:** Prozent resistente Stämme; **abs.:** absolut; **kum. %:** kumulativ in %; **Querstrich:** Konzentration nicht getestet

Tab. 65 Verteilung der MHK der vom Hund (n = 13) und von der Katze (n = 10) isolierten *E.-coli*-Stämme, Indikation: Erkrankungen des Urogenitaltraktes, 2010

AW	MHK [mg/L]	0,008	0,015	0,03	0,06	0,12	0,25	0,05	1	2	4	8	16	32	64	128	256	512	1.024	S [%]	I [%]	R [%]
AMP	abs.	–	–	0	0	0	0	0	0	5	10	3	0	0	0	5*	–	–	–	78,3	0,0	21,7
	kum. %	–	–	0,0	0,0	0,0	0,0	0,0	0,0	21,7	65,2	78,3	78,3	78,3	78,3	100,0	–	–	–			
AMC	abs.	–	–	0	0	0	0	0	0	2	11	10	0	0	0	–	–	–	–	100,0	0,0	0,0
	kum. %	–	–	0,0	0,0	0,0	0,0	0,0	0,0	8,7	56,5	100,0	100,0	100,0	100,0		–	–	–			
APR[1]	abs.	–	–	0	0	0	0	0	0	3	15	4	0	0	0	1*	–	–	–			
	kum. %	–	–	0,0	0,0	0,0	0,0	0,0	0,0	13,0	78,3	95,7	95,7	95,7	95,7	100,0	–	–	–			
CPZ[1]	abs.	–	–	–	1	5	9	4	0	3	0	0	0	0	1*	–	–	–	–			
	kum. %	–	–	–	4,3	26,1	65,2	82,6	82,6	95,7	95,7	95,7	95,7	95,7	100,0	–	–	–	–			
CTX[1]	abs.	–	0	7	10	4	1	0	0	0	0	0	0	0	1*	–	–	–	–			
	kum. %	–	0,0	30,4	73,9	91,3	95,7	95,7	95,7	95,7	95,7	95,7	95,7	95,7	100,0	–	–	–	–			
CQN[1]	abs.	–	0	7	12	3	0	0	0	0	0	0	0	0	1*	–	–	–	–			
	kum. %	–	0,0	30,4	82,6	95,7	95,7	95,7	95,7	95,7	95,7	95,7	95,7	95,7	100,0	–	–	–	–			
XNL[1]	abs.	–	–	0	1	1	13	6	1	0	0	0	0	0	0	1*	–	–	–			
	kum. %	–	–	0,0	4,3	8,7	65,2	91,3	95,7	95,7	95,7	95,7	95,7	95,7	95,7	100,0	–	–	–			
CEF	abs.	–	–	–	0	0	0	0	0	0	0	10	10	2	0	0	1*	–	–	43,5	43,5	13,0
	kum. %	–	–	–	0,0	0,0	0,0	0,0	0,0	0,0	0,0	43,5	87,0	95,7	95,7	95,7	100,0	–	–			
CHL	abs.	–	–	–	–	–	–	0	0	0	6	14	2	0	1	0	0	–	–	87,0	8,7	4,3
	kum. %	–	–	–	–	–	–	0,0	0,0	0,0	26,1	87,0	95,7	95,7	100,0	100,0	100,0	–	–			
COL[1]	abs.	–	–	0	0	0	0	18	5	0	0	0	0	–	–	–	–	–	–			
	kum. %	–	–	0,0	0,0	0,0	0,0	78,3	100,0	100,0	100,0	100,0	100,0	–	–	–	–	–	–			
DOX[1]	abs.	–	–	–	0	0	0	1	6	8	3	0	0	1	3	1	–	–	–			
	kum. %	–	–	–	0,0	0,0	0,0	4,3	30,4	65,2	78,3	78,3	78,3	82,6	95,7	100,0	–	–	–			
ENR[1]	abs.	0	3	13	3	0	1	0	0	0	0	0	2	1*	–	–	–	–	–			
	kum. %	0,0	13,0	69,6	82,6	82,6	87,0	87,0	87,0	87,0	87,0	87,0	95,7	100,0	–	–	–	–	–			
FFN[1]	abs.	–	–	–	–	0	0	0	0	0	8	11	1	1	2	0	0	–	–			
	kum. %	–	–	–	–	0,0	0,0	0,0	0,0	0,0	34,8	82,6	87,0	91,3	100,0	100,0	100,0	–	–			
GEN	abs.	–	–	–	–	0	1	9	12	0	0	0	0	0	1	0	0	–	–	95,7	0,0	4,3
	kum. %	–	–	–	–	0,0	4,3	43,5	95,7	95,7	95,7	95,7	95,7	95,7	100,0	100,0	100,0	–	–			
NAL[1]	abs.	–	–	–	0	0	0	0	0	15	2	0	0	0	0	6*	–	–	–			
	kum. %	–	–	–	0,0	0,0	0,0	0,0	0,0	65,2	73,9	73,9	73,9	73,9	73,9	100,0	–	–	–			
PEN[1]	abs.	–	0	0	0	0	0	0	0	0	0	0	3	9	11*	–	–	–	–			
	kum. %	–	0,0	0,0	0,0	0,0	0,0	0,0	0,0	0,0	0,0	0,0	13,0	52,2	100,0	–	–	–	–			

Tab. 65   (Fortsetzung)

AW	MHK [mg/L]																		S [%]	I [%]	R [%]
	0,008	0,015	0,03	0,06	0,12	0,25	0,05	1	2	4	8	16	32	64	128	256	512	1.024			
SPE[1] abs.	–	–	–	–	0	0	0	0	0	0	0	12	8	3	0	0	–	–			
SPE[1] kum. %	–	–	–	–	0,0	0,0	0,0	0,0	0,0	0,0	0,0	52,2	87,0	100,0	100,0	100,0	–	–			
SPI[1] abs.	–	–	–	0	0	0	0	0	0	0	0	0	0	0	11	12*	–	–			
SPI[1] kum. %	–	–	–	0,0	0,0	0,0	0,0	0,0	0,0	0,0	0,0	0,0	0,0	0,0	47,8	100,0	–	–			
TET abs.	–	–	–	–	0	0	0	6	14	0	0	0	0	0	2	1	–	–	87,0	0,0	13,0
TET kum. %	–	–	–	–	0,0	0,0	0,0	26,1	87,0	87,0	87,0	87,0	87,0	87,0	95,7	100,0	–	–			
TIA[1] abs.	–	–	0	0	0	0	0	0	0	0	0	1	2	6	14*	–	–	–			
TIA[1] kum. %	–	–	0,0	0,0	0,0	0,0	0,0	0,0	0,0	0,0	0,0	4,3	13,0	39,1	100,0	–	–	–			
TIL[1] abs.	–	–	–	0	0	0	0	0	0	0	0	0	1	18	4	–	–	–			
TIL[1] kum. %	–	–	–	0,0	0,0	0,0	0,0	0,0	0,0	0,0	0,0	0,0	4,3	82,6	100,0	–	–	–			
TMP[1] abs.	–	–	–	0	1	7	8	1	0	0	0	0	0	1	0	5*	–	–			
TMP[1] kum. %	–	–	–	0,0	4,3	34,8	69,6	73,9	73,9	73,9	73,9	73,9	73,9	78,3	78,3	100,0	–	–			
SXT abs.	–	0	3	10	5	0	0	0	0	0	0	0	0	5*	–	–	–	–	78,3		21,7
SXT kum. %	–	0,0	13,0	56,5	78,3	78,3	78,3	78,3	78,3	78,3	78,3	78,3	78,3	100,0	–	–	–	–			
TUL[1] abs.	–	–	0	0	0	0	0	0	0	1	13	9	0	0	–	–	–	–			
TUL[1] kum. %	–	–	0,0	0,0	0,0	0,0	0,0	0,0	0,0	4,3	60,9	100,0	100,0	100,0	–	–	–	–			

[1] Grenzwert für diese Bakterien/Indikation in CLSI M31-A3 nicht verfügbar
* Anzahl Stämme, deren MHK größer als die höchste getestete Konzentration ist
AW: Antimikrobieller Wirkstoff; **S [%]:** Prozent empfindliche Stämme; **I [%]:** Prozent intermediäre Stämme; **R [%]:** Prozent resistente Stämme; **abs.:** absolut; **kum. %:** kumulativ in %; **Quer-strich:** Konzentration nicht getestet

Tab. 66 Verteilung der MHK der vom Milchrind isolierten *Klebsiella*-spp.-Stämme (n = 51), Indikation: Mastitis, 2010

AW	MHK [mg/L]																			S [%]	I [%]	R [%]
	0,008	0,015	0,03	0,06	0,12	0,25	0,05	1	2	4	8	16	32	64	128	256	512	1.024	> 1.024			
AMP abs.	–	–	0	0	0	0	0	1	1	1	6	7	16	12	7*	–	–	–	–	17,6	13,7	68,6
AMP kum. %	–	–	0,0	0,0	0,0	0,0	0,0	2,0	3,9	5,9	17,6	31,4	62,7	86,3	100,0	–	–	–	–			
AMC abs.	–	–	0	1	0	0	0	11	29	8	0	1	1	0	–	–	–	–	–	96,1	2,0	2,0
AMC kum. %	–	–	0,0	2,0	2,0	2,0	2,0	23,5	80,4	96,1	96,1	98,0	100,0	100,0	–	–	–	–	–			
APR[1] abs.	–	–	0	0	0	0	0	0	39	12	0	0	0	0	–	–	–	–	–			
APR[1] kum. %	–	–	0,0	0,0	0,0	0,0	0,0	0,0	76,5	100,0	100,0	100,0	100,0	100,0	–	–	–	–	–			
CPZ[1] abs.	–	–	–	0	12	22	7	4	4	1	0	0	0	1*	–	–	–	–	–			
CPZ[1] kum. %	–	–	–	0,0	23,5	66,7	80,4	88,2	96,1	98,0	98,0	98,0	98,0	100,0	–	–	–	–	–			
CTX[1] abs.	–	7	28	12	2	0	0	0	0	0	0	0	0	2*	–	–	–	–	–			
CTX[1] kum. %	–	13,7	68,6	92,2	96,1	96,1	96,1	96,1	96,1	96,1	96,1	96,1	96,1	100,0	–	–	–	–	–			
CQN[1] abs.	–	3	28	15	3	0	0	0	0	0	0	0	0	2*	–	–	–	–	–			
CQN[1] kum. %	–	5,9	60,8	90,2	96,1	96,1	96,1	96,1	96,1	96,1	96,1	96,1	96,1	100,0	–	–	–	–	–			
XNL[1] abs.	–	–	0	1	11	28	9	1	0	0	0	0	0	0	1*	–	–	–	–			
XNL[1] kum. %	–	–	0,0	2,0	23,5	78,4	96,1	98,0	98,0	98,0	98,0	98,0	98,0	98,0	100,0	–	–	–	–			
CEF abs.	–	–	–	0	0	0	1	6	27	11	3	0	0	1	0	2*	–	–	–	94,1	0,0	5,9
CEF kum. %	–	–	–	0,0	0,0	0,0	2,0	13,7	66,7	88,2	94,1	94,1	94,1	96,1	96,1	100,0	–	–	–			
CHL abs.	–	–	–	–	–	–	0	0	9	32	10	0	0	0	0	0	–	–	–	100,0	0,0	0,0
CHL kum. %	–	–	–	–	–	–	0,0	0,0	17,6	80,4	100,0	100,0	100,0	100,0	100,0	100,0	–	–	–			
COL[1] abs.	–	–	1	0	0	0	0	46	3	0	0	0	1*	–	–	–	–	–	–			
COL[1] kum. %	–	–	2,0	2,0	2,0	2,0	2,0	92,2	98,0	98,0	98,0	98,0	100,0	–	–	–	–	–	–			
DOX[1] abs.	–	–	–	0	0	0	1	13	25	8	0	1	3	0	0	–	–	–	–			
DOX[1] kum. %	–	–	–	0,0	0,0	0,0	2,0	27,5	76,5	92,2	92,2	94,1	100,0	100,0	100,0	–	–	–	–			
ENR[1] abs.	0	2	10	32	2	0	0	0	0	0	1	3	1*	–	–	–	–	–	–			
ENR[1] kum. %	0,0	3,9	23,5	86,3	90,2	90,2	90,2	90,2	90,2	90,2	92,2	98,0	100,0	–	–	–	–	–	–			
FFN[1] abs.	–	–	–	–	0	0	0	2	16	27	6	0	0	0	0	0	–	–	–			
FFN[1] kum. %	–	–	–	–	0,0	0,0	0,0	3,9	35,3	88,2	100,0	100,0	100,0	100,0	100,0	100,0	–	–	–			
GEN abs.	–	–	–	–	0	3	41	2	1	1	2	1	0	0	0	0	–	–	–	94,1	3,9	2,0
GEN kum. %	–	–	–	–	0,0	5,9	86,3	90,2	92,2	94,1	98,0	100,0	100,0	100,0	100,0	100,0	–	–	–			
IPM abs.	–	0	0	0	5	30	16	0	0	0	0	0	0	–	–	–	–	–	–	100,0	0,0	0,0
IPM kum. %	–	0,0	0,0	0,0	9,8	68,6	100,0	100,0	100,0	100,0	100,0	100,0	100,0	–	–	–	–	–	–			
NAL[1] abs.	–	–	–	0	0	0	0	0	30	17	2	0	1	0	0	1*	–	–	–			
NAL[1] kum. %	–	–	–	0,0	0,0	0,0	0,0	0,0	58,8	92,2	96,1	96,1	98,0	98,0	98,0	100,0	–	–	–			

Tab. 66 (Fortsetzung)

AW	MHK [mg/L]	0,008	0,015	0,03	0,06	0,12	0,25	0,05	1	2	4	8	16	32	64	128	256	512	1.024	> 1.024	S [%]	I [%]	R [%]
PEN[1]	abs.	–	0	0	0	1	0	0	0	0	0	0	6	10	34*	–	–	–	–	–			
	kum. %	–	0,0	0,0	0,0	2,0	2,0	2,0	2,0	2,0	2,0	2,0	13,7	33,3	100,0	–	–	–	–	–			
SPI[1]	abs.	–	–	–	0	0	0	0	0	0	0	0	0	0	0	1	50*	–	–	–			
	kum. %	–	–	–	0,0	0,0	0,0	0,0	0,0	0,0	0,0	0,0	0,0	0,0	0,0	2,0	100,0	–	–	–			
TET	abs.	–	–	–	–	0	0	1	10	30	5	0	0	0	0	4	1	–	–	–	90,2	0,0	9,8
	kum. %	–	–	–	–	0,0	0,0	2,0	21,6	80,4	90,2	90,2	90,2	90,2	90,2	98,0	100,0	–	–	–			
TIA[1]	abs.	–	–	0	0	0	0	0	0	0	0	0	0	0	1	50*	–	–	–	–			
	kum. %	–	–	0,0	0,0	0,0	0,0	0,0	0,0	0,0	0,0	0,0	0,0	0,0	2,0	100,0	–	–	–	–			
TIL[1]	abs.	–	–	–	0	0	0	0	0	0	0	0	0	0	1	9	41*	–	–	–			
	kum. %	–	–	–	0,0	0,0	0,0	0,0	0,0	0,0	0,0	0,0	0,0	0,0	2,0	19,6	100,0	–	–	–			
SXT	abs.	–	0	0	11	28	9	0	0	0	0	0	0	0	3*	–	–	–	–	–	94,1		5,9
	kum. %	–	0,0	0,0	21,6	76,5	94,1	94,1	94,1	94,1	94,1	94,1	94,1	94,1	100,0	–	–	–	–	–			
TUL[1]	abs.	–	–	0	0	0	0	0	0	0	0	3	12	20	6	10*	–	–	–	–			
	kum. %	–	–	0,0	0,0	0,0	0,0	0,0	0,0	0,0	0,0	5,9	29,4	68,6	80,4	100,0	–	–	–	–			
SUL	abs.	–	–	–	–	–	–	0	0	0	0	0	3	3	2	1	5	4	26	7*	27,5		72,5
	kum. %	–	–	–	–	–	–	0,0	0,0	0,0	0,0	0,0	5,9	11,8	15,7	17,6	27,5	35,3	86,3	100,0			

[1] Grenzwert für diese Bakterien/Indikation in CLSI M31-A3 nicht verfügbar

* Anzahl Stämme, deren MHK größer als die höchste getestete Konzentration ist

AW: Antimikrobieller Wirkstoff; **S [%]**: Prozent empfindliche Stämme; **I [%]**: Prozent intermediäre Stämme; **R [%]**: Prozent resistente Stämme; **abs.**: absolut; **kum. %**: kumulativ in %; **Querstrich**: Konzentration nicht getestet

Tab. 67 Verteilung der MHK der vom Milchrind isolierten *Klebsiella*-spp.-Stämme (n = 51), Indikation: Mastitis, 2011

AW		MHK [mg/L]																		S [%]	I [%]	R [%]
		0,008	0,015	0,03	0,06	0,12	0,25	0,05	1	2	4	8	16	32	64	128	256	512	1.024	> 1.024			
AMP	abs.	–	–	0	0	0	0	0	1	1	2	3	8	13	14	9*	–	–	–	–	13,7	15,7	70,6
	kum. %	–	–	0,0	0,0	0,0	0,0	0,0	2,0	3,9	7,8	13,7	29,4	54,9	82,4	100,0	–	–	–	–			
AMC	abs.	–	–	0	0	0	0	0	6	32	8	1	1	2	1	–	–	–	–	–	92,2	2,0	5,9
	kum. %	–	–	0,0	0,0	0,0	0,0	0,0	11,8	74,5	90,2	92,2	94,1	98,0	100,0	–	–	–	–	–			
APR[1]	abs.	–	–	0	0	0	0	0	1	34	12	4	0	0	0	–	–	–	–	–			
	kum. %	–	–	0,0	0,0	0,0	0,0	0,0	2,0	68,6	92,2	100,0	100,0	100,0	100,0	–	–	–	–	–			
CPZ[1]	abs.	–	–	–	1	8	24	11	3	1	1	0	0	1	1*	–	–	–	–	–			
	kum. %	–	–	–	2,0	17,6	64,7	86,3	92,2	94,1	96,1	96,1	96,1	98,0	100,0	–	–	–	–	–			
CTX[1]	abs.	–	5	26	15	1	2	1	0	0	1	0	0	0	–	–	–	–	–	–			
	kum. %	–	9,8	60,8	90,2	92,2	96,1	98,0	98,0	98,0	100,0	100,0	100,0	100,0	–	–	–	–	–	–			
CQN[1]	abs.	–	1	19	26	2	1	0	0	0	1	0	0	1	–	–	–	–	–	–			
	kum. %	–	2,0	39,2	90,2	94,1	96,1	96,1	96,1	96,1	98,0	98,0	98,0	100,0	–	–	–	–	–	–			
XNL[1]	abs.	–	–	0	0	6	27	14	1	2	0	0	1	0	0	–	–	–	–	–			
	kum. %	–	–	0,0	0,0	11,8	64,7	92,2	94,1	98,0	98,0	98,0	100,0	100,0	100,0	–	–	–	–	–			
CEF	abs.	–	–	–	0	0	0	0	3	22	17	3	3	0	1	2	–	–	–	–	88,2	5,9	5,9
	kum. %	–	–	–	0,0	0,0	0,0	0,0	5,9	49,0	82,4	88,2	94,1	94,1	96,1	100,0	–	–	–	–			
CHL	abs.	–	–	–	–	–	–	0	2	10	30	5	1	0	0	0	3	–	–	–	92,2	2,0	5,9
	kum. %	–	–	–	–	–	–	0,0	3,9	23,5	82,4	92,2	94,1	94,1	94,1	94,1	100,0	–	–	–			
COL[1]	abs.	–	–	0	0	0	0	1	46	3	0	0	1	–	–	–	–	–	–	–			
	kum. %	–	–	0,0	0,0	0,0	0,0	2,0	92,2	98,0	98,0	98,0	100,0	–	–	–	–	–	–	–			
DOX[1]	abs.	–	–	–	0	0	0	3	13	26	5	0	0	4	0	0	–	–	–	–			
	kum. %	–	–	–	0,0	0,0	0,0	5,9	31,4	82,4	92,2	92,2	92,2	100,0	100,0	100,0	–	–	–	–			
ENR[1]	abs.	0	1	18	28	3	0	0	1	0	0	0	0	–	–	–	–	–	–	–			
	kum. %	0,0	2,0	37,3	92,2	98,0	98,0	98,0	100,0	100,0	100,0	100,0	100,0	–	–	–	–	–	–	–			
FFN[1]	abs.	–	–	–	–	0	0	0	1	15	29	4	0	0	0	1	1	–	–	–			
	kum. %	–	–	–	–	0,0	0,0	0,0	2,0	31,4	88,2	96,1	96,1	96,1	96,1	98,0	100,0	–	–	–			
GEN	abs.	–	–	–	–	0	17	29	5	0	0	0	0	0	0	0	0	–	–	–	100,0	0,0	0,0
	kum. %	–	–	–	–	0,0	33,3	90,2	100,0	100,0	100,0	100,0	100,0	100,0	100,0	100,0	100,0	–	–	–			
IPM	abs.	–	0	0	0	9	34	5	2	1	0	0	0	0	–	–	–	–	–	–	100,0	0,0	0,0
	kum. %	–	0,0	0,0	0,0	17,6	84,3	94,1	98,0	100,0	100,0	100,0	100,0	100,0	–	–	–	–	–	–			
NAL[1]	abs.	–	–	–	0	0	0	0	2	24	24	0	0	0	0	0	1*	–	–	–			
	kum. %	–	–	–	0,0	0,0	0,0	0,0	3,9	51,0	98,0	98,0	98,0	98,0	98,0	98,0	100,0	–	–	–			

Tab. 67 (Fortsetzung)

AW	MHK [mg/L]																		S [%]	I [%]	R [%]
	0,008	0,015	0,03	0,06	0,12	0,25	0,05	1	2	4	8	16	32	64	128	256	512	1.024	> 1.024			
PEN[1] abs.	–	0	0	0	0	0	0	0	0	0	1	2	11	37*	–	–	–	–	–			
PEN[1] kum. %	–	0,0	0,0	0,0	0,0	0,0	0,0	0,0	0,0	0,0	2,0	5,9	27,5	100,0	–	–	–	–	–			
SPI[1] abs.	–	–	–	0	0	0	0	0	0	0	0	0	0	0	1	50*	–	–	–			
SPI[1] kum. %	–	–	–	0,0	0,0	0,0	0,0	0,0	0,0	0,0	0,0	0,0	0,0	0,0	2,0	100,0	–	–	–			
TET abs.	–	–	–	–	0	0	1	17	28	1	0	0	0	1	2	1	–	–	–	92,2	0,0	7,8
TET kum. %	–	–	–	–	0,0	0,0	2,0	35,3	90,2	92,2	92,2	92,2	92,2	94,1	98,0	100,0	–	–	–			
TIA[1] abs.	–	–	0	0	0	0	0	0	0	0	0	0	0	1	50*	–	–	–	–			
TIA[1] kum. %	–	–	0,0	0,0	0,0	0,0	0,0	0,0	0,0	0,0	0,0	0,0	0,0	2,0	100,0	–	–	–	–			
TIL[1] abs.	–	–	–	0	0	0	0	0	0	0	0	0	1	4	11	35*	–	–	–			
TIL[1] kum. %	–	–	–	0,0	0,0	0,0	0,0	0,0	0,0	0,0	0,0	0,0	2,0	9,8	31,4	100,0	–	–	–			
SXT abs.	–	1	0	11	27	7	1	0	1	0	0	0	0	3*	–	–	–	–	–	94,1		5,9
SXT kum. %	–	2,0	2,0	23,5	76,5	90,2	92,2	92,2	94,1	94,1	94,1	94,1	94,1	100,0	–	–	–	–	–			
TUL[1] abs.	–	–	0	0	0	0	0	0	0	4	21	15	4	7*	–	–	–	–			
TUL[1] kum. %	–	–	0,0	0,0	0,0	0,0	0,0	0,0	0,0	7,8	49,0	78,4	86,3	100,0	–	–	–	–	–			
SUL abs.	–	–	–	–	–	–	0	0	0	1	0	7	11	16	7	3	0	0	6*	88,2		11,8
SUL kum. %	–	–	–	–	–	–	0,0	0,0	0,0	2,0	2,0	15,7	37,3	68,6	82,4	88,2	88,2	88,2	100,0			

[1] Grenzwert für diese Bakterien/Indikation in CLSI M31–A3 nicht verfügbar
* Anzahl Stämme, deren MHK größer als die höchste getestete Konzentration ist
AW: Antimikrobieller Wirkstoff; **S [%]:** Prozent empfindliche Stämme; **I [%]:** Prozent intermediäre Stämme; **R [%]:** Prozent resistente Stämme; **abs.:** absolut; **kum. %:** kumulativ in %; **Querstrich:** Konzentration nicht getestet

Tab. 68 Verteilung der MHK der vom Pferd isolierten *Klebsiella*-spp.-Stämme (n = 20), Indikation: Erkrankungen des Genitaltraktes, 2010/2011

AW	MHK [mg/L]	0,008	0,015	0,03	0,06	0,12	0,25	0,05	1	2	4	8	16	32	64	128	256	512	1.024	> 1.024	S [%]	I [%]	R [%]
AMP	abs.	–	–	0	0	0	0	0	0	0	0	0	2	5	9	4*	–	–	–	–	0,0	10,0	90,0
	kum. %	–	–	0,0	0,0	0,0	0,0	0,0	0,0	0,0	0,0	0,0	10,0	35,0	80,0	100,0	–	–	–	–			
AMC	abs.	–	–	0	0	0	0	0	0	14	2	3	1	0	0	–	–	–	–	–	95,0	5,0	0,0
	kum. %	–	–	0,0	0,0	0,0	0,0	0,0	0,0	70,0	80,0	95,0	100,0	100,0	100,0	–	–	–	–	–			
APR[1]	abs.	–	–	0	0	0	0	0	1	12	6	1	0	0	0	–	–	–	–	–			
	kum. %	–	–	0,0	0,0	0,0	0,0	0,0	5,0	65,0	95,0	100,0	100,0	100,0	100,0	–	–	–	–	–			
CPZ[1]	abs.	–	–	–	0	3	8	1	2	2	2	0	0	0	2*	–	–	–	–	–			
	kum. %	–	–	–	0,0	15,0	55,0	60,0	70,0	80,0	90,0	90,0	90,0	90,0	100,0	–	–	–	–	–			
CTX[1]	abs.	–	0	10	7	0	1	0	0	0	0	0	0	1	1*	–	–	–	–	–			
	kum. %	–	0,0	50,0	85,0	85,0	90,0	90,0	90,0	90,0	90,0	90,0	90,0	95,0	100,0	–	–	–	–	–			
CQN[1]	abs.	–	0	10	7	1	0	0	0	0	0	0	0	1	1*	–	–	–	–	–			
	kum. %	–	0,0	50,0	85,0	90,0	90,0	90,0	90,0	90,0	90,0	90,0	90,0	95,0	100,0	–	–	–	–	–			
XNL[1]	abs.	–	–	0	0	3	8	6	1	0	0	0	0	0	0	2*	–	–	–	–			
	kum. %	–	–	0,0	0,0	15,0	55,0	85,0	90,0	90,0	90,0	90,0	90,0	90,0	90,0	100,0	–	–	–	–			
CEF	abs.	–	–	–	0	0	0	0	0	7	5	4	2	0	0	0	2*	–	–	–	80,0	10,0	10,0
	kum. %	–	–	–	0,0	0,0	0,0	0,0	0,0	35,0	60,0	80,0	90,0	90,0	90,0	90,0	100,0	–	–	–			
CHL	abs.	–	–	–	–	–	–	0	1	3	11	4	1	0	0	0	0	–	–	–	95,0	5,0	0,0
	kum. %	–	–	–	–	–	–	0,0	5,0	20,0	75,0	95,0	100,0	100,0	100,0	100,0	100,0	–	–	–			
COL[1]	abs.	–	–	0	0	0	0	0	15	5	0	0	0	–	–	–	–	–	–	–			
	kum. %	–	–	0,0	0,0	0,0	0,0	0,0	75,0	100,0	100,0	100,0	100,0	–	–	–	–	–	–	–			
DOX[1]	abs.	–	–	–	0	0	0	0	4	10	3	0	3	0	0	0	–	–	–	–			
	kum. %	–	–	–	0,0	0,0	0,0	0,0	20,0	70,0	85,0	85,0	100,0	100,0	100,0	100,0	–	–	–	–			
ENR[1]	abs.	0	0	8	10	0	0	0	0	0	0	1	0	1*	–	–	–	–	–	–			
	kum. %	0,0	0,0	40,0	90,0	90,0	90,0	90,0	90,0	90,0	90,0	95,0	95,0	100,0	–	–	–	–	–	–			
FFN[1]	abs.	–	–	–	–	0	0	0	0	5	12	3	0	0	0	0	0	–	–	–			
	kum. %	–	–	–	–	0,0	0,0	0,0	0,0	25,0	85,0	100,0	100,0	100,0	100,0	100,0	100,0	–	–	–			
GEN	abs.	–	–	–	–	0	6	11	1	0	0	1	0	1	0	0	0	–	–	–	90,0	5,0	5,0
	kum. %	–	–	–	–	0,0	30,0	85,0	90,0	90,0	90,0	95,0	95,0	100,0	100,0	100,0	100,0	–	–	–			
IPM	abs.	–	0	0	0	2	9	8	1	0	0	0	0	0	–	–	–	–	–	–	100,0	0,0	0,0
	kum. %	–	0,0	0,0	0,0	10,0	55,0	95,0	100,0	100,0	100,0	100,0	100,0	100,0	–	–	–	–	–	–			
NAL[1]	abs.	–	–	–	0	0	0	0	0	13	6	0	0	0	0	0	1*	–	–	–			
	kum. %	–	–	–	0,0	0,0	0,0	0,0	0,0	65,0	95,0	95,0	95,0	95,0	95,0	95,0	100,0	–	–	–			

Tab. 68   (Fortsetzung)

AW		MHK [mg/L]																		S [%]	I [%]	R [%]
		0,008	0,015	0,03	0,06	0,12	0,25	0,05	1	2	4	8	16	32	64	128	256	512	1.024	> 1.024			
PEN¹	abs.	–	0	0	0	0	0	0	0	0	0	0	0	2	18*	–	–	–	–	–			
	kum. %	–	0,0	0,0	0,0	0,0	0,0	0,0	0,0	0,0	0,0	0,0	0,0	10,0	100,0	–	–	–	–	–			
SPI¹	abs.	–	–	–	0	0	0	0	0	0	0	0	0	0	0	1	19*	–	–	–			
	kum. %	–	–	–	0,0	0,0	0,0	0,0	0,0	0,0	0,0	0,0	0,0	0,0	0,0	5,0	100,0	–	–	–			
TET	abs.	–	–	–	–	0	0	0	8	8	0	0	1	0	1	2	0	–	–	–	80,0	0,0	20,0
	kum. %	–	–	–	–	0,0	0,0	0,0	40,0	80,0	80,0	80,0	85,0	85,0	90,0	100,0	100,0	–	–	–			
TIA¹	abs.	–	–	0	0	0	0	0	0	0	0	0	0	0	0	20*	–	–	–	–			
	kum. %	–	–	0,0	0,0	0,0	0,0	0,0	0,0	0,0	0,0	0,0	0,0	0,0	0,0	100,0	–	–	–	–			
TIL¹	abs.	–	–	0	0	0	0	0	0	0	0	0	0	0	2	2	16*	–	–	–			
	kum. %	–	–	0,0	0,0	0,0	0,0	0,0	0,0	0,0	0,0	0,0	0,0	0,0	10,0	20,0	100,0	–	–	–			
SXT	abs.	–	0	0	5	6	3	2	0	0	0	0	0	0	4*	–	–	–	–	–	80,0		20,0
	kum. %	–	0,0	0,0	25,0	55,0	70,0	80,0	80,0	80,0	80,0	80,0	80,0	80,0	100,0	–	–	–	–	–			
TUL¹	abs.	–	–	0	0	0	0	0	0	0	0	1	9	5	1	4*	–	–	–	–			
	kum. %	–	–	0,0	0,0	0,0	0,0	0,0	0,0	0,0	0,0	5,0	50,0	75,0	80,0	100,0	–	–	–	–			
SUL	abs.	–	–	–	–	–	–	0	0	0	0	0	3	1	3	0	1	0	3	9*	40,0		60,0
	kum. %	–	–	–	–	–	–	0,0	0,0	0,0	0,0	0,0	15,0	20,0	35,0	35,0	40,0	40,0	55,0	100,0			

¹ Grenzwert für diese Bakterien/Indikation in CLSI M31-A3 nicht verfügbar
* Anzahl Stämme, deren MHK größer als die höchste getestete Konzentration ist
AW: Antimikrobieller Wirkstoff; **S [%]:** Prozent empfindliche Stämme; **I [%]:** Prozent intermediäre Stämme; **R [%]:** Prozent resistente Stämme; **abs.:** absolut; **kum. %:** kumulativ in %; **Querstrich:** Konzentration nicht getestet

Tab. 69 Verteilung der MHK der vom Rind isolierten *Mannheimia-haemolytica*-Stämme (n = 49), Indikation: respiratorische Erkrankungen, 2010

AW	MHK [mg/L]	0,008	0,015	0,03	0,06	0,12	0,25	0,05	1	2	4	8	16	32	64	128	256	512	1.024	S [%]	I [%]	R [%]
AMP[1]	abs.	–	–	3	7	15	11	7	1	0	0	0	0	0	1	4*	–	–	–			
	kum. %	–	–	6,1	20,4	51,0	73,5	87,8	89,8	89,8	89,8	89,8	89,8	89,8	91,8	100,0	–	–	–			
AMC	abs.	–	–	0	0	18	16	13	2	0	0	0	0	0	0	–	–	–	–	100,0	0,0	0,0
	kum. %	–	–	0,0	0,0	36,7	69,4	95,9	100,0	100,0	100,0	100,0	100,0	100,0	100,0	–	–	–	–			
APR[1]	abs.	–	–	0	0	1	0	0	0	0	1	7	38	2	0	–	–	–	–			
	kum. %	–	–	0,0	0,0	2,0	2,0	2,0	2,0	2,0	4,1	18,4	95,9	100,0	100,0	–	–	–	–			
CPZ[1]	abs.	–	–	–	44	0	1	4	0	0	0	0	0	0	–	–	–	–	–			
	kum. %	–	–	–	89,8	89,8	91,8	100,0	100,0	100,0	100,0	100,0	100,0	100,0	–	–	–	–	–			
CTX[1]	abs.	–	49	0	0	0	0	0	0	0	0	0	0	0	–	–	–	–	–			
	kum. %	–	100,0	100,0	100,0	100,0	100,0	100,0	100,0	100,0	100,0	100,0	100,0	100,0	–	–	–	–	–			
CQN[1]	abs.	–	19	20	9	1	0	0	0	0	0	0	0	0	–	–	–	–	–			
	kum. %	–	38,8	79,6	98,0	100,0	100,0	100,0	100,0	100,0	100,0	100,0	100,0	100,0	–	–	–	–	–			
XNL	abs.	–	–	48	1	0	0	0	0	0	0	0	0	0	0	–	–	–	–	100,0	0,0	0,0
	kum. %	–	–	98,0	100,0	100,0	100,0	100,0	100,0	100,0	100,0	100,0	100,0	100,0	100,0	–	–	–	–			
CEF	abs.	–	–	–	1	4	24	15	1	4	0	0	0	0	0	0	–	–	–	100,0	0,0	0,0
	kum. %	–	–	–	2,0	10,2	59,2	89,8	91,8	100,0	100,0	100,0	100,0	100,0	100,0	100,0	–	–	–			
CHL	abs.	–	–	–	–	–	6	36	3	0	0	4	0	0	0	0	–	–	–	91,8	0,0	0,0
	kum. %	–	–	–	–	–	12,2	85,7	91,8	91,8	91,8	100,0	100,0	100,0	100,0	100,0	–	–	–			
COL[1]	abs.	–	–	0	1	6	19	21	2	0	0	0	0	–	–	–	–	–	–			
	kum. %	–	–	0,0	2,0	14,3	53,1	95,9	100,0	100,0	100,0	100,0	100,0	–	–	–	–	–	–			
DOX[1]	abs.	–	–	–	0	1	13	19	11	2	2	1	0	0	0	0	–	–	–			
	kum. %	–	–	–	0,0	2,0	28,6	67,3	89,8	93,9	98,0	100,0	100,0	100,0	100,0	100,0	–	–	–			
ENR	abs.	2	0	26	7	2	1	10	1	0	0	0	0	–	–	–	–	–	–	77,6	22,4	0,0
	kum. %	4,1	4,1	57,1	71,4	75,5	77,6	98,0	100,0	100,0	100,0	100,0	100,0	–	–	–	–	–	–			
FFN	abs.	–	–	–	–	0	4	14	28	3	0	0	0	0	0	0	0	–	–	100,0	0,0	0,0
	kum. %	–	–	–	–	0,0	8,2	36,7	93,9	100,0	100,0	100,0	100,0	100,0	100,0	100,0	100,0	–	–			
GEN	abs.	–	–	–	–	0	0	1	6	39	2	0	0	0	1	0	0	–	–	98,0	0,0	2,0
	kum. %	–	–	–	–	0,0	0,0	2,0	14,3	93,9	98,0	98,0	98,0	98,0	100,0	100,0	100,0	–	–			
NAL[1]	abs.	–	–	–	0	0	1	1	3	29	3	0	0	0	0	6	6*	–	–			
	kum. %	–	–	–	0,0	0,0	2,0	4,1	10,2	69,4	75,5	75,5	75,5	75,5	75,5	87,8	100,0	–	–			
PEN[1]	abs.	–	3	0	5	0	13	15	8	0	0	0	0	0	5*	–	–	–	–			
	kum. %	–	6,1	6,1	16,3	16,3	42,9	73,5	89,8	89,8	89,8	89,8	89,8	89,8	100,0	–	–	–	–			

Tab. 69 (Fortsetzung)

AW	MHK [mg/L]																		S [%]	I [%]	R [%]
	0,008	0,015	0,03	0,06	0,12	0,25	0,05	1	2	4	8	16	32	64	128	256	512	1.024			
SPE abs.	–	–	–	–	0	0	0	0	0	0	1	20	28	0	0	0	–	–	100,0	0,0	0,0
SPE kum. %	–	–	–	–	0,0	0,0	0,0	0,0	0,0	0,0	2,0	42,9	100,0	100,0	100,0	100,0	–	–			
SPI[1] abs.	–	–	–	0	0	0	0	1	0	0	0	0	6	35	7	–	–	–			
SPI[1] kum. %	–	–	–	0,0	0,0	0,0	0,0	2,0	2,0	2,0	2,0	2,0	14,3	85,7	100,0	–	–	–			
TET abs.	–	–	–	–	0	6	28	10	0	0	0	4	0	1	0	0	–	–	89,8	0,0	10,2
TET kum. %	–	–	–	–	0,0	12,2	69,4	89,8	89,8	89,8	89,8	98,0	98,0	100,0	100,0	100,0	–	–			
TIA[1] abs.	–	–	0	0	0	0	0	0	0	1	6	40	2	0	–	–	–	–			
TIA[1] kum. %	–	–	0,0	0,0	0,0	0,0	0,0	0,0	0,0	2,0	14,3	95,9	100,0	100,0	–	–	–	–			
TIL abs.	–	–	–	0	0	0	0	0	5	35	8	1	0	0	0	–	–	–	98,0	2,0	0,0
TIL kum. %	–	–	–	0,0	0,0	0,0	0,0	0,0	10,2	81,6	98,0	100,0	100,0	100,0	100,0	–	–	–			
TMP[1] abs.	–	–	–	3	4	30	8	1	0	1	1	1	0	0	0	–	–	–			
TMP[1] kum. %	–	–	–	6,1	14,3	75,5	91,8	93,9	93,9	95,9	98,0	100,0	100,0	100,0	100,0	–	–	–			
SXT[1] abs.	–	1	33	8	2	4	0	0	1	0	0	0	0	–	–	–	–	–			
SXT[1] kum. %	–	2,0	69,4	85,7	89,8	98,0	98,0	98,0	100,0	100,0	100,0	100,0	100,0	–	–	–	–	–			
TUL abs.	–	–	0	0	0	0	0	1	20	27	1	0	0	0	–	–	–	–	100,0	0,0	0,0
TUL kum. %	–	–	0,0	0,0	0,0	0,0	0,0	2,0	42,9	98,0	100,0	100,0	100,0	100,0	–	–	–	–			

[1] Grenzwert für diese Bakterien/Indikation in CLSI M31-A3 nicht verfügbar
* Anzahl Stämme, deren MHK größer als die höchste getestete Konzentration ist
AW: Antimikrobieller Wirkstoff; **S [%]:** Prozent empfindliche Stämme; **I [%]:** Prozent intermediäre Stämme; **R [%]:** Prozent resistente Stämme; **abs.:** absolut; **kum. %:** kumulativ in %; **Querstrich:** Konzentration nicht getestet

Tab. 70 Verteilung der MHK der vom Rind isolierten *Mannheimia-haemolytica*-Stämme (n = 29), Indikation: respiratorische Erkrankungen, 2011

AW		0,008	0,015	0,03	0,06	0,12	0,25	0,05	1	2	4	8	16	32	64	128	256	512	1.024	> 1.024	S [%]	I [%]	R [%]
AMP[1]	abs.	–	–	2	3	11	9	1	0	0	1	0	0	1	1	–	–	–	–	–			
	kum. %	–	–	6,9	17,2	55,2	86,2	89,7	89,7	89,7	93,1	93,1	93,1	96,6	100,0	–	–	–	–	–			
AMC	abs.	–	–	0	0	10	16	2	1	0	0	0	0	0	0	–	–	–	–	–	100,0	0,0	0,0
	kum. %	–	–	0,0	0,0	34,5	89,7	96,6	100,0	100,0	100,0	100,0	100,0	100,0	100,0	–	–	–	–	–			
APR[1]	abs.	–	–	0	0	0	0	1	0	0	0	2	25	1	0	–	–	–	–	–			
	kum. %	–	–	0,0	0,0	0,0	0,0	3,4	3,4	3,4	3,4	10,3	96,6	100,0	100,0	–	–	–	–	–			
CPZ[1]	abs.	–	–	–	25	2	0	0	2	0	0	0	0	0	–	–	–	–	–	–			
	kum. %	–	–	–	86,2	93,1	93,1	93,1	100,0	100,0	100,0	100,0	100,0	100,0	–	–	–	–	–	–			
CTX[1]	abs.	–	27	0	0	0	1	1	0	0	0	0	0	0	–	–	–	–	–	–			
	kum. %	–	93,1	93,1	93,1	93,1	96,6	100,0	100,0	100,0	100,0	100,0	100,0	100,0	–	–	–	–	–	–			
CQN[1]	abs.	–	14	11	2	2	0	0	0	0	0	0	0	0	–	–	–	–	–	–			
	kum. %	–	48,3	86,2	93,1	100,0	100,0	100,0	100,0	100,0	100,0	100,0	100,0	100,0	–	–	–	–	–	–			
XNL	abs.	–	–	27	0	0	0	1	1	0	0	0	0	0	0	–	–	–	–	–	100,0	0,0	0,0
	kum. %	–	–	93,1	93,1	93,1	93,1	96,6	100,0	100,0	100,0	100,0	100,0	100,0	100,0	–	–	–	–	–			
CEF	abs.	–	–	–	0	4	20	5	0	0	0	0	0	0	0	0	–	–	–	–	100,0	0,0	0,0
	kum. %	–	–	–	0,0	13,8	82,8	100,0	100,0	100,0	100,0	100,0	100,0	100,0	100,0	100,0	–	–	–	–			
CHL	abs.	–	–	–	–	–	2	20	4	1	0	0	2	0	0	0	–	–	–	–	93,1	0,0	6,9
	kum. %	–	–	–	–	–	6,9	75,9	89,7	93,1	93,1	93,1	100,0	100,0	100,0	100,0	–	–	–	–			
COL[1]	abs.	–	–	0	0	0	14	11	2	0	1	1	0	–	–	–	–	–	–	–			
	kum. %	–	–	0,0	0,0	0,0	48,3	86,2	93,1	93,1	96,6	100,0	100,0	–	–	–	–	–	–	–			
DOX[1]	abs.	–	–	–	0	2	6	17	1	3	0	0	0	0	0	–	–	–	–	–			
	kum. %	–	–	–	0,0	6,9	27,6	86,2	89,7	100,0	100,0	100,0	100,0	100,0	100,0	–	–	–	–	–			
ENR	abs.	0	1	13	2	1	4	8	0	0	0	0	0	–	–	–	–	–	–	–	72,4	27,6	0,0
	kum. %	0,0	3,4	48,3	55,2	58,6	72,4	100,0	100,0	100,0	100,0	100,0	100,0	–	–	–	–	–	–	–			
FFN	abs.	–	–	–	–	0	0	9	18	2	0	0	0	0	0	0	0	–	–	–	100,0	0,0	0,0
	kum. %	–	–	–	–	0,0	0,0	31,0	93,1	100,0	100,0	100,0	100,0	100,0	100,0	100,0	100,0	–	–	–			
GEN	abs.	–	–	–	–	1	0	0	4	21	3	0	0	0	0	0	0	–	–	–	100,0	0,0	0,0
	kum. %	–	–	–	–	3,4	3,4	3,4	17,2	89,7	100,0	100,0	100,0	100,0	100,0	100,0	100,0	–	–	–			
IPM	abs.	–	1	0	0	14	13	1	0	0	0	0	0	0	–	–	–	–	–	–	100,0	0,0	0,0
	kum. %	–	3,4	3,4	3,4	51,7	96,6	100,0	100,0	100,0	100,0	100,0	100,0	100,0	–	–	–	–	–	–			
NAL[1]	abs.	–	–	–	0	0	0	0	3	12	0	1	0	2	1	8	2*	–	–	–			
	kum. %	–	–	–	0,0	0,0	0,0	0,0	10,3	51,7	51,7	55,2	55,2	62,1	65,5	93,1	100,0	–	–	–			

The MHK column header group is labelled **MHK [mg/L]**.

Tab. 70 (Fortsetzung)

AW		0,008	0,015	0,03	0,06	0,12	0,25	0,05	1	2	4	8	16	32	64	128	256	512	1.024	> 1.024	S [%]	I [%]	R [%]
PEN[1]	abs.	–	0	2	4	5	9	6	0	0	0	0	0	2	1*	–	–	–	–	–			
	kum. %	–	0,0	6,9	20,7	37,9	69,0	89,7	89,7	89,7	89,7	89,7	89,7	96,6	100,0	–	–	–	–	–			
SPI[1]	abs.	–	–	–	0	0	0	0	0	1	0	0	0	3	22	3	–	–	–	–			
	kum. %	–	–	–	0,0	0,0	0,0	0,0	0,0	3,4	3,4	3,4	3,4	13,8	89,7	100,0	–	–	–	–			
TET	abs.	–	–	–	–	0	3	21	2	0	0	0	3	0	0	0	0	–	–	–	89,7	0,0	10,3
	kum. %	–	–	–	–	0,0	10,3	82,8	89,7	89,7	89,7	89,7	100,0	100,0	100,0	100,0	100,0	–	–	–			
TIA[1]	abs.	–	–	0	0	0	1	0	0	0	0	5	19	4	0	–	–	–	–	–			
	kum. %	–	–	0,0	0,0	0,0	3,4	3,4	3,4	3,4	3,4	20,7	86,2	100,0	100,0	–	–	–	–	–			
TIL	abs.	–	–	–	0	0	0	1	0	2	19	7	0	0	0	0	–	–	–	–	100,0	0,0	0,0
	kum. %	–	–	–	0,0	0,0	0,0	3,4	3,4	10,3	75,9	100,0	100,0	100,0	100,0	100,0	–	–	–	–			
SXT[1]	abs.	–	0	22	4	2	1	0	0	0	0	0	0	0	–	–	–	–	–	–			
	kum. %	–	0,0	75,9	89,7	96,6	100,0	100,0	100,0	100,0	100,0	100,0	100,0	100,0	–	–	–	–	–	–			
TUL	abs.	–	–	0	0	0	0	0	0	8	18	3	0	0	0	–	–	–	–	–	100,0	0,0	0,0
	kum. %	–	–	0,0	0,0	0,0	0,0	0,0	0,0	27,6	89,7	100,0	100,0	100,0	100,0	–	–	–	–	–			
SUL	abs.	–	–	–	–	–	–	0	0	0	0	1	0	1	8	3	4	10	0	2*	58,6		41,4
	kum. %	–	–	–	–	–	–	0,0	0,0	0,0	0,0	3,4	3,4	6,9	34,5	44,8	58,6	93,1	93,1	100,0			

[1] Grenzwert für diese Bakterien/Indikation in CLSI M31-A3 nicht verfügbar

* Anzahl Stämme, deren MHK größer als die höchste getestete Konzentration ist

AW: Antimikrobieller Wirkstoff; **S [%]:** Prozent empfindliche Stämme; **I [%]:** Prozent intermediäre Stämme; **R [%]:** Prozent resistente Stämme; **abs.:** absolut; **kum. %:** kumulativ in %; **Querstrich:** Konzentration nicht getestet

Tab. 71 Verteilung der MHK der vom kleinen Wiederkäuer isolierten *Mannheimia-haemolytica*-Stämme (n = 24), Indikation: respiratorische Erkrankungen, 2010

AW		MHK [mg/L]																	S [%]	I [%]	R [%]
		0,008	0,015	0,03	0,06	0,12	0,25	0,05	1	2	4	8	16	32	64	128	256	512	1.024			
AMP[1]	abs.	–	–	0	1	11	6	4	0	0	0	0	0	0	0	–	–	–	–			
	kum. %	–	–	0,0	4,5	54,5	81,8	100,0	100,0	100,0	100,0	100,0	100,0	100,0	100,0	–	–	–	–			
AMC	abs.	–	–	0	0	5	12	5	0	0	0	0	0	0	0	–	–	–	–	100,0	0,0	0,0
	kum. %	–	–	0,0	0,0	22,7	77,3	100,0	100,0	100,0	100,0	100,0	100,0	100,0	100,0	–	–	–	–			
APR[1]	abs.	–	–	0	0	0	0	0	0	0	2	14	6	0	0	–	–	–	–			
	kum. %	–	–	0,0	0,0	0,0	0,0	0,0	0,0	0,0	9,1	72,7	100,0	100,0	100,0	–	–	–	–			
CPZ[1]	abs.	–	–	–	22	0	0	0	0	0	0	0	0	0	0	–	–	–	–			
	kum. %	–	–	–	100,0	100,0	100,0	100,0	100,0	100,0	100,0	100,0	100,0	100,0	100,0	–	–	–	–			
CTX[1]	abs.	–	22	0	0	0	0	0	0	0	0	0	0	0	–	–	–	–	–			
	kum. %	–	100,0	100,0	100,0	100,0	100,0	100,0	100,0	100,0	100,0	100,0	100,0	100,0	–	–	–	–	–			
CQN[1]	abs.	–	18	3	1	0	0	0	0	0	0	0	0	0	–	–	–	–	–			
	kum. %	–	81,8	95,5	100,0	100,0	100,0	100,0	100,0	100,0	100,0	100,0	100,0	100,0	–	–	–	–	–			
XNL[1]	abs.	–	–	22	0	0	0	0	0	0	0	0	0	0	0	–	–	–	–			
	kum. %	–	–	100,0	100,0	100,0	100,0	100,0	100,0	100,0	100,0	100,0	100,0	100,0	100,0	–	–	–	–			
CEF	abs.	–	–	–	1	2	12	5	1	1	0	0	0	0	0	0	–	–	–	100,0	0,0	0,0
	kum. %	–	–	–	4,5	13,6	68,2	90,9	95,5	100,0	100,0	100,0	100,0	100,0	100,0	100,0	–	–	–			
CHL	abs.	–	–	–	–	–	5	17	0	0	0	0	0	0	0	0	0	–	–	100,0	0,0	0,0
	kum. %	–	–	–	–	–	22,7	100,0	100,0	100,0	100,0	100,0	100,0	100,0	100,0	100,0	100,0	–	–			
COL[1]	abs.	–	–	0	0	0	18	4	0	0	0	0	0	–	–	–	–	–	–			
	kum. %	–	–	0,0	0,0	0,0	81,8	100,0	100,0	100,0	100,0	100,0	100,0	–	–	–	–	–	–			
DOX[1]	abs.	–	–	–	0	0	11	10	0	0	1	0	0	0	0	0	–	–	–			
	kum. %	–	–	–	0,0	0,0	50,0	95,5	95,5	95,5	100,0	100,0	100,0	100,0	100,0	100,0	–	–	–			
ENR[1]	abs.	0	6	13	3	0	0	0	0	0	0	0	0	–	–	–	–	–	–			
	kum. %	0,0	27,3	86,4	100,0	100,0	100,0	100,0	100,0	100,0	100,0	100,0	100,0	–	–	–	–	–	–			
FFN[1]	abs.	–	–	–	–	0	2	16	4	0	0	0	0	0	0	0	0	–	–			
	kum. %	–	–	–	–	0,0	9,1	81,8	100,0	100,0	100,0	100,0	100,0	100,0	100,0	100,0	100,0	–	–			
GEN	abs.	–	–	–	–	0	0	1	12	9	0	0	0	0	0	0	0	–	–	100,0	0,0	0,0
	kum. %	–	–	–	–	0,0	0,0	4,5	59,1	100,0	100,0	100,0	100,0	100,0	100,0	100,0	100,0	–	–			
NAL[1]	abs.	–	–	–	0	0	0	0	9	11	2	0	0	0	0	0	–	–	–			
	kum. %	–	–	–	0,0	0,0	0,0	0,0	40,9	90,9	100,0	100,0	100,0	100,0	100,0	100,0	–	–	–			
PEN[1]	abs.	–	0	1	4	1	7	5	4	0	0	0	0	0	–	–	–	–	–			
	kum. %	–	0,0	4,5	22,7	27,3	59,1	81,8	100,0	100,0	100,0	100,0	100,0	100,0	–	–	–	–	–			

Tab. 71   (Fortsetzung)

AW	MHK [mg/L]																		S [%]	I [%]	R [%]
		0,008	0,015	0,03	0,06	0,12	0,25	0,05	1	2	4	8	16	32	64	128	256	512	1.024			
SPE[1]	abs.	–	–	–	–	0	0	0	0	0	0	1	4	17	0	0	0	–	–			
	kum. %	–	–	–	–	0,0	0,0	0,0	0,0	0,0	0,0	4,5	22,7	100,0	100,0	100,0	100,0	–	–			
SPI[1]	abs.	–	–	–	0	0	0	0	0	0	2	0	5	8	7	0	–	–	–			
	kum. %	–	–	–	–	0,0	0,0	0,0	0,0	0,0	9,1	9,1	31,8	68,2	100,0	100,0	–	–	–			
TET	abs.	–	–	–	–	0	3	16	2	0	0	0	0	1	0	0	0	–	–	95,5	0,0	4,5
	kum. %	–	–	–	–	0,0	13,6	86,4	95,5	95,5	95,5	95,5	95,5	100,0	100,0	100,0	100,0	–	–			
TIA[1]	abs.	–	–	0	0	0	0	0	1	1	8	10	2	0	0	–	–	–	–			
	kum. %	–	–	0,0	0,0	0,0	0,0	0,0	4,5	9,1	45,5	90,9	100,0	100,0	100,0	–	–	–	–			
TIL[1]	abs.	–	–	–	0	0	0	0	3	6	12	1	0	0	0	0	–	–	–			
	kum. %	–	–	–	0,0	0,0	0,0	0,0	13,6	40,9	95,5	100,0	100,0	100,0	100,0	100,0	–	–	–			
TMP[1]	abs.	–	–	–	12	8	2	0	0	0	0	0	0	0	0	0	–	–	–			
	kum. %	–	–	–	54,5	90,9	100,0	100,0	100,0	100,0	100,0	100,0	100,0	100,0	100,0	100,0	–	–	–			
SXT[1]	abs.	–	10	12	0	0	0	0	0	0	0	0	0	0	–	–	–	–	–			
	kum. %	–	45,5	100,0	100,0	100,0	100,0	100,0	100,0	100,0	100,0	100,0	100,0	100,0	–	–	–	–	–			
TUL[1]	abs.	–	–	0	0	0	0	0	8	13	1	0	0	0	0	–	–	–	–			
	kum. %	–	–	0,0	0,0	0,0	0,0	0,0	36,4	95,5	100,0	100,0	100,0	100,0	100,0	–	–	–	–			

[1] Grenzwert für diese Bakterien/Indikation in CLSI M31-A3 nicht verfügbar
AW: Antimikrobieller Wirkstoff; **S [%]:** Prozent empfindliche Stämme; **I [%]:** Prozent intermediäre Stämme; **R [%]:** Prozent resistente Stämme; **abs.:** absolut; **kum. %:** kumulativ in %; **Querstrich:** Konzentration nicht getestet

Tab. 72 Verteilung der MHK der vom kleinen Wiederkäuer isolierten *Mannheimia-haemolytica*-Stämme (n = 16), Indikation: respiratorische Erkrankungen, 2011

AW	MHK [mg/L]																		S [%]	I [%]	R [%]
	0,008	0,015	0,03	0,06	0,12	0,25	0,05	1	2	4	8	16	32	64	128	256	512	1.024	> 1.024			
AMP[1] abs.	–	–	0	3	7	3	3	0	0	0	0	0	0	0	–	–	–	–	–			
AMP[1] kum. %	–	–	0,0	18,8	62,5	81,3	100,0	100,0	100,0	100,0	100,0	100,0	100,0	100,0	–	–	–	–	–			
AMC abs.	–	–	0	0	5	10	1	0	0	0	0	0	0	0	–	–	–	–	–	100,0	0,0	0,0
AMC kum. %	–	–	0,0	0,0	31,3	93,8	100,0	100,0	100,0	100,0	100,0	100,0	100,0	100,0	–	–	–	–	–			
APR[1] abs.	–	–	0	0	0	0	0	1	1	0	10	4	0	0	–	–	–	–	–			
APR[1] kum. %	–	–	0,0	0,0	0,0	0,0	0,0	6,3	12,5	12,5	75,0	100,0	100,0	100,0	–	–	–	–	–			
CPZ[1] abs.	–	–	–	16	0	0	0	0	0	0	0	0	0	–	–	–	–	–	–			
CPZ[1] kum. %	–	–	–	100,0	100,0	100,0	100,0	100,0	100,0	100,0	100,0	100,0	100,0	–	–	–	–	–	–			
CTX[1] abs.	–	15	0	1	0	0	0	0	0	0	0	0	0	–	–	–	–	–	–			
CTX[1] kum. %	–	93,8	93,8	100,0	100,0	100,0	100,0	100,0	100,0	100,0	100,0	100,0	100,0	–	–	–	–	–	–			
CQN[1] abs.	–	13	3	0	0	0	0	0	0	0	0	0	0	–	–	–	–	–	–			
CQN[1] kum. %	–	81,3	100,0	100,0	100,0	100,0	100,0	100,0	100,0	100,0	100,0	100,0	100,0	–	–	–	–	–	–			
XNL[1] abs.	–	–	15	0	0	0	1	0	0	0	0	0	0	0	–	–	–	–	–			
XNL[1] kum. %	–	–	93,8	93,8	93,8	93,8	100,0	100,0	100,0	100,0	100,0	100,0	100,0	100,0	–	–	–	–	–			
CEF abs.	–	–	–	0	1	11	3	1	0	0	0	0	0	0	0	–	–	–	–	100,0	0,0	0,0
CEF kum. %	–	–	–	0,0	6,3	75,0	93,8	100,0	100,0	100,0	100,0	100,0	100,0	100,0	100,0	–	–	–	–			
CHL abs.	–	–	–	–	–	–	1	14	0	1	0	0	0	0	0	0	–	–	–	100,0	0,0	0,0
CHL kum. %	–	–	–	–	–	–	6,3	93,8	93,8	100,0	100,0	100,0	100,0	100,0	100,0	100,0	–	–	–			
COL[1] abs.	–	–	0	0	0	6	8	2	0	0	0	0	–	–	–	–	–	–	–			
COL[1] kum. %	–	–	0,0	0,0	0,0	37,5	87,5	100,0	100,0	100,0	100,0	100,0	–	–	–	–	–	–	–			
DOX[1] abs.	–	–	–	1	1	10	4	0	0	0	0	0	0	0	0	–	–	–	–			
DOX[1] kum. %	–	–	–	6,3	12,5	75,0	100,0	100,0	100,0	100,0	100,0	100,0	100,0	100,0	100,0	–	–	–	–			
ENR[1] abs.	0	6	7	3	0	0	0	0	0	0	0	0	–	–	–	–	–	–	–			
ENR[1] kum. %	0,0	37,5	81,3	100,0	100,0	100,0	100,0	100,0	100,0	100,0	100,0	100,0	–	–	–	–	–	–	–			
FFN[1] abs.	–	–	–	–	0	1	6	6	3	0	0	0	0	0	0	0	–	–	–			
FFN[1] kum. %	–	–	–	–	0,0	6,3	43,8	81,3	100,0	100,0	100,0	100,0	100,0	100,0	100,0	100,0	–	–	–			
GEN abs.	–	–	–	–	0	1	0	10	5	0	0	0	0	0	0	0	–	–	–	100,0	0,0	0,0
GEN kum. %	–	–	–	–	0,0	6,3	6,3	68,8	100,0	100,0	100,0	100,0	100,0	100,0	100,0	100,0	–	–	–			
IPM abs.	–	0	0	0	5	11	0	0	0	0	0	0	0	0	–	–	–	–	–	100,0	0,0	0,0
IPM kum. %	–	0,0	0,0	0,0	31,3	100,0	100,0	100,0	100,0	100,0	100,0	100,0	100,0	100,0	–	–	–	–	–			
NAL[1] abs.	–	–	–	0	0	0	0	6	9	0	1	0	0	0	0	–	–	–	–			
NAL[1] kum. %	–	–	–	0,0	0,0	0,0	0,0	37,5	93,8	93,8	100,0	100,0	100,0	100,0	100,0	–	–	–	–			

Tab. 72   (Fortsetzung)

AW	MHK [mg/L]	0,008	0,015	0,03	0,06	0,12	0,25	0,05	1	2	4	8	16	32	64	128	256	512	1.024	> 1.024	S [%]	I [%]	R [%]
PEN[1]	abs.	–	0	3	4	2	4	3	0	0	0	0	0	0	–	–	–	–	–	–			
	kum. %	–	0,0	18,8	43,8	56,3	81,3	100,0	100,0	100,0	100,0	100,0	100,0	100,0	–	–	–	–	–	–			
SPI[1]	abs.	–	–	–	0	0	0	0	0	0	0	1	3	6	5	1	–	–	–	–			
	kum. %	–	–	–	0,0	0,0	0,0	0,0	0,0	0,0	0,0	6,3	25,0	62,5	93,8	100,0	–	–	–	–			
TET	abs.	–	–	–	–	1	2	11	1	1	0	0	0	0	0	0	0	–	–	–	100,0	0,0	0,0
	kum. %	–	–	–	–	6,3	18,8	87,5	93,8	100,0	100,0	100,0	100,0	100,0	100,0	100,0	100,0	–	–	–			
TIA[1]	abs.	–	–	0	0	0	0	0	0	1	4	10	1	0	0	–	–	–	–	–			
	kum. %	–	–	0,0	0,0	0,0	0,0	0,0	0,0	6,3	31,3	93,8	100,0	100,0	100,0	–	–	–	–	–			
TIL[1]	abs.	–	–	–	0	0	0	0	2	5	8	1	0	0	0	0	–	–	–	–			
	kum. %	–	–	–	0,0	0,0	0,0	0,0	12,5	43,8	93,8	100,0	100,0	100,0	100,0	100,0	–	–	–	–			
SXT[1]	abs.	–	7	7	2	0	0	0	0	0	0	0	0	0	–	–	–	–	–	–			
	kum. %	–	43,8	87,5	100,0	100,0	100,0	100,0	100,0	100,0	100,0	100,0	100,0	100,0	–	–	–	–	–	–			
TUL[1]	abs.	–	–	0	0	0	0	0	3	10	3	0	0	0	0	–	–	–	–	–	100,0	0,0	0,0
	kum. %	–	–	0,0	0,0	0,0	0,0	0,0	18,8	81,3	100,0	100,0	100,0	100,0	100,0	–	–	–	–	–			
SUL	abs.	–	–	–	–	–	–	0	3	1	3	1	0	1	0	1	1	4	0	1*	68,8		31,3
	kum. %	–	–	–	–	–	–	0,0	18,8	25,0	43,8	50,0	50,0	56,3	56,3	62,5	68,8	93,8	93,8	100,0			

[1] Grenzwert für diese Bakterien/Indikation in CLSI M31-A3 nicht verfügbar
* Anzahl Stämme, deren MHK größer als die höchste getestete Konzentration ist
AW: Antimikrobieller Wirkstoff; **S [%]**: Prozent empfindliche Stämme; **I [%]**: Prozent intermediäre Stämme; **R [%]**: Prozent resistente Stämme; **abs.**: absolut; **kum. %**: kumulativ in %; **Querstrich**: Konzentration nicht getestet

Tab. 73 Verteilung der MHK der vom Rind isolierten *Pasteurella-multocida*-Stämme (n = 21), Indikation: respiratorische Erkrankungen, 2010

AW	MHK [mg/L]																		S [%]	I [%]	R [%]
	0,008	0,015	0,03	0,06	0,12	0,25	0,05	1	2	4	8	16	32	64	128	256	512	1.024			
AMP[1] abs.	–	–	1	1	9	9	1	0	0	0	0	0	0	0	–	–	–	–			
AMP[1] kum. %	–	–	4,8	9,5	52,4	95,2	100,0	100,0	100,0	100,0	100,0	100,0	100,0	100,0	–	–	–	–			
AMC abs.	–	–	1	1	5	9	5	0	0	0	0	0	0	0	–	–	–	–	100,0	0,0	0,0
AMC kum. %	–	–	4,8	9,5	33,3	76,2	100,0	100,0	100,0	100,0	100,0	100,0	100,0	100,0	–	–	–	–			
APR[1] abs.	–	–	0	0	0	0	1	0	1	1	2	13	3	0	–	–	–	–			
APR[1] kum. %	–	–	0,0	0,0	0,0	0,0	4,8	4,8	9,5	14,3	23,8	85,7	100,0	100,0	–	–	–	–			
CPZ[1] abs.	–	–	–	17	0	1	0	1	1	0	0	0	1	–	–	–	–	–			
CPZ[1] kum. %	–	–	–	81,0	81,0	85,7	85,7	90,5	95,2	95,2	95,2	95,2	100,0	–	–	–	–	–			
CTX[1] abs.	–	18	1	0	0	1	1	0	0	0	0	0	0	–	–	–	–	–			
CTX[1] kum. %	–	85,7	90,5	90,5	90,5	95,2	100,0	100,0	100,0	100,0	100,0	100,0	100,0	–	–	–	–	–			
CQN[1] abs.	–	2	12	5	1	1	0	0	0	0	0	0	0	–	–	–	–	–			
CQN[1] kum. %	–	9,5	66,7	90,5	95,2	100,0	100,0	100,0	100,0	100,0	100,0	100,0	100,0	–	–	–	–	–			
XNL abs.	–	–	18	1	0	0	0	1	1	0	0	0	0	0	–	–	–	–	100,0	0,0	0,0
XNL kum. %	–	–	85,7	90,5	90,5	90,5	90,5	95,2	100,0	100,0	100,0	100,0	100,0	100,0	–	–	–	–			
CEF abs.	–	–	–	1	3	12	4	0	0	0	1	0	0	0	0	–	–	–	100,0	0,0	0,0
CEF kum. %	–	–	–	4,8	19,0	76,2	95,2	95,2	95,2	95,2	100,0	100,0	100,0	100,0	100,0	–	–	–			
CHL abs.	–	–	–	–	–	–	7	12	0	1	0	0	1	0	0	0	–	–	95,2	0,0	4,8
CHL kum. %	–	–	–	–	–	–	33,3	90,5	90,5	95,2	95,2	95,2	100,0	100,0	100,0	100,0	–	–			
COL[1] abs.	–	–	0	0	1	3	2	10	2	2	1	0	–	–	–	–	–	–			
COL[1] kum. %	–	–	0,0	0,0	4,8	19,0	28,6	76,2	85,7	95,2	100,0	100,0	–	–	–	–	–	–			
DOX[1] abs.	–	–	–	0	0	6	10	4	1	0	0	0	0	0	–	–	–	–			
DOX[1] kum. %	–	–	–	0,0	0,0	28,6	76,2	95,2	100,0	100,0	100,0	100,0	100,0	100,0	–	–	–	–			
ENR abs.	11	4	5	0	0	0	0	0	0	1	0	0	–	–	–	–	–	–	95,2	0,0	4,8
ENR kum. %	52,4	71,4	95,2	95,2	95,2	95,2	95,2	95,2	95,2	100,0	100,0	100,0	–	–	–	–	–	–			
FFN abs.	–	–	–	–	1	5	14	0	1	0	0	0	0	0	0	0	–	–	100,0	0,0	0,0
FFN kum. %	–	–	–	–	4,8	28,6	95,2	95,2	100,0	100,0	100,0	100,0	100,0	100,0	100,0	100,0	–	–			
GEN abs.	–	–	–	–	0	1	2	1	8	9	0	0	0	0	0	0	–	–	100,0	0,0	0,0
GEN kum. %	–	–	–	–	0,0	4,8	14,3	19,0	57,1	100,0	100,0	100,0	100,0	100,0	100,0	100,0	–	–			
NAL[1] abs.	–	–	–	0	0	2	8	6	3	0	1	1	0	0	0	–	–	–			
NAL[1] kum. %	–	–	–	0,0	0,0	9,5	47,6	76,2	90,5	90,5	95,2	100,0	100,0	100,0	100,0	–	–	–			
PEN[1] abs.	–	1	1	4	3	12	0	0	0	0	0	0	0	–	–	–	–	–			
PEN[1] kum. %	–	4,8	9,5	28,6	42,9	100,0	100,0	100,0	100,0	100,0	100,0	100,0	100,0	–	–	–	–	–			

Tab. 73   (Fortsetzung)

AW	MHK [mg/L]																		S [%]	I [%]	R [%]
	0,008	0,015	0,03	0,06	0,12	0,25	0,05	1	2	4	8	16	32	64	128	256	512	1.024			
SPE abs.	–	–	–	–	0	0	0	0	0	0	1	7	10	1	1	0	1*	–	85,7	4,8	9,5
SPE kum. %	–	–	–	–	0,0	0,0	0,0	0,0	0,0	0,0	4,8	38,1	85,7	90,5	95,2	95,2	100,0	–			
SPI¹ abs.	–	–	–	0	0	0	0	1	0	1	2	3	11	2	0	1*	–	–			
SPI¹ kum. %	–	–	–	0,0	0,0	0,0	0,0	4,8	4,8	9,5	19,0	33,3	85,7	95,2	95,2	100,0	–	–			
TET abs.	–	–	–	–	0	0	10	8	2	0	0	1	0	0	0	0	1*	–	90,9	0,0	4,5
TET kum. %	–	–	–	–	0,0	0,0	45,5	81,8	90,9	90,9	90,9	95,5	95,5	95,5	95,5	95,5	100,0	–			
TIA¹ abs.	–	–	0	0	1	0	1	0	0	3	4	9	3	0	–	–	–	–			
TIA¹ kum. %	–	–	0,0	0,0	4,8	4,8	9,5	9,5	9,5	23,8	42,9	85,7	100,0	100,0	–	–	–	–			
TIL¹ abs.	–	–	–	0	0	1	0	1	8	8	2	0	0	0	0	2*	–	–	90,9	0,0	0,0
TIL¹ kum. %	–	–	–	0,0	0,0	4,5	4,5	9,1	45,5	81,8	90,9	90,9	90,9	90,9	90,9	100,0	–	–			
TMP¹ abs.	–	–	–	1	5	7	4	2	1	1	0	0	0	0	0	–	–	–			
TMP¹ kum. %	–	–	–	4,8	28,6	61,9	81,0	90,5	95,2	100,0	100,0	100,0	100,0	100,0	100,0	–	–	–			
SXT¹ abs.	–	0	6	5	3	5	2	0	0	0	0	0	0	–	–	–	–	–			
SXT¹ kum. %	–	0,0	28,6	52,4	66,7	90,5	100,0	100,0	100,0	100,0	100,0	100,0	100,0	–	–	–	–	–			
TUL abs.	–	–	0	0	0	0	1	7	10	2	0	0	0	0	1*	–	–	–	95,2	0,0	0,0
TUL kum. %	–	–	0,0	0,0	0,0	0,0	4,8	38,1	85,7	95,2	95,2	95,2	95,2	95,2	100,0	–	–	–			

¹ Grenzwert für diese Bakterien/Indikation in CLSI M31-A3 nicht verfügbar
* Anzahl Stämme, deren MHK größer als die höchste getestete Konzentration ist
AW: Antimikrobieller Wirkstoff; **S [%]:** Prozent empfindliche Stämme; **I [%]:** Prozent intermediäre Stämme; **R [%]:** Prozent resistente Stämme; **abs.:** absolut; **kum. %:** kumulativ in %; **Querstrich:** Konzentration nicht getestet

Tab. 74 Verteilung der MHK der vom Rind isolierten *Pasteurella-multocida*-Stämme (n = 72), Indikation: respiratorische Erkrankungen, 2011

AW	MHK [mg/L]																			S [%]	I [%]	R [%]
	0,008	0,015	0,03	0,06	0,12	0,25	0,05	1	2	4	8	16	32	64	128	256	512	1.024	> 1.024			
AMP[1] abs.	–	–	0	3	14	39	8	3	1	0	0	0	0	1	3*	–	–	–	–			
AMP[1] kum. %	–	–	0,0	4,2	23,6	77,8	88,9	93,1	94,4	94,4	94,4	94,4	94,4	95,8	100,0	–	–	–	–			
AMC abs.	–	–	0	1	6	29	31	5	0	0	0	0	0	0	–	–	–	–	–	100,0	0,0	0,0
AMC kum. %	–	–	0,0	1,4	9,7	50,0	93,1	100,0	100,0	100,0	100,0	100,0	100,0	100,0	–	–	–	–	–			
APR[1] abs.	–	–	0	0	0	0	0	0	0	8	21	30	11	2	–	–	–	–	–			
APR[1] kum. %	–	–	0,0	0,0	0,0	0,0	0,0	0,0	0,0	11,1	40,3	81,9	97,2	100,0	–	–	–	–	–			
CPZ[1] abs.	–	–	–	66	2	1	1	2	0	0	0	0	0	–	–	–	–	–	–			
CPZ[1] kum. %	–	–	–	91,7	94,4	95,8	97,2	100,0	100,0	100,0	100,0	100,0	100,0	–	–	–	–	–	–			
CTX[1] abs.	–	67	4	0	0	0	1	0	0	0	0	0	0	–	–	–	–	–	–			
CTX[1] kum. %	–	93,1	98,6	98,6	98,6	98,6	100,0	100,0	100,0	100,0	100,0	100,0	100,0	–	–	–	–	–	–			
CQN[1] abs.	–	8	31	29	3	0	0	0	0	0	1	0	0	–	–	–	–	–	–			
CQN[1] kum. %	–	11,1	54,2	94,4	98,6	98,6	98,6	98,6	98,6	98,6	100,0	100,0	100,0	–	–	–	–	–	–			
XNL abs.	–	–	70	1	1	0	0	0	0	0	0	0	0	0	–	–	–	–	–	100,0	0,0	0,0
XNL kum. %	–	–	97,2	98,6	100,0	100,0	100,0	100,0	100,0	100,0	100,0	100,0	100,0	100,0	–	–	–	–	–			
CEF abs.	–	–	–	1	11	40	16	3	0	1	0	0	0	0	–	–	–	–	–	100,0	0,0	0,0
CEF kum. %	–	–	–	1,4	16,7	72,2	94,4	98,6	98,6	100,0	100,0	100,0	100,0	100,0	–	–	–	–	–			
CHL abs.	–	–	–	–	–	–	45	16	0	0	2	8	1	0	0	0	–	–	–	87,5	11,1	1,4
CHL kum. %	–	–	–	–	–	–	62,5	84,7	84,7	84,7	87,5	98,6	100,0	100,0	100,0	100,0	–	–	–			
COL[1] abs.	–	–	0	0	1	7	17	23	13	4	6	1	–	–	–	–	–	–	–			
COL[1] kum. %	–	–	0,0	0,0	1,4	11,1	34,7	66,7	84,7	90,3	98,6	100,0	–	–	–	–	–	–	–			
DOX[1] abs.	–	–	0	6	35	12	15	3	1	0	0	0	0	0	–	–	–	–	–			
DOX[1] kum. %	–	–	–	0,0	8,3	56,9	73,6	94,4	98,6	100,0	100,0	100,0	100,0	100,0	100,0	–	–	–	–			
ENR abs.	54	8	7	1	1	0	1	0	0	0	0	0	–	–	–	–	–	–	–	98,6	1,4	0,0
ENR kum. %	75,0	86,1	95,8	97,2	98,6	98,6	100,0	100,0	100,0	100,0	100,0	100,0	–	–	–	–	–	–	–			
FFN abs.	–	–	–	–	1	33	36	1	0	0	0	0	1	0	0	0	–	–	–	98,6	0,0	1,4
FFN kum. %	–	–	–	–	1,4	47,2	97,2	98,6	98,6	98,6	98,6	98,6	100,0	100,0	100,0	100,0	–	–	–			
GEN abs.	–	–	–	–	0	0	1	13	34	22	2	0	0	0	0	0	–	–	–	97,2	2,8	0,0
GEN kum. %	–	–	–	–	0,0	0,0	1,4	19,4	66,7	97,2	100,0	100,0	100,0	100,0	100,0	100,0	–	–	–			
IPM abs.	–	0	0	2	25	19	4	0	0	0	0	0	0	–	–	–	–	–	–	100,0	0,0	0,0
IPM kum. %	–	0,0	0,0	4,0	54,0	92,0	100,0	100,0	100,0	100,0	100,0	100,0	100,0	–	–	–	–	–	–			
NAL[1] abs.	–	–	–	0	1	6	35	14	8	3	1	1	1	0	1	1*	–	–	–			
NAL[1] kum. %	–	–	–	0,0	1,4	9,7	58,3	77,8	88,9	93,1	94,4	95,8	97,2	97,2	98,6	100,0	–	–	–			

Tab. 74 (Fortsetzung)

AW	MHK [mg/L]																			S [%]	I [%]	R [%]
		0,008	0,015	0,03	0,06	0,12	0,25	0,05	1	2	4	8	16	32	64	128	256	512	1.024	> 1.024			
PEN[1]	abs.	–	1	3	12	23	22	7	0	0	0	0	0	1	3*	–	–	–	–	–			
	kum. %	–	1,4	5,6	22,2	54,2	84,7	94,4	94,4	94,4	94,4	94,4	94,4	95,8	100,0	–	–	–	–	–			
SPI[1]	abs.	–	–	–	0	0	0	0	1	1	1	8	15	27	17	2	–	–	–	–			
	kum. %	–	–	–	0,0	0,0	0,0	0,0	1,4	2,8	4,2	15,3	36,1	73,6	97,2	100,0	100,0	–	–	–			
TET	abs.	–	–	–	–	1	10	39	8	4	1	4	3	2	0	0	0	–	–	–	87,5	5,6	6,9
	kum. %	–	–	–	–	1,4	15,3	69,4	80,6	86,1	87,5	93,1	97,2	100,0	100,0	100,0	100,0	–	–	–			
TIA[1]	abs.	–	–	0	0	1	0	1	0	4	12	19	29	6	0	–	–	–	–	–			
	kum. %	–	–	0,0	0,0	1,4	1,4	2,8	2,8	8,3	25,0	51,4	91,7	100,0	100,0	–	–	–	–	–			
TIL[1]	abs.	–	–	0	0	0	2	7	24	24	14	1	0	0	0	–	–	–	–	–			
	kum. %	–	–	0,0	0,0	0,0	2,8	12,5	45,8	79,2	98,6	100,0	100,0	100,0	100,0	–	–	–	–	–			
SXT[1]	abs.	–	2	15	26	15	8	4	2	0	0	0	0	0	0	–	–	–	–	–			
	kum. %	–	2,8	23,6	59,7	80,6	91,7	97,2	100,0	100,0	100,0	100,0	100,0	100,0	100,0	–	–	–	–	–			
TUL	abs.	–	–	0	0	0	0	2	23	36	10	0	1	0	0	–	–	–	–	–	100,0	0,0	0,0
	kum. %	–	–	0,0	0,0	0,0	0,0	2,8	34,7	84,7	98,6	98,6	100,0	100,0	100,0	–	–	–	–	–			
SUL	abs.	–	–	–	–	–	–	0	0	0	0	0	2	2	2	2	2	6	4	30*	20,0		80,0
	kum. %	–	–	–	–	–	–	0,0	0,0	0,0	0,0	0,0	4,0	8,0	12,0	16,0	20,0	32,0	40,0	100,0			

[1] Grenzwert für diese Bakterien/Indikation in CLSI M31-A3 nicht verfügbar

* Anzahl Stämme, deren MHK größer als die höchste getestete Konzentration ist

AW: Antimikrobieller Wirkstoff; **S [%]:** Prozent empfindliche Stämme; **I [%]:** Prozent intermediäre Stämme; **R [%]:** Prozent resistente Stämme; **abs.:** absolut; **kum. %:** kumulativ in %; **Querstrich:** Konzentration nicht getestet

Tab. 75 Verteilung der MHK der vom Schwein isolierten *Pasteurella*-spp.-Stämme (n = 73), Indikation: respiratorische Erkrankungen, 2010

AW	MHK [mg/L]	0,008	0,015	0,03	0,06	0,12	0,25	0,05	1	2	4	8	16	32	64	128	256	512	1.024	S [%]	I [%]	R [%]
AMP[1]	abs.	–	–	0	0	22	34	11	3	0	0	0	0	0	1	2*	–	–	–			
	kum. %	–	–	0,0	0,0	30,1	76,7	91,8	95,9	95,9	95,9	95,9	95,9	95,9	97,3	100,0	–	–	–			
AMC	abs.	–	–	0	0	2	54	13	1	1	1	0	1	0	0	–	–	–	–	98,6	1,4	0,0
	kum. %	–	–	0,0	0,0	2,7	76,7	94,5	95,9	97,3	98,6	98,6	100,0	100,0	100,0	–	–	–	–			
APR[1]	abs.	–	–	0	0	0	0	0	0	0	0	0	41	31	1	–	–	–	–			
	kum. %	–	–	0,0	0,0	0,0	0,0	0,0	0,0	0,0	0,0	0,0	56,2	98,6	100,0	–	–	–	–			
CPZ[1]	abs.	–	–	–	63	2	2	0	0	1	3	0	1	0	1*	–	–	–	–			
	kum. %	–	–	–	86,3	89,0	91,8	91,8	91,8	93,2	97,3	97,3	98,6	98,6	100,0	–	–	–	–			
CTX[1]	abs.	–	67	2	0	0	1	0	0	1	0	0	0	1	1*	–	–	–	–			
	kum. %	–	91,8	94,5	94,5	94,5	95,9	95,9	95,9	97,3	97,3	97,3	97,3	98,6	100,0	–	–	–	–			
CQN[1]	abs.	–	3	43	19	1	2	2	1	0	0	1	0	0	1*	–	–	–	–			
	kum. %	–	4,1	63,0	89,0	90,4	93,2	95,9	97,3	97,3	97,3	98,6	98,6	98,6	100,0	–	–	–	–			
XNL	abs.	–	–	65	3	1	0	0	1	1	0	0	0	0	2	–	–	–	–	97,3	0,0	2,7
	kum. %	–	–	89,0	93,2	94,5	94,5	94,5	95,9	97,3	97,3	97,3	97,3	97,3	100,0	–	–	–	–			
CEF	abs.	–	–	–	0	0	40	26	4	1	0	1	1	0	0	0	–	–	–	98,6	1,4	0,0
	kum. %	–	–	–	0,0	0,0	54,8	90,4	95,9	97,3	97,3	98,6	100,0	100,0	100,0	100,0	–	–	–			
CHL	abs.	–	–	–	–	–	–	33	37	1	2	0	0	0	0	0	0	–	–	100,0	0,0	0,0
	kum. %	–	–	–	–	–	–	45,2	95,9	97,3	100,0	100,0	100,0	100,0	100,0	100,0	100,0	–	–			
COL[1]	abs.	–	–	0	0	0	0	0	2	9	37	18	5	2*	–	–	–	–	–			
	kum. %	–	–	0,0	0,0	0,0	0,0	0,0	2,7	15,1	65,8	90,4	97,3	100,0	–	–	–	–	–			
DOX[1]	abs.	–	–	–	0	3	28	24	8	8	1	0	1	0	0	0	–	–	–			
	kum. %	–	–	–	0,0	4,1	42,5	75,3	86,3	97,3	98,6	98,6	100,0	100,0	100,0	100,0	–	–	–			
ENR[1]	abs.	17	44	9	0	0	2	1	0	0	0	0	0	–	–	–	–	–	–			
	kum. %	23,3	83,6	95,9	95,9	95,9	98,6	100,0	100,0	100,0	100,0	100,0	100,0	–	–	–	–	–	–			
FFN	abs.	–	–	–	–	0	22	44	2	2	2	0	0	0	0	1	0	–	–	95,9	2,7	1,4
	kum. %	–	–	–	–	0,0	30,1	90,4	93,2	95,9	98,6	98,6	98,6	98,6	98,6	100,0	100,0	–	–			
GEN	abs.	–	–	–	–	0	0	0	0	2	66	5	0	0	0	0	0	–	–	93,2	6,8	0,0
	kum. %	–	–	–	–	0,0	0,0	0,0	0,0	2,7	93,2	100,0	100,0	100,0	100,0	100,0	100,0	–	–			
NAL[1]	abs.	–	–	–	0	0	0	11	52	5	1	0	0	1	1	0	2*	–	–			
	kum. %	–	–	–	0,0	0,0	0,0	15,1	86,3	93,2	94,5	94,5	94,5	95,9	97,3	97,3	100,0	–	–			
PEN[1]	abs.	–	0	0	5	32	28	2	2	0	0	1	0	0	3*	–	–	–	–			
	kum. %	–	0,0	0,0	6,8	50,7	89,0	91,8	94,5	94,5	94,5	95,9	95,9	95,9	100,0	–	–	–	–			

Tab. 75   (Fortsetzung)

AW	MHK [mg/L]																		S [%]	I [%]	R [%]
	0,008	0,015	0,03	0,06	0,12	0,25	0,05	1	2	4	8	16	32	64	128	256	512	1.024			
SPE[1] abs.	–	–	–	–	0	0	0	0	0	0	0	0	20	52	1	0	–	–			
SPE[1] kum. %	–	–	–	–	0,0	0,0	0,0	0,0	0,0	0,0	0,0	0,0	27,4	98,6	100,0	100,0	–	–			
SPI[1] abs.	–	–	0	0	0	0	0	0	1	0	1	14	44	12	1*	–	–			
SPI[1] kum. %	–	–	–	0,0	0,0	0,0	0,0	0,0	0,0	1,4	1,4	2,7	21,9	82,2	98,6	100,0	–	–			
TET abs.	–	–	–	–	0	9	39	12	6	1	2	1	2	1	0	0	–	–	65,8	16,4	17,8
TET kum. %	–	–	–	–	0,0	12,3	65,8	82,2	90,4	91,8	94,5	95,9	98,6	100,0	100,0	100,0	–	–			
TIA[1] abs.	–	–	0	0	0	0	0	0	0	0	2	27	42	2	–	–	–			
TIA[1] kum. %	–	–	0,0	0,0	0,0	0,0	0,0	0,0	0,0	0,0	2,7	39,7	97,3	100,0	–	–	–			
TIL abs.	–	–	–	0	0	0	0	0	1	23	31	15	2	0	0	1	–	–	95,9		2,7
TIL kum. %	–	–	–	0,0	0,0	0,0	0,0	0,0	1,4	32,9	75,3	95,9	98,6	98,6	98,6	100,0	–	–			
TMP[1] abs.	–	–	–	10	31	13	7	4	1	2	0	0	0	0	0	5*	–	–			
TMP[1] kum. %	–	–	–	13,7	56,2	74,0	83,6	89,0	90,4	93,2	93,2	93,2	93,2	93,2	93,2	100,0	–	–			
SXT[1] abs.	–	3	29	17	15	3	0	0	0	0	0	0	0	6*	–	–	–			
SXT[1] kum. %	–	4,1	43,8	67,1	87,7	91,8	91,8	91,8	91,8	91,8	91,8	91,8	91,8	100,0	–	–	–			
TUL[1] abs.	–	–	0	0	0	0	0	9	35	25	2	0	0	0	2*	–	–			
TUL[1] kum. %	–	–	0,0	0,0	0,0	0,0	0,0	12,3	60,3	94,5	97,3	97,3	97,3	97,3	100,0	–	–	–			

[1] Grenzwert für diese Bakterien/Indikation in CLSI M31-A3 nicht verfügbar

* Anzahl Stämme, deren MHK größer als die höchste getestete Konzentration ist

AW: Antimikrobieller Wirkstoff; **S [%]:** Prozent empfindliche Stämme; **I [%]:** Prozent intermediäre Stämme; **R [%]:** Prozent resistente Stämme; **abs.:** absolut; **kum. %:** kumulativ in %; **Querstrich:** Konzentration nicht getestet

Tab. 76 Verteilung der MHK der vom Hund (n = 11) und von der Katze (n = 64) isolierten *Pasteurella*-spp.-Stämme (n = 75), Indikation: respiratorische Erkrankungen, 2010

AW	MHK [mg/L]	0,008	0,015	0,03	0,06	0,12	0,25	0,05	1	2	4	8	16	32	64	128	256	512	1.024	S [%]	I [%]	R [%]
AMP[1]	abs.	–	–	0	4	15	39	11	5	0	0	0	0	0	1	–	–	–	–			
	kum. %	–	–	0,0	5,3	25,3	77,3	92,0	98,7	98,7	98,7	98,7	98,7	98,7	100,0	–	–	–	–			
AMC	abs.	–	–	0	1	3	18	50	2	1	0	0	0	0	0	–	–	–	–	100,0	0,0	0,0
	kum. %	–	–	0,0	1,3	5,3	29,3	96,0	98,7	100,0	100,0	100,0	100,0	100,0	100,0	–	–	–	–			
APR[1]	abs.	–	–	0	0	0	0	0	0	0	4	1	47	22	1	–	–	–	–			
	kum. %	–	–	0,0	0,0	0,0	0,0	0,0	0,0	0,0	5,3	6,7	69,3	98,7	100,0	–	–	–	–			
CPZ[1]	abs.	–	–	–	72	1	2	0	0	0	0	0	0	0	–	–	–	–	–			
	kum. %	–	–	–	96,0	97,3	100,0	100,0	100,0	100,0	100,0	100,0	100,0	100,0	–	–	–	–	–			
CTX[1]	abs.	–	70	4	0	1	0	0	0	0	0	0	0	0	–	–	–	–	–			
	kum. %	–	93,3	98,7	98,7	100,0	100,0	100,0	100,0	100,0	100,0	100,0	100,0	100,0	–	–	–	–	–			
CQN[1]	abs.	–	7	33	32	3	0	0	0	0	0	0	0	0	–	–	–	–	–			
	kum. %	–	9,3	53,3	96,0	100,0	100,0	100,0	100,0	100,0	100,0	100,0	100,0	100,0	–	–	–	–	–			
XNL[1]	abs.	–	–	69	5	1	0	0	0	0	0	0	0	0	0	–	–	–	–			
	kum. %	–	–	92,0	98,7	100,0	100,0	100,0	100,0	100,0	100,0	100,0	100,0	100,0	100,0	–	–	–	–			
CEF	abs.	–	–	–	2	4	35	32	1	0	0	1	0	0	0	0	–	–	–	100,0	0,0	0,0
	kum. %	–	–	–	2,7	8,0	54,7	97,3	98,7	98,7	98,7	100,0	100,0	100,0	100,0	100,0	–	–	–			
CHL	abs.	–	–	–	–	–	–	56	18	1	0	0	0	0	0	0	0	–	–	100,0	0,0	0,0
	kum. %	–	–	–	–	–	–	74,7	98,7	100,0	100,0	100,0	100,0	100,0	100,0	100,0	100,0	–	–			
COL[1]	abs.	–	–	0	0	0	0	5	16	14	33	5	1	1*	–	–	–	–	–			
	kum. %	–	–	0,0	0,0	0,0	0,0	6,7	28,0	46,7	90,7	97,3	98,7	100,0	–	–	–	–	–			
DOX[1]	abs.	–	–	–	0	1	48	25	0	0	0	1	0	0	0	0	–	–	–			
	kum. %	–	–	–	0,0	1,3	65,3	98,7	98,7	98,7	98,7	100,0	100,0	100,0	100,0	100,0	–	–	–			
ENR[1]	abs.	6	40	28	0	0	1	0	0	0	0	0	0	–	–	–	–	–	–			
	kum. %	8,0	61,3	98,7	98,7	98,7	100,0	100,0	100,0	100,0	100,0	100,0	100,0	–	–	–	–	–	–			
FFN[1]	abs.	–	–	–	–	0	43	28	1	2	0	0	0	1	0	0	0	–	–			
	kum. %	–	–	–	–	0,0	57,3	94,7	96,0	98,7	98,7	98,7	98,7	100,0	100,0	100,0	100,0	–	–			
GEN	abs.	–	–	–	–	0	0	0	3	7	58	7	0	0	0	0	0	–	–	90,7	9,3	0,0
	kum. %	–	–	–	–	0,0	0,0	0,0	4,0	13,3	90,7	100,0	100,0	100,0	100,0	100,0	100,0	–	–			
NAL[1]	abs.	–	–	–	0	0	0	3	42	28	2	0	0	0	0	0	–	–	–			
	kum. %	–	–	–	0,0	0,0	0,0	4,0	60,0	97,3	100,0	100,0	100,0	100,0	100,0	100,0	–	–	–			
PEN[1]	abs.	–	1	1	13	17	37	3	2	0	0	0	0	0	1*	–	–	–	–			
	kum. %	–	1,3	2,7	20,0	42,7	92,0	96,0	98,7	98,7	98,7	98,7	98,7	98,7	100,0	–	–	–	–			

Tab. 76 (Fortsetzung)

AW		MHK [mg/L]																		S [%]	I [%]	R [%]
		0,008	0,015	0,03	0,06	0,12	0,25	0,05	1	2	4	8	16	32	64	128	256	512	1.024			
SPE[1]	abs.	–	–	–	–	0	0	0	0	1	1	1	4	39	29	0	0	–	–			
	kum. %	–	–	–	–	0,0	0,0	0,0	0,0	1,3	2,7	4,0	9,3	61,3	100,0	100,0	100,0	–	–			
SPI[1]	abs.	–	–	–	0	0	0	0	0	0	2	1	3	14	47	8	–	–	–			
	kum. %	–	–	–	0,0	0,0	0,0	0,0	0,0	0,0	2,7	4,0	8,0	26,7	89,3	100,0	–	–	–			
TET	abs.	–	–	–	–	0	6	54	13	1	0	0	0	0	1	0	0	–	–	98,7	0,0	1,3
	kum. %	–	–	–	–	0,0	8,0	80,0	97,3	98,7	98,7	98,7	98,7	98,7	100,0	100,0	100,0	–	–			
TIA[1]	abs.	–	–	0	0	0	0	0	1	2	2	5	37	25	3	–	–	–	–			
	kum. %	–	–	0,0	0,0	0,0	0,0	0,0	1,3	4,0	6,7	13,3	62,7	96,0	100,0	–	–	–	–			
TIL[1]	abs.	–	–	–	0	0	0	0	4	2	20	41	8	0	0	0	–	–	–			
	kum. %	–	–	–	0,0	0,0	0,0	0,0	5,3	8,0	34,7	89,3	100,0	100,0	100,0	100,0	–	–	–			
TMP[1]	abs.	–	–	–	10	25	23	13	2	2	0	0	0	0	0	0	–	–	–			
	kum. %	–	–	–	13,3	46,7	77,3	94,7	97,3	100,0	100,0	100,0	100,0	100,0	100,0	100,0	–	–	–			
SXT[1]	abs.	–	4	26	33	9	2	1	0	0	0	0	0	0	–	–	–	–	–			
	kum. %	–	5,3	40,0	84,0	96,0	98,7	100,0	100,0	100,0	100,0	100,0	100,0	100,0	–	–	–	–	–			
TUL[1]	abs.	–	–	0	0	0	0	2	7	39	27	0	0	0	0	–	–	–	–			
	kum. %	–	–	0,0	0,0	0,0	0,0	2,7	12,0	64,0	100,0	100,0	100,0	100,0	100,0	–	–	–	–			

[1] Grenzwert für diese Bakterien/Indikation in CLSI M31-A3 nicht verfügbar
* Anzahl Stämme, deren MHK größer als die höchste getestete Konzentration ist
AW: Antimikrobieller Wirkstoff; **S [%]:** Prozent empfindliche Stämme; **I [%]:** Prozent intermediäre Stämme; **R [%]:** Prozent resistente Stämme; **abs.:** absolut; **kum. %:** kumulativ in %; **Querstrich:** Konzentration nicht getestet

Tab. 77 Verteilung der MHK der vom Hund (n = 18) und von der Katze (n = 109) isolierten *Pasteurella-multocida*-Stämme, Indikation: respiratorische Erkrankungen, 2011

AW	MHK [mg/L]																			S [%]	I [%]	R [%]
	0,008	0,015	0,03	0,06	0,12	0,25	0,05	1	2	4	8	16	32	64	128	256	512	1.024	> 1.024			
AMP[1] abs.	–	–	4	6	50	51	12	2	1	0	0	0	0	0	1*	–	–	–	–			
AMP[1] kum. %	–	–	3,1	7,9	47,2	87,4	96,9	98,4	99,2	99,2	99,2	99,2	99,2	99,2	100,0	–	–	–	–			
AMC abs.	–	–	0	4	9	59	53	1	1	0	0	0	0	0	–	–	–	–	–	100,0	0,0	0,0
AMC kum. %	–	–	0,0	3,1	10,2	56,7	98,4	99,2	100,0	100,0	100,0	100,0	100,0	100,0	–	–	–	–	–			
APR[1] abs.	–	–	1	0	0	0	1	1	4	7	33	71	9	0	–	–	–	–	–			
APR[1] kum. %	–	–	0,8	0,8	0,8	0,8	1,6	2,4	5,5	11,0	37,0	92,9	100,0	100,0	–	–	–	–	–			
CPZ[1] abs.	–	–	–	124	1	0	1	0	0	0	0	0	1	–	–	–	–	–	–			
CPZ[1] kum. %	–	–	–	97,6	98,4	98,4	99,2	99,2	99,2	99,2	99,2	99,2	100,0	–	–	–	–	–	–			
CTX[1] abs.	–	119	5	1	0	0	0	1	0	0	1	0	0	0	–	–	–	–	–			
CTX[1] kum. %	–	93,7	97,6	98,4	98,4	98,4	98,4	99,2	99,2	99,2	100,0	100,0	100,0	–	–	–	–	–	–			
CQN[1] abs.	–	15	67	39	3	1	0	0	0	1	1	0	0	–	–	–	–	–	–			
CQN[1] kum. %	–	11,8	64,6	95,3	97,6	98,4	98,4	98,4	98,4	99,2	100,0	100,0	100,0	–	–	–	–	–	–			
XNL[1] abs.	–	–	121	3	2	0	0	0	0	0	1	0	0	0	–	–	–	–	–			
XNL[1] kum. %	–	–	95,3	97,6	99,2	99,2	99,2	99,2	99,2	99,2	100,0	100,0	100,0	100,0	–	–	–	–	–			
CEF abs.	–	–	–	5	12	85	24	0	0	0	1	0	0	0	0	–	–	–	–	100,0	0,0	0,0
CEF kum. %	–	–	–	3,9	13,4	80,3	99,2	99,2	99,2	99,2	100,0	100,0	100,0	100,0	100,0	–	–	–	–			
CHL abs.	–	–	–	–	–	–	114	11	2	0	0	0	0	0	0	0	–	–	–	100,0	0,0	0,0
CHL kum. %	–	–	–	–	–	–	89,8	98,4	100,0	100,0	100,0	100,0	100,0	100,0	100,0	100,0	–	–	–			
COL[1] abs.	–	–	1	0	0	4	21	31	51	13	6	0	–	–	–	–	–	–	–			
COL[1] kum. %	–	–	0,8	0,8	0,8	3,9	20,5	44,9	85,0	95,3	100,0	100,0	–	–	–	–	–	–	–			
DOX[1] abs.	–	–	–	8	27	78	12	1	0	1	0	0	0	0	0	–	–	–	–			
DOX[1] kum. %	–	–	–	6,3	27,6	89,0	98,4	99,2	99,2	100,0	100,0	100,0	100,0	100,0	100,0	–	–	–	–			
ENR[1] abs.	35	69	20	0	2	1	0	0	0	0	0	0	–	–	–	–	–	–	–			
ENR[1] kum. %	27,6	81,9	97,6	97,6	99,2	100,0	100,0	100,0	100,0	100,0	100,0	100,0	–	–	–	–	–	–	–			
FFN[1] abs.	–	–	–	–	9	81	33	1	3	0	0	0	0	0	0	0	–	–	–			
FFN[1] kum. %	–	–	–	–	7,1	70,9	96,9	97,6	100,0	100,0	100,0	100,0	100,0	100,0	100,0	100,0	–	–	–			
GEN abs.	–	–	–	–	2	3	6	11	44	60	1	0	0	0	0	0	–	–	–	99,2	0,8	0,0
GEN kum. %	–	–	–	–	1,6	3,9	8,7	17,3	52,0	99,2	100,0	100,0	100,0	100,0	100,0	100,0	–	–	–			
IPM abs.	–	1	3	2	23	36	35	1	0	0	0	0	0	–	–	–	–	–	–	100,0	0,0	0,0
IPM kum. %	–	1,0	4,0	5,9	28,7	64,4	99,0	100,0	100,0	100,0	100,0	100,0	100,0	–	–	–	–	–	–			
NAL[1] abs.	–	–	–	1	0	1	17	83	16	2	1	1	2	0	0	3*	–	–	–			
NAL[1] kum. %	–	–	–	0,8	0,8	1,6	15,0	80,3	92,9	94,5	95,3	96,1	97,6	97,6	97,6	100,0	–	–	–			

Tab. 77   (Fortsetzung)

AW	MHK [mg/L]																		S [%]	I [%]	R [%]
		0,008	0,015	0,03	0,06	0,12	0,25	0,05	1	2	4	8	16	32	64	128	256	512	1.024	> 1.024			
PEN[1]	abs.	–	4	9	36	35	40	2	0	0	0	0	0	0	1*	–	–	–	–	–			
	kum. %	–	3,1	10,2	38,6	66,1	97,6	99,2	99,2	99,2	99,2	99,2	99,2	99,2	100,0	–	–	–	–	–			
SPI[1]	abs.	–	–	–	0	0	1	1	1	1	2	4	16	48	51	2	–	–	–	–			
	kum. %	–	–	–	0,0	0,0	0,8	1,6	2,4	3,1	4,7	7,9	20,5	58,3	98,4	100,0	100,0	–	–	–			
TET	abs.	–	–	–	–	7	29	88	3	0	0	0	0	0	0	0	0	–	–	–	100,0	0,0	0,0
	kum. %	–	–	–	–	5,5	28,3	97,6	100,0	100,0	100,0	100,0	100,0	100,0	100,0	100,0	100,0	–	–	–			
TIA[1]	abs.	–	–	1	0	0	1	0	2	5	10	29	60	17	2	–	–	–	–	–			
	kum. %	–	–	0,8	0,8	0,8	1,6	1,6	3,1	7,1	15,0	37,8	85,0	98,4	100,0	–	–	–	–	–			
TIL[1]	abs.	–	–	–	0	1	1	4	3	17	62	37	2	0	0	0	–	–	–	–			
	kum. %	–	–	–	0,0	0,8	1,6	4,7	7,1	20,5	69,3	98,4	100,0	100,0	100,0	100,0	100,0	–	–	–			
SXT[1]	abs.	–	22	49	43	11	1	0	0	0	0	0	0	1	0	–	–	–	–	–			
	kum. %	–	17,3	55,9	89,8	98,4	99,2	99,2	99,2	99,2	99,2	99,2	99,2	100,0	100,0	–	–	–	–	–			
TUL[1]	abs.	–	–	0	0	0	3	5	23	79	16	1	0	0	0	–	–	–	–	–			
	kum. %	–	–	0,0	0,0	0,0	2,4	6,3	24,4	86,6	99,2	100,0	100,0	100,0	100,0	100,0	–	–	–	–			
SUL	abs.	–	–	–	–	–	–	1	0	3	3	9	10	11	12	11	5	7	6	23*	64,4		35,6
	kum. %	–	–	–	–	–	–	1,0	1,0	4,0	6,9	15,8	25,7	36,6	48,5	59,4	64,4	71,3	77,2	100,0			

[1] Grenzwert für diese Bakterien/Indikation in CLSI M31-A3 nicht verfügbar

* Anzahl Stämme, deren MHK größer als die höchste getestete Konzentration ist

AW: Antimikrobieller Wirkstoff; **S [%]:** Prozent empfindliche Stämme; **I [%]:** Prozent intermediäre Stämme; **R [%]:** Prozent resistente Stämme; **abs.:** absolut; **kum. %:** kumulativ in %; **Querstrich:** Konzentration nicht getestet

108

Tab. 78 Verteilung der MHK der vom Fisch isolierten *Pseudomonas*-spp.-Stämme (n = 11), Indikation: verschiedene, 2010/2011

AW		MHK [mg/L] 0,008	0,015	0,03	0,06	0,12	0,25	0,05	1	2	4	8	16	32	64	128	256	512	1.024	S [%]	I [%]	R [%]
AMP[1]	abs.	–	–	0	0	0	0	0	0	0	0	0	0	0	0	11*	–	–	–			
	kum. %	–	–	0,0	0,0	0,0	0,0	0,0	0,0	0,0	0,0	0,0	0,0	0,0	0,0	100,0	–	–	–			
AMC	abs.	–	–	0	0	0	0	0	0	0	0	0	1	2	3	5*	–	–	–	0,0	9,1	90,9
	kum. %	–	–	0,0	0,0	0,0	0,0	0,0	0,0	0,0	0,0	0,0	9,1	27,3	54,5	100,0	–	–	–			
APR[1]	abs.	–	–	0	0	0	0	0	0	8	3	0	0	0	0	–	–	–	–			
	kum. %	–	–	0,0	0,0	0,0	0,0	0,0	0,0	72,7	100,0	100,0	100,0	100,0	100,0	–	–	–	–			
CPZ[1]	abs.	–	–	–	0	0	0	0	0	0	0	4	6	1	1*	–	–	–	–			
	kum. %	–	–	–	0,0	0,0	0,0	0,0	0,0	0,0	0,0	33,3	83,3	91,7	100,0	–	–	–	–			
CTX[1]	abs.	–	0	0	0	0	0	0	0	0	0	4	3	4	–	–	–	–	–			
	kum. %	–	0,0	0,0	0,0	0,0	0,0	0,0	0,0	0,0	0,0	36,4	63,6	100,0	–	–	–	–	–			
CQN[1]	abs.	–	0	0	0	0	0	0	0	2	7	2	0	0	–	–	–	–	–			
	kum. %	–	0,0	0,0	0,0	0,0	0,0	0,0	0,0	18,2	81,8	100,0	100,0	100,0	–	–	–	–	–			
XNL[1]	abs.	–	–	0	0	0	0	0	0	0	0	4	6	1	0	–	–	–	–			
	kum. %	–	–	0,0	0,0	0,0	0,0	0,0	0,0	0,0	0,0	36,4	90,9	100,0	100,0	–	–	–	–			
CEF	abs.	–	–	–	0	0	0	0	0	0	0	0	0	0	0	0	11*	–	–	0,0	0,0	100,0
	kum. %	–	–	–	0,0	0,0	0,0	0,0	0,0	0,0	0,0	0,0	0,0	0,0	0,0	0,0	100,0	–	–			
CHL	abs.	–	–	–	–	–	–	0	0	0	0	1	0	4	4	2	0	–	–	9,1	0,0	90,9
	kum. %	–	–	–	–	–	–	0,0	0,0	0,0	0,0	9,1	9,1	45,5	81,8	100,0	100,0	–	–			
COL[1]	abs.	–	–	0	0	0	0	0	2	6	2	1	0	–	–	–	–	–	–			
	kum. %	–	–	0,0	0,0	0,0	0,0	0,0	18,2	72,7	90,9	100,0	100,0	–	–	–	–	–	–			
DOX[1]	abs.	–	–	–	0	4	2	2	3	0	0	0	0	0	0	0	–	–	–			
	kum. %	–	–	–	0,0	36,4	54,5	72,7	100,0	100,0	100,0	100,0	100,0	100,0	100,0	100,0	–	–	–			
ENR[1]	abs.	0	0	0	0	4	4	2	1	0	0	0	0	–	–	–	–	–	–			
	kum. %	0,0	0,0	0,0	0,0	36,4	72,7	90,9	100,0	100,0	100,0	100,0	100,0	–	–	–	–	–	–			
FFN[1]	abs.	–	–	–	–	0	0	0	0	0	0	0	1	1	5	4	0	–	–			
	kum. %	–	–	–	–	0,0	0,0	0,0	0,0	0,0	0,0	0,0	9,1	18,2	63,6	100,0	100,0	–	–			
GEN	abs.	–	–	–	–	0	1	7	2	1	0	0	0	0	0	0	0	–	–	100,0	0,0	0,0
	kum. %	–	–	–	–	0,0	9,1	72,7	90,9	100,0	100,0	100,0	100,0	100,0	100,0	100,0	100,0	–	–			
NAL[1]	abs.	–	–	–	0	0	0	0	0	0	3	5	3	0	0	0	–	–	–			
	kum. %	–	–	–	0,0	0,0	0,0	0,0	0,0	0,0	27,3	72,7	100,0	100,0	100,0	100,0	–	–	–			
PEN[1]	abs.	–	0	0	0	0	0	0	0	0	0	0	0	0	0	11*	–	–	–			
	kum. %	–	0,0	0,0	0,0	0,0	0,0	0,0	0,0	0,0	0,0	0,0	0,0	0,0	0,0	100,0	–	–	–			

Tab. 78 (Fortsetzung)

AW	MHK [mg/L]																		S [%]	I [%]	R [%]
	0,008	0,015	0,03	0,06	0,12	0,25	0,05	1	2	4	8	16	32	64	128	256	512	1.024			
SPE[1] abs.	–	–	–	–	0	0	0	0	0	0	0	1	0	1	6	3	–	–			
kum. %	–	–	–	–	0,0	0,0	0,0	0,0	0,0	0,0	0,0	9,1	9,1	18,2	72,7	100,0	–	–			
SPI[1] abs.	–	–	–	0	0	0	0	0	0	0	0	0	0	1	0	10*	–	–			
kum. %	–	–	–	0,0	0,0	0,0	0,0	0,0	0,0	0,0	0,0	0,0	0,0	9,1	9,1	100,0	–	–			
TET abs.	–	–	–	–	0	0	1	2	7	1	0	0	0	0	0	0	–	–	100,0	0,0	0,0
kum. %	–	–	–	–	0,0	0,0	9,1	27,3	90,9	100,0	100,0	100,0	100,0	100,0	100,0	100,0	–	–			
TIA[1] abs.	–	–	0	0	0	0	0	0	0	0	0	0	0	1	10*	–	–	–			
kum. %	–	–	0,0	0,0	0,0	0,0	0,0	0,0	0,0	0,0	0,0	0,0	0,0	9,1	100,0	–	–	–			
TIL[1] abs.	–	–	–	0	0	0	0	0	0	0	0	0	1	0	0	10*	–	–			
kum. %	–	–	–	0,0	0,0	0,0	0,0	0,0	0,0	0,0	0,0	0,0	9,1	9,1	9,1	100,0	–	–			
TMP[1] abs.	–	–	–	0	0	0	0	0	0	0	0	0	1	1	1	8*	–	–			
kum. %	–	–	–	0,0	0,0	0,0	0,0	0,0	0,0	0,0	0,0	0,0	9,1	18,2	27,3	100,0	–	–			
TXT[1] abs.	–	0	0	0	0	0	0	3	6	2	0	0	0	–	–	–	–	–			
kum. %	–	0,0	0,0	0,0	0,0	0,0	0,0	27,3	81,8	100,0	100,0	100,0	100,0	–	–	–	–	–			
TUL[1] abs.	–	–	0	0	0	0	0	0	0	0	0	1	0	0	10*	–	–	–			
kum. %	–	–	0,0	0,0	0,0	0,0	0,0	0,0	0,0	0,0	0,0	9,1	9,1	9,1	100,0	–	–	–			

[1] Grenzwert für diese Bakterien/Indikation in CLSI M31-A3 nicht verfügbar
* Anzahl Stämme, deren MHK größer als die höchste getestete Konzentration ist
AW: Antimikrobieller Wirkstoff; **S [%]:** Prozent empfindliche Stämme; **I [%]:** Prozent intermediäre Stämme; **R [%]:** Prozent resistente Stämme; **abs.:** absolut; **kum. %:** kumulativ in %; **Querstrich:** Konzentration nicht getestet

Tab. 79 Verteilung der MHK der vom Pferd isolierten *Pseudomonas*-spp.-Stämme (n = 31), Indikation: verschiedene, 2010

AW	MHK [mg/L]	0,008	0,015	0,03	0,06	0,12	0,25	0,05	1	2	4	8	16	32	64	128	256	512	1.024	S [%]	I [%]	R [%]
AMP[1]	abs.	–	–	0	0	0	0	0	0	0	0	0	1	0	5	25*	–	–	–			
	kum. %	–	–	0,0	0,0	0,0	0,0	0,0	0,0	0,0	0,0	0,0	3,2	3,2	19,4	100,0	–	–	–			
AMC	abs.	–	–	0	0	0	0	0	0	0	0	1	2	9	7	12*	–	–	–	3,2	6,5	90,3
	kum. %	–	–	0,0	0,0	0,0	0,0	0,0	0,0	0,0	0,0	3,2	6,5	35,5	58,1	96,8	–	–	–			
APR[1]	abs.	–	–	1	0	1	5	8	4	2	2	4	2	0	0	2*	–	–	–			
	kum. %	–	–	3,2	3,2	6,5	22,6	48,4	61,3	67,7	74,2	87,1	93,5	93,5	93,5	100,0	–	–	–			
CPZ[1]	abs.	–	–	–	0	0	0	0	0	0	2	5	7	8	8	1*	–	–	–			
	kum. %	–	–	–	0,0	0,0	0,0	0,0	0,0	0,0	6,5	22,6	45,2	71,0	96,8	100,0	–	–	–			
CTX[1]	abs.	–	0	0	1	0	0	0	0	0	5	3	11	9	2*	–	–	–	–			
	kum. %	–	0,0	0,0	3,2	3,2	3,2	3,2	3,2	3,2	19,4	29,0	64,5	93,5	100,0	–	–	–	–			
CQN[1]	abs.	–	0	0	1	0	0	3	5	8	9	2	2	1	–	–	–	–	–			
	kum. %	–	0,0	0,0	3,2	3,2	3,2	12,9	29,0	54,8	83,9	90,3	96,8	100,0	–	–	–	–	–			
XNL[1]	abs.	–	–	0	0	0	1	0	0	0	2	6	12	5	4	1*	–	–	–			
	kum. %	–	–	0,0	0,0	0,0	3,2	3,2	3,2	3,2	9,7	29,0	67,7	83,9	96,8	100,0	–	–	–			
CEF	abs.	–	–	–	0	0	0	0	0	0	0	0	0	1	1	1	28*	–	–	0,0	0,0	100,0
	kum. %	–	–	–	0,0	0,0	0,0	0,0	0,0	0,0	0,0	0,0	0,0	3,2	6,5	9,7	100,0	–	–			
CHL	abs.	–	–	–	–	–	0	0	0	1	2	5	7	7	5	1	3*	–		9,7	16,1	74,2
	kum. %	–	–	–	–	–	0,0	0,0	0,0	3,2	9,7	25,8	48,4	71,0	87,1	90,3	100,0	–				
COL[1]	abs.	–	–	0	0	1	4	4	6	15	1	0	0	–	–	–	–	–	–			
	kum. %	–	–	0,0	0,0	3,2	16,1	29,0	48,4	96,8	100,0	100,0	100,0	–	–	–	–	–	–			
DOX[1]	abs.	–	–	–	0	4	3	5	4	2	5	1	3	4	0	0	–	–	–			
	kum. %	–	–	–	0,0	12,9	22,6	38,7	51,6	58,1	74,2	77,4	87,1	100,0	100,0	100,0	–	–	–			
ENR[1]	abs.	0	0	1	1	4	5	5	8	2	1	2	0	2*	–	–	–	–	–			
	kum. %	0,0	0,0	3,2	6,5	19,4	35,5	51,6	77,4	83,9	87,1	93,5	93,5	100,0	–	–	–	–	–			
FFN[1]	abs.	–	–	–	–	0	1	0	0	1	2	0	8	4	5	6	3	1*	–			
	kum. %	–	–	–	–	0,0	3,2	3,2	3,2	6,5	12,9	12,9	38,7	51,6	67,7	87,1	96,8	100,0	–			
GEN	abs.	–	–	–	–	15	2	0	3	2	2	0	1	1	1	2	1	1*	–	77,4	0,0	22,6
	kum. %	–	–	–	–	48,4	54,8	54,8	64,5	71,0	77,4	77,4	80,6	83,9	87,1	93,5	96,8	100,0	–			
NAL[1]	abs.	–	–	0	0	0	0	0	0	2	3	5	5	12	0	4*	–	–	–			
	kum. %	–	–	0,0	0,0	0,0	0,0	0,0	0,0	6,5	16,1	32,3	48,4	87,1	87,1	100,0	–	–	–			
PEN[1]	abs.	–	0	0	0	0	0	0	0	0	0	0	0	0	31*	–	–	–	–			
	kum. %	–	0,0	0,0	0,0	0,0	0,0	0,0	0,0	0,0	0,0	0,0	0,0	100,0	–	–	–	–	–			

Tab. 79   (Fortsetzung)

AW	MHK [mg/L]																		S [%]	I [%]	R [%]
	0,008	0,015	0,03	0,06	0,12	0,25	0,05	1	2	4	8	16	32	64	128	256	512	1.024			
SPE[1] abs.	–	–	–	–	0	0	0	0	2	0	1	1	3	0	2	2	20*	–			
SPE[1] kum. %	–	–	–	–	0,0	0,0	0,0	0,0	6,5	6,5	9,7	12,9	22,6	22,6	29,0	35,5	100,0	–			
SPI[1] abs.	–	–	0	0	0	0	0	0	0	0	0	0	3	2	7	19*	–	–			
SPI[1] kum. %	–	–	–	0,0	0,0	0,0	0,0	0,0	0,0	0,0	0,0	0,0	9,7	16,1	38,7	100,0	–	–			
TET abs.	–	–	–	–	3	1	1	5	5	5	2	2	5	0	2	0	–	–	64,5	6,5	29,0
TET kum. %	–	–	–	–	9,7	12,9	16,1	32,3	48,4	64,5	71,0	77,4	93,5	93,5	100,0	100,0	–	–			
TIA[1] abs.	–	–	0	0	0	0	0	0	0	0	2	0	2	6	21*	–	–	–			
TIA[1] kum. %	–	–	0,0	0,0	0,0	0,0	0,0	0,0	0,0	0,0	6,5	6,5	12,9	32,3	100,0	–	–	–			
TIL[1] abs.	–	–	–	0	0	0	0	0	0	0	1	0	2	1	4	23*	–	–			
TIL[1] kum. %	–	–	–	0,0	0,0	0,0	0,0	0,0	0,0	0,0	3,2	3,2	9,7	12,9	25,8	100,0	–	–			
TMP[1] abs.	–	–	–	0	0	2	5	6	15	3	0	0	0	0	0	–	–	–			
TMP[1] kum. %	–	–	–	0,0	0,0	6,5	22,6	41,9	90,3	100,0	100,0	100,0	100,0	100,0	100,0	–	–	–			
SXT[1] abs.	–	0	0	0	0	2	0	2	1	3	5	6	1	11*	–	–	–	–			
SXT[1] kum. %	–	0,0	0,0	0,0	0,0	6,5	6,5	12,9	16,1	25,8	41,9	61,3	64,5	100,0	–	–	–	–			
TUL[1] abs.	–	–	0	0	0	0	0	0	0	0	3	0	5	3	20*	–	–	–			
TUL[1] kum. %	–	–	0,0	0,0	0,0	0,0	0,0	0,0	0,0	0,0	9,7	9,7	25,8	35,5	100,0	–	–	–			

[1] Grenzwert für diese Bakterien/Indikation in CLSI M31-A3 nicht verfügbar
* Anzahl Stämme, deren MHK größer als die höchste getestete Konzentration ist
AW: Antimikrobieller Wirkstoff; **S [%]:** Prozent empfindliche Stämme; **I [%]:** Prozent intermediäre Stämme; **R [%]:** Prozent resistente Stämme; **abs.:** absolut; **kum. %:** kumulativ in %; **Querstrich:** Konzentration nicht getestet

Tab. 80 Verteilung der MHK der vom Pferd isolierten *Pseudomonas*-spp.-Stämme (n = 22), Indikation: verschiedene, 2011

AW		0,008	0,015	0,03	0,06	0,12	0,25	0,05	1	2	4	8	16	32	64	128	256	512	1.024	> 1.024	S [%]	I [%]	R [%]
AMP[1]	abs.	–	–	0	0	0	0	0	0	0	0	0	0	0	0	22*	–	–	–	–			
	kum. %	–	–	0,0	0,0	0,0	0,0	0,0	0,0	0,0	0,0	0,0	0,0	0,0	0,0	100,0	–	–	–	–			
AMC	abs.	–	–	0	0	0	0	0	0	0	0	0	1	0	1	20*	–	–	–	–	0,0	4,5	95,5
	kum. %	–	–	0,0	0,0	0,0	0,0	0,0	0,0	0,0	0,0	0,0	4,5	4,5	9,1	100,0	–	–	–	–			
APR[1]	abs.	–	–	0	2	0	0	2	1	0	1	13	2	1	0	–	–	–	–	–			
	kum. %	–	–	0,0	9,1	9,1	9,1	18,2	22,7	22,7	27,3	86,4	95,5	100,0	100,0	–	–	–	–	–			
CPZ[1]	abs.	–	–	–	0	0	0	0	0	0	4	16	2	0	–	–	–	–	–	–			
	kum. %	–	–	–	0,0	0,0	0,0	0,0	0,0	0,0	18,2	90,9	100,0	100,0	–	–	–	–	–	–			
CTX[1]	abs.	–	0	0	1	0	0	0	0	0	0	3	16	1	1*	–	–	–	–	–			
	kum. %	–	0,0	0,0	4,5	4,5	4,5	4,5	4,5	4,5	4,5	18,2	90,9	95,5	100,0	–	–	–	–	–			
CQN[1]	abs.	–	0	0	1	0	0	0	0	15	0	5	1	0	–	–	–	–	–	–			
	kum. %	–	0,0	0,0	4,5	4,5	4,5	4,5	4,5	72,7	72,7	95,5	100,0	100,0	–	–	–	–	–	–			
XNL[1]	abs.	–	–	0	0	0	1	0	0	0	0	1	9	10	1	–	–	–	–	–			
	kum. %	–	–	0,0	0,0	0,0	4,5	4,5	4,5	4,5	4,5	9,1	50,0	95,5	100,0	–	–	–	–	–			
CEF	abs.	–	–	–	0	0	0	0	0	0	0	0	0	1	0	1	20*	–	–	–	0,0	0,0	100,0
	kum. %	–	–	–	0,0	0,0	0,0	0,0	0,0	0,0	0,0	0,0	0,0	4,5	4,5	9,1	100,0	–	–	–			
CHL	abs.	–	–	–	–	–	–	0	0	0	0	0	1	8	8	4	1	–	–	–	0,0	4,5	95,5
	kum. %	–	–	–	–	–	–	0,0	0,0	0,0	0,0	0,0	4,5	40,9	77,3	95,5	100,0	–	–	–			
COL[1]	abs.	–	–	0	0	0	0	2	3	14	2	1	0	–	–	–	–	–	–	–			
	kum. %	–	–	0,0	0,0	0,0	0,0	9,1	22,7	86,4	95,5	100,0	100,0	–	–	–	–	–	–	–			
DOX[1]	abs.	–	–	–	0	0	0	2	2	1	0	1	10	5	1	0	–	–	–	–			
	kum. %	–	–	–	0,0	0,0	0,0	9,1	18,2	22,7	22,7	27,3	72,7	95,5	100,0	100,0	–	–	–	–			
ENR[1]	abs.	0	0	0	0	0	2	8	9	1	0	0	0	2*	–	–	–	–	–	–			
	kum. %	0,0	0,0	0,0	0,0	0,0	9,1	45,5	86,4	90,9	90,9	90,9	90,9	100,0	–	–	–	–	–	–			
FFN[1]	abs.	–	–	–	–	0	0	0	0	0	0	0	2	1	10	5	4	–	–	–			
	kum. %	–	–	–	–	0,0	0,0	0,0	0,0	0,0	0,0	0,0	9,1	13,6	59,1	81,8	100,0	–	–	–			
GEN	abs.	–	–	–	–	3	2	0	0	10	4	1	1	0	1	0	0	–	–	–	86,4	4,5	9,1
	kum. %	–	–	–	–	13,6	22,7	22,7	22,7	68,2	86,4	90,9	95,5	95,5	100,0	100,0	100,0	–	–	–			
IPM	abs.	–	0	0	0	1	0	0	2	15	2	2	0	0	–	–	–	–	–	–	90,9	9,1	0,0
	kum. %	–	0,0	0,0	0,0	4,5	4,5	4,5	13,6	81,8	90,9	100,0	100,0	100,0	–	–	–	–	–	–			
NAL[1]	abs.	–	–	–	0	0	0	0	0	0	0	0	2	14	4	0	2*	–	–	–			
	kum. %	–	–	–	0,0	0,0	0,0	0,0	0,0	0,0	0,0	0,0	9,1	72,7	90,9	90,9	100,0	–	–	–			

Tab. 80   (Fortsetzung)

AW	MHK [mg/L]																		S [%]	I [%]	R [%]
	0,008	0,015	0,03	0,06	0,12	0,25	0,05	1	2	4	8	16	32	64	128	256	512	1.024	> 1.024			
PEN[1] abs.	–	0	0	0	0	0	0	0	0	0	0	0	0	22*	–	–	–	–	–			
PEN[1] kum. %	–	0,0	0,0	0,0	0,0	0,0	0,0	0,0	0,0	0,0	0,0	0,0	0,0	100,0	–	–	–	–	–			
SPI[1] abs.	–	–	–	0	0	0	0	0	0	0	0	0	1	0	1	20*	–	–	–			
SPI[1] kum. %	–	–	–	0,0	0,0	0,0	0,0	0,0	0,0	0,0	0,0	0,0	4,5	4,5	9,1	100,0	–	–	–			
TET abs.	–	–	–	–	0	0	0	2	1	2	1	10	5	0	1	0	–	–	–	22,7	4,5	72,7
TET kum. %	–	–	–	–	0,0	0,0	0,0	9,1	13,6	22,7	27,3	72,7	95,5	95,5	100,0	100,0	–	–	–			
TIA[1] abs.	–	0	0	0	0	0	0	0	0	0	0	0	0	1	21*	–	–	–	–			
TIA[1] kum. %	–	0,0	0,0	0,0	0,0	0,0	0,0	0,0	0,0	0,0	0,0	0,0	0,0	4,5	100,0	–	–	–	–			
TIL[1] abs.	–	0	0	0	0	0	0	0	0	0	0	0	2	1	1	18*	–	–	–			
TIL[1] kum. %	–	0,0	0,0	0,0	0,0	0,0	0,0	0,0	0,0	0,0	0,0	0,0	9,1	13,6	18,2	100,0	–	–	–			
SXT[1] abs.	0	0	0	0	0	0	1	1	1	11	5	1	0	2	–	–	–	–	–			
SXT[1] kum. %	–	0,0	0,0	0,0	0,0	0,0	4,5	9,1	13,6	63,6	86,4	90,9	90,9	100,0	–	–	–	–	–			
TUL[1] abs.	–	0	0	0	0	0	0	0	0	0	1	0	0	0	21*	–	–	–	–			
TUL[1] kum. %	–	0,0	0,0	0,0	0,0	0,0	0,0	0,0	0,0	0,0	4,5	4,5	4,5	4,5	100,0	–	–	–	–			
SUL abs.	–	–	–	–	–	–	0	0	0	0	0	1	1	2	2	6	5	5	–	54,5		45,5
SUL kum. %	–	–	–	–	–	–	0,0	0,0	0,0	0,0	0,0	4,5	9,1	18,2	27,3	54,5	77,3	100,0	–			

[1] Grenzwert für diese Bakterien/Indikation in CLSI M31-A3 nicht verfügbar
* Anzahl Stämme, deren MHK größer als die höchste getestete Konzentration ist
AW: Antimikrobieller Wirkstoff; **S [%]:** Prozent empfindliche Stämme; **I [%]:** Prozent intermediäre Stämme; **R [%]:** Prozent resistente Stämme; **abs.:** absolut; **kum. %:** kumulativ in %; **Querstrich:** Konzentration nicht getestet

Tab. 81 Verteilung der MHK der vom Rind isolierten *Salmonella*-spp.-Stämme (n = 15), Indikation: Enteritis, 2011

AW	MHK [mg/L]	0,008	0,015	0,03	0,06	0,12	0,25	0,05	1	2	4	8	16	32	64	128	256	512	1.024	> 1.024	S [%]	I [%]	R [%]
AMP	abs.	–	–	0	0	0	0	1	8	2	0	0	1	0	0	4*	–	–	–	–	68,8	6,3	25,0
	kum. %	–	–	0,0	0,0	0,0	0,0	6,3	56,3	68,8	68,8	68,8	75,0	75,0	75,0	100,0	–	–	–	–			
AMC	abs.	–	–	0	0	0	0	0	8	3	0	3	1	0	0	1*	–	–	–	–	87,5	6,3	6,3
	kum. %	–	–	0,0	0,0	0,0	0,0	0,0	50,0	68,8	68,8	87,5	93,8	93,8	93,8	100,0	–	–	–	–			
APR[1]	abs.	–	–	0	0	0	0	0	0	4	10	1	1	0	0	–	–	–	–	–			
	kum. %	–	–	0,0	0,0	0,0	0,0	0,0	0,0	25,0	87,5	93,8	100,0	100,0	100,0	–	–	–	–	–			
CPZ[1]	abs.	–	–	–	0	0	0	10	1	0	0	2	1	1	1*	–	–	–	–	–			
	kum. %	–	–	–	0,0	0,0	0,0	62,5	68,8	68,8	68,8	81,3	87,5	93,8	100,0	–	–	–	–	–			
CTX[1]	abs.	–	0	3	8	5	0	0	0	0	0	0	0	0	–	–	–	–	–	–			
	kum. %	–	0,0	18,8	68,8	100,0	100,0	100,0	100,0	100,0	100,0	100,0	100,0	100,0	–	–	–	–	–	–			
CQN[1]	abs.	–	0	0	7	9	0	0	0	0	0	0	0	0	–	–	–	–	–	–			
	kum. %	–	0,0	0,0	43,8	100,0	100,0	100,0	100,0	100,0	100,0	100,0	100,0	100,0	–	–	–	–	–	–			
XNL[1]	abs.	–	–	0	0	0	0	12	4	0	0	0	0	0	0	–	–	–	–	–			
	kum. %	–	–	0,0	0,0	0,0	0,0	75,0	100,0	100,0	100,0	100,0	100,0	100,0	100,0	–	–	–	–	–			
CEF	abs.	–	–	–	0	0	0	0	0	4	7	4	1	0	0	0	–	–	–	–	93,8	6,3	0,0
	kum. %	–	–	–	0,0	0,0	0,0	0,0	0,0	25,0	68,8	93,8	100,0	100,0	100,0	100,0	–	–	–	–			
CHL	abs.	–	–	–	–	–	–	0	0	1	5	8	0	0	0	0	1	–	–	–	93,3	0,0	6,7
	kum. %	–	–	–	–	–	–	0,0	0,0	6,7	40,0	93,3	93,3	93,3	93,3	93,3	100,0	–	–	–			
COL[1]	abs.	–	–	0	0	0	0	0	7	2	0	7	0	–	–	–	–	–	–	–			
	kum. %	–	–	0,0	0,0	0,0	0,0	0,0	43,8	56,3	56,3	100,0	100,0	–	–	–	–	–	–	–			
DOX[1]	abs.	–	–	–	0	0	0	0	0	10	5	1	0	0	0	0	–	–	–	–			
	kum. %	–	–	–	0,0	0,0	0,0	0,0	0,0	62,5	93,8	100,0	100,0	100,0	100,0	100,0	–	–	–	–			
ENR[1]	abs.	0	0	0	13	1	1	0	0	0	0	0	0	1*	–	–	–	–	–	–			
	kum. %	0,0	0,0	0,0	81,3	87,5	93,8	93,8	93,8	93,8	93,8	93,8	93,8	100,0	–	–	–	–	–	–			
FFN[1]	abs.	–	–	–	–	0	0	0	0	2	13	0	0	1	0	0	0	–	–	–			
	kum. %	–	–	–	–	0,0	0,0	0,0	0,0	12,5	93,8	93,8	93,8	100,0	100,0	100,0	100,0	–	–	–			
GEN	abs.	–	–	–	–	0	0	7	7	0	1	0	0	0	0	0	0	–	–	–	100,0	0,0	0,0
	kum. %	–	–	–	–	0,0	0,0	46,7	93,3	93,3	100,0	100,0	100,0	100,0	100,0	100,0	100,0	–	–	–			
IPM	abs.	–	0	0	0	0	8	8	0	0	0	0	0	0	–	–	–	–	–	–			
	kum. %	–	0,0	0,0	0,0	0,0	67,6	97,3	97,3	100,0	100,0	100,0	100,0	100,0	–	–	–	–	–	–			
NAL[1]	abs.	–	–	–	0	0	0	0	0	0	15	1	0	0	0	0	–	–	–	–			
	kum. %	–	–	–	0,0	0,0	0,0	0,0	0,0	0,0	93,8	100,0	100,0	100,0	100,0	100,0	–	–	–	–			

Tab. 81   (Fortsetzung)

AW	MHK [mg/L]																			S [%]	I [%]	R [%]
	0,008	0,015	0,03	0,06	0,12	0,25	0,05	1	2	4	8	16	32	64	128	256	512	1.024	> 1.024			
PEN[1] abs.	–	–	–	0	0	0	0	0	0	2	8	1	0	0	0	5*	–	–	–			
PEN[1] kum. %	–	–	–	0,0	0,0	0,0	0,0	0,0	0,0	12,5	62,5	68,8	68,8	68,8	68,8	100,0	–	–	–			
SPI[1] abs.	–	–	–	0	0	0	0	0	0	0	0	0	0	0	0	0	15*	–	–			
SPI[1] kum. %	–	–	–	–	0,0	0,0	0,0	0,0	0,0	0,0	0,0	0,0	0,0	0,0	0,0	0,0	100,0	–	–			
TET abs.	–	–	–	0	0	0	0	4	10	0	0	0	1	0	0	0	–	–	–	93,3	0,0	6,7
TET kum. %	–	–	–	0,0	0,0	0,0	0,0	26,7	93,3	93,3	93,3	93,3	100,0	100,0	100,0	100,0	–	–	–			
TIA[1] abs.	–	–	–	0	0	0	0	0	0	0	0	0	0	0	0	0	15*	–	–			
TIA[1] kum. %	–	–	–	0,0	0,0	0,0	0,0	0,0	0,0	0,0	0,0	0,0	0,0	0,0	0,0	0,0	100,0	–	–			
TIL[1] abs.	–	0	0	0	0	0	0	0	0	0	0	0	0	15	–	–	–	–	–			
TIL[1] kum. %	–	0,0	0,0	0,0	0,0	0,0	0,0	0,0	0,0	0,0	0,0	0,0	0,0	100,0	–	–	–	–	–			
SXT abs.	0	0	11	4	0	0	0	0	0	0	0	0	–	–	–	–	–	–	–	100,0		0
SXT kum. %	0,0	0,0	73,3	100,0	100,0	100,0	100,0	100,0	100,0	100,0	100,0	100,0	–	–	–	–	–	–	–			
TUL[1] abs.	–	0	0	0	0	0	0	0	0	7	8	0	0	–	–	–	–	–	–			
TUL[1] kum. %	–	0,0	0,0	0,0	0,0	0,0	0,0	0,0	0,0	46,7	100,0	100,0	100,0	–	–	–	–	–	–			
SUL abs.	–	–	–	–	0	0	0	0	0	0	1	12	2	0	0	0	1*					
SUL kum. %	–	–	–	–	0,0	0,0	0,0	0,0	0,0	0,0	6,3	81,3	93,8	93,8	93,8	93,8	100,0					

[1] Grenzwert für diese Bakterien/Indikation in CLSI M31-A3 nicht verfügbar
* Anzahl Stämme, deren MHK größer als die höchste getestete Konzentration ist
AW: Antimikrobieller Wirkstoff; **S [%]:** Prozent empfindliche Stämme; **I [%]:** Prozent intermediäre Stämme; **R [%]:** Prozent resistente Stämme; **abs.:** absolut; **kum. %:** kumulativ in %; **Querstrich:** Konzentration nicht getestet

Tab. 82 Verteilung der MHK der vom Schwein isolierten *Salmonella*-spp.-Stämme (n = 46), Indikation: Enteritis, 2011

AW	MHK [mg/L]																			S [%]	I [%]	R [%]
	0,008	0,015	0,03	0,06	0,12	0,25	0,05	1	2	4	8	16	32	64	128	256	512	1.024	> 1.024			
AMP abs.	–	–	0	0	0	0	1	7	0	2	0	0	0	0	36*	–	–	–	–	21,7	0,0	78,3
AMP kum. %	–	–	0,0	0,0	0,0	0,0	2,2	17,4	17,4	21,7	21,7	21,7	21,7	21,7	100,0	–	–	–	–			
AMC abs.	–	–	0	0	0	0	0	7	3	0	19	16	1	0	–	–	–	–	–	63,0	34,8	2,2
AMC kum. %	–	–	0,0	0,0	0,0	0,0	0,0	15,2	21,7	21,7	63,0	97,8	100,0	100,0	–	–	–	–	–			
APR[1] abs.	–	–	0	0	0	0	0	0	0	42	4	0	0	0	–	–	–	–	–			
APR[1] kum. %	–	–	0,0	0,0	0,0	0,0	0,0	0,0	0,0	91,3	100,0	100,0	100,0	100,0	–	–	–	–	–			
CPZ[1] abs.	–	–	–	1	0	1	4	5	1	10	7	3	4	10*	–	–	–	–	–			
CPZ[1] kum. %	–	–	–	2,2	2,2	4,3	13,0	23,9	26,1	47,8	63,0	69,6	78,3	100,0	–	–	–	–	–			
CTX[1] abs.	–	0	5	21	16	3	1	0	0	0	0	0	0	–	–	–	–	–	–			
CTX[1] kum. %	–	0,0	10,9	56,5	91,3	97,8	100,0	100,0	100,0	100,0	100,0	100,0	100,0	–	–	–	–	–	–			
CQN[1] abs.	–	0	1	18	18	8	0	0	1	0	0	0	0	–	–	–	–	–	–			
CQN[1] kum. %	–	0,0	2,2	41,3	80,4	97,8	97,8	97,8	100,0	100,0	100,0	100,0	100,0	–	–	–	–	–	–			
XNL[1] abs.	–	–	0	0	0	6	28	10	2	0	0	0	0	0	–	–	–	–	–			
XNL[1] kum. %	–	–	0,0	0,0	0,0	13,0	73,9	95,7	100,0	100,0	100,0	100,0	100,0	100,0	–	–	–	–	–			
CEF abs.	–	–	–	0	0	0	0	1	6	16	15	7	1	0	0	–	–	–	–	82,6	15,2	2,2
CEF kum. %	–	–	–	0,0	0,0	0,0	0,0	2,2	15,2	50,0	82,6	97,8	100,0	100,0	100,0	–	–	–	–			
CHL abs.	–	–	–	–	–	–	1	0	0	4	22	5	0	0	3	9	2*	–	–	58,7	10,9	30,4
CHL kum. %	–	–	–	–	–	–	2,2	2,2	2,2	10,9	58,7	69,6	69,6	69,6	76,1	95,7	100,0	–	–			
COL[1] abs.	–	–	0	0	0	0	0	31	13	0	1	1	–	–	–	–	–	–	–			
COL[1] kum. %	–	–	0,0	0,0	0,0	0,0	0,0	67,4	95,7	95,7	97,8	100,0	–	–	–	–	–	–	–			
DOX[1] abs.	–	–	0	0	0	0	0	3	5	6	6	11	14	1	–	–	–	–	–			
DOX[1] kum. %	–	–	–	0,0	0,0	0,0	0,0	6,5	17,4	30,4	43,5	67,4	97,8	100,0	–	–	–	–	–			
ENR[1] abs.	0	0	0	35	7	2	2	0	0	0	0	0	–	–	–	–	–	–	–			
ENR[1] kum. %	0,0	0,0	0,0	76,1	91,3	95,7	100,0	100,0	100,0	100,0	100,0	100,0	–	–	–	–	–	–	–			
FFN[1] abs.	–	–	–	–	0	0	0	0	2	22	8	1	8	2	0	1	2*	–	–			
FFN[1] kum. %	–	–	–	–	0,0	0,0	0,0	0,0	4,3	52,2	69,6	71,7	89,1	93,5	93,5	95,7	100,0	–	–			
GEN abs.	–	–	–	–	0	0	7	37	1	1	0	0	0	0	0	0	–	–	–	100,0	0,0	0,0
GEN kum. %	–	–	–	–	0,0	0,0	15,2	95,7	97,8	100,0	100,0	100,0	100,0	100,0	100,0	100,0	–	–	–			
IPM abs.	–	0	0	0	2	34	10	0	0	0	0	0	0	–	–	–	–	–	–	100,0	0,0	0,0
IPM kum. %	–	0,0	0,0	0,0	4,3	78,3	100,0	100,0	100,0	100,0	100,0	100,0	100,0	–	–	–	–	–	–			
NAL[1] abs.	–	–	–	0	0	0	0	0	3	32	8	1	0	0	0	2*	–	–	–			
NAL[1] kum. %	–	–	–	0,0	0,0	0,0	0,0	0,0	6,5	76,1	93,5	95,7	95,7	95,7	95,7	100,0	–	–	–			

Tab. 82 (Fortsetzung)

AW	MHK [mg/L]																			S [%]	I [%]	R [%]
		0,008	0,015	0,03	0,06	0,12	0,25	0,05	1	2	4	8	16	32	64	128	256	512	1.024	> 1.024			
PEN[1]	abs.	–	–	–	0	0	0	0	0	0	0	8	0	2	0	0	36*	–	–	–			
	kum. %	–	–	–	0,0	0,0	0,0	0,0	0,0	0,0	0,0	17,4	17,4	21,7	21,7	21,7	100,0	–	–	–			
SPI[1]	abs.	–	–	–	–	0	0	0	0	0	0	0	0	0	0	1	0	45*	–	–			
	kum. %	–	–	–	–	0,0	0,0	0,0	0,0	0,0	0,0	0,0	0,0	0,0	0,0	2,2	2,2	100,0	–	–			
TET	abs.	–	–	–	0	0	0	0	2	6	1	0	0	6	5	16	10	–	–	–	19,6	0,0	80,4
	kum. %	–	–	–	0,0	0,0	0,0	0,0	4,3	17,4	19,6	19,6	19,6	32,6	43,5	78,3	100,0	–	–	–			
TIA[1]	abs.	–	–	–	0	0	0	0	0	0	0	0	0	0	2	0	0	44*	–	–			
	kum. %	–	–	–	0,0	0,0	0,0	0,0	0,0	0,0	0,0	0,0	0,0	0,0	4,3	4,3	4,3	100,0	–	–			
TIL[1]	abs.	–	–	0	0	0	0	0	0	0	0	0	0	0	3	27	16*	–	–	–			
	kum. %	–	–	0,0	0,0	0,0	0,0	0,0	0,0	0,0	0,0	0,0	0,0	0,0	6,5	65,2	100,0	–	–	–			
SXT	abs.	–	0	2	5	14	11	2	0	0	0	0	0	0	12*	–	–	–	–	–	73,9		26,1
	kum. %	–	0,0	4,3	15,2	45,7	69,6	73,9	73,9	73,9	73,9	73,9	73,9	73,9	100,0	–	–	–	–	–			
TUL[1]	abs.	–	–	0	0	0	0	0	0	0	1	12	27	6	0	–	–	–	–	–			
	kum. %	–	–	0,0	0,0	0,0	0,0	0,0	0,0	0,0	2,2	28,3	87,0	100,0	100,0	–	–	–	–	–			
SUL	abs.	–	–	–	–	–	0	0	0	0	0	0	3	4	0	0	0	0	39*	15,2		84,8
	kum. %	–	–	–	–	–	0,0	0,0	0,0	0,0	0,0	0,0	6,5	15,2	15,2	15,2	15,2	15,2	100,0			

[1] Grenzwert für diese Bakterien/Indikation in CLSI M31-A3 nicht verfügbar

* Anzahl Stämme, deren MHK größer als die höchste getestete Konzentration ist

AW: Antimikrobieller Wirkstoff; **S [%]:** Prozent empfindliche Stämme; **I [%]:** Prozent intermediäre Stämme; **R [%]:** Prozent resistente Stämme; **abs.:** absolut; **kum. %:** kumulativ in %; **Querstrich:** Konzentration nicht getestet

Tab. 83 Verteilung der MHK der vom Hund (n = 30) und von der Katze (n = 5) isolierten *Salmonella*-spp.-Stämme, Indikation: Enteritis, 2011

AW	MHK [mg/L]																			S [%]	I [%]	R [%]
		0,008	0,015	0,03	0,06	0,12	0,25	0,05	1	2	4	8	16	32	64	128	256	512	1.024	> 1.024			
AMP	abs.	–	–	0	0	0	0	1	18	4	1	0	0	0	0	11*	–	–	–	–	68,6	0,0	31,4
	kum. %	–	–	0,0	0,0	0,0	0,0	2,9	54,3	65,7	68,6	68,6	68,6	68,6	68,6	100,0	–	–	–	–			
AMC	abs.	–	–	0	0	0	0	1	21	2	1	4	5	0	0	1*	–	–	–	–	82,9	14,3	0,0
	kum. %	–	–	0,0	0,0	0,0	0,0	2,9	62,9	68,6	71,4	82,9	97,1	97,1	97,1	100,0	–	–	–	–			
APR[1]	abs.	–	–	0	0	0	0	0	0	3	29	3	0	0	0	–	–	–	–	–			
	kum. %	–	–	0,0	0,0	0,0	0,0	0,0	0,0	8,6	91,4	100,0	100,0	100,0	100,0	–	–	–	–	–			
CPZ[1]	abs.	–	–	–	1	0	2	15	7	1	1	3	2	0	3*	–	–	–	–	–			
	kum. %	–	–	–	2,9	2,9	8,6	51,4	71,4	74,3	77,1	85,7	91,4	91,4	100,0	–	–	–	–	–			
CTX[1]	abs.	–	0	4	16	15	0	0	0	0	0	0	0	0	0	–	–	–	–	–			
	kum. %	–	0,0	11,4	57,1	100,0	100,0	100,0	100,0	100,0	100,0	100,0	100,0	100,0	100,0	–	–	–	–	–			
CQN[1]	abs.	–	0	3	17	14	0	1	0	0	0	0	0	0	0	–	–	–	–	–			
	kum. %	–	0,0	8,6	57,1	97,1	97,1	100,0	100,0	100,0	100,0	100,0	100,0	100,0	100,0	–	–	–	–	–			
XNL[1]	abs.	–	–	0	0	0	5	27	3	0	0	0	0	0	0	–	–	–	–	–			
	kum. %	–	–	0,0	0,0	0,0	14,3	91,4	100,0	100,0	100,0	100,0	100,0	100,0	100,0	–	–	–	–	–			
CEF	abs.	–	–	–	0	0	0	0	1	13	14	3	2	1	1	0	–	–	–	–	88,6	5,7	5,7
	kum. %	–	–	–	0,0	0,0	0,0	0,0	2,9	40,0	80,0	88,6	94,3	97,1	100,0	100,0	–	–	–	–			
CHL	abs.	–	–	–	–	–	–	0	0	0	14	19	0	0	0	0	2	–	–	–	94,3	0,0	5,7
	kum. %	–	–	–	–	–	–	0,0	0,0	0,0	40,0	94,3	94,3	94,3	94,3	94,3	100,0	–	–	–			
COL[1]	abs.	–	–	0	0	0	0	1	22	8	4	0	0	–	–	–	–	–	–	–			
	kum. %	–	–	0,0	0,0	0,0	0,0	2,9	65,7	88,6	100,0	100,0	100,0	–	–	–	–	–	–	–			
DOX[1]	abs.	–	–	–	0	0	0	0	1	15	9	1	2	1	6	0	–	–	–	–			
	kum. %	–	–	–	0,0	0,0	0,0	0,0	2,9	45,7	71,4	74,3	80,0	82,9	100,0	100,0	–	–	–	–			
ENR[1]	abs.	0	0	4	28	1	0	0	1	0	0	0	1	–	–	–	–	–	–	–			
	kum. %	0,0	0,0	11,4	91,4	94,3	94,3	94,3	97,1	97,1	97,1	97,1	100,0	–	–	–	–	–	–	–			
FFN[1]	abs.	–	–	–	–	0	0	0	0	4	27	2	0	1	1	.	0	0	–	–			
	kum. %	–	–	–	–	0,0	0,0	0,0	0,0	11,4	88,6	94,3	94,3	97,1	100,0	100,0	100,0	100,0	–	–			
GEN	abs.	–	–	–	–	0	0	18	13	3	0	0	0	1	0	0	0	–	–	–	97,1	0,0	2,9
	kum. %	–	–	–	–	0,0	0,0	51,4	88,6	97,1	97,1	97,1	97,1	100,0	100,0	100,0	100,0	–	–	–			
IPM	abs.	–	0	0	0	0	25	9	0	1	0	0	0	0	–	–	–	–	–	–	100,0	0,0	0,0
	kum. %	–	0,0	0,0	0,0	0,0	71,4	97,1	97,1	100,0	100,0	100,0	100,0	100,0	–	–	–	–	–	–			
NAL[1]	abs.	–	–	–	0	0	0	0	0	5	27	1	0	0	0	0	2*	–	–	–			
	kum. %	–	–	–	0,0	0,0	0,0	0,0	0,0	14,3	91,4	94,3	94,3	94,3	94,3	94,3	100,0	–	–	–			

Tab. 83   (Fortsetzung)

AW	MHK [mg/L]																			S [%]	I [%]	R [%]
		0,008	0,015	0,03	0,06	0,12	0,25	0,05	1	2	4	8	16	32	64	128	256	512	1.024	> 1.024			
PEN[1]	abs.	–	–	–	0	0	0	0	0	0	4	18	3	0	0	0	10*	–	–	–			
	kum. %	–	–	–	0,0	0,0	0,0	0,0	0,0	0,0	11,4	62,9	71,4	71,4	71,4	71,4	100,0	–	–	–			
SPI[1]	abs.	–	–	–	–	0	0	0	0	0	0	0	0	0	0	0	0	35*	–	–			
	kum. %	–	–	–	–	0,0	0,0	0,0	0,0	0,0	0,0	0,0	0,0	0,0	0,0	0,0	0,0	100,0	–	–			
TET	abs.	–	–	–	0	0	0	0	4	21	0	0	0	1	1	4	4	–	–	–	71,4	0,0	28,6
	kum. %	–	–	–	0,0	0,0	0,0	0,0	11,4	71,4	71,4	71,4	71,4	74,3	77,1	88,6	100,0	–	–	–			
TIA[1]	abs.	–	–	–	–	0	0	0	0	0	0	0	0	0	0	0	0	35*	–	–			
	kum. %	–	–	–	–	0,0	0,0	0,0	0,0	0,0	0,0	0,0	0,0	0,0	0,0	0,0	0,0	100,0	–	–			
TIL[1]	abs.	–	–	0	0	0	0	0	0	0	0	0	0	0	2	24	9*	–	–	–			
	kum. %	–	–	0,0	0,0	0,0	0,0	0,0	0,0	0,0	0,0	0,0	0,0	0,0	5,7	74,3	100,0	–	–	–			
SXT	abs.	–	0	6	15	7	4	0	2	0	0	0	0	0	1*	–	–	–	–	–	97,1		2,9
	kum. %	–	0,0	17,1	60,0	80,0	91,4	91,4	97,1	97,1	97,1	97,1	97,1	97,1	100,0	–	–	–	–	–			
TUL[1]	abs.	–	–	0	0	0	0	0	0	1	0	14	20	0	0	–	–	–	–	–			
	kum. %	–	–	0,0	0,0	0,0	0,0	0,0	0,0	2,9	2,9	42,9	100,0	100,0	100,0	100,0	–	–	–	–			
SUL	abs.	–	–	–	–	–	–	0	0	0	0	1	1	5	12	5	0	0	0	11*	68,6		31,4
	kum. %	–	–	–	–	–	–	0,0	0,0	0,0	0,0	2,9	5,7	20,0	54,3	68,6	68,6	68,6	68,6	100,0			

[1] Grenzwert für diese Bakterien/Indikation in CLSI M31-A3 nicht verfügbar
* Anzahl Stämme, deren MHK größer als die höchste getestete Konzentration ist
AW: Antimikrobieller Wirkstoff; **S [%]:** Prozent empfindliche Stämme; **I [%]:** Prozent intermediäre Stämme; **R [%]:** Prozent resistente Stämme; **abs.:** absolut; **kum. %:** kumulativ in %; **Querstrich:** Konzentration nicht getestet

Tab. 84 Verteilung der MHK der vom Milchrind isolierten *Staphylococcus-aureus*-Stämme (n = 346), Indikation: Mastitis, 2011

AW		MHK [mg/L]																	S [%]	I [%]	R [%]
		0,008	0,015	0,03	0,06	0,12	0,25	0,05	1	2	4	8	16	32	64	128	256	512	1.024			
AMP	abs.	–	–	33	166	86	12	3	13	14	7	7	3	2	0	–	–	–	–	85,8		14,2
	kum. %	–	–	9,5	57,5	82,4	85,8	86,7	90,5	94,5	96,5	98,6	99,4	100,0	100,0	–	–	–	–			
AMC	abs.	–	–	0	50	149	100	18	16	3	9	1	0	0	0	–	–	–	–	99,7		0,3
	kum. %	–	–	0,0	14,5	57,5	86,4	91,6	96,2	97,1	99,7	100,0	100,0	100,0	100,0	–	–	–	–			
FAZ	abs.	–	–	0	1	53	131	142	9	7	1	2	0	0	0	–	–	–	–	100,0	0,0	0,0
	kum. %	–	–	0,0	0,3	15,6	53,5	94,5	97,1	99,1	99,4	100,0	100,0	100,0	100,0	–	–	–	–			
CPZ[1]	abs.	–	–	–	0	2	1	33	118	157	26	5	4	0	–	–	–	–	–			
	kum. %	–	–	–	0,0	0,6	0,9	10,4	44,5	89,9	97,4	98,8	100,0	100,0	–	–	–	–	–			
CTX[1]	abs.	–	0	1	1	0	0	33	99	183	21	6	1	1	–	–	–	–	–			
	kum. %	–	0,0	0,3	0,6	0,6	0,6	10,1	38,7	91,6	97,7	99,4	99,7	100,0	–	–	–	–	–			
CQN[1]	abs.	–	0	1	1	3	104	160	72	3	2	0	0	0	–	–	–	–	–			
	kum. %	–	0,0	0,3	0,6	1,4	31,5	77,7	98,6	99,4	100,0	100,0	100,0	100,0	–	–	–	–	–			
XNL	abs.	–	–	0	0	1	42	106	183	7	6	0	1	0	0	–	–	–	–	98,0	1,7	0,3
	kum. %	–	–	0,0	0,0	0,3	12,4	43,1	96,0	98,0	99,7	99,7	100,0	100,0	100,0	–	–	–	–			
CEF	abs.	–	–	–	22	124	172	18	4	4	0	1	1	0	0	0	–	–	–	99,7	0,3	0,0
	kum. %	–	–	–	6,4	42,2	91,9	97,1	98,3	99,4	99,4	99,7	100,0	100,0	100,0	100,0	–	–	–			
CHL	abs.	–	–	–	–	–	–	0	0	0	55	285	3	0	3	0	0	–	–	98,3	0,9	0,9
	kum. %	–	–	–	–	–	–	0,0	0,0	0,0	15,9	98,3	99,1	99,1	100,0	100,0	100,0	–	–			
CLI[1]	abs.	–	–	1	17	249	70	3	1	0	0	0	0	0	5*	–	–	–	–			
	kum. %	–	–	0,3	5,2	77,2	97,4	98,3	98,6	98,6	98,6	98,6	98,6	98,6	100,0	–	–	–	–			
ENR[1]	abs.	0	0	13	89	191	47	2	1	0	2	1	0	–	–	–	–	–	–			
	kum. %	0,0	0,0	3,8	29,5	84,7	98,3	98,8	99,1	99,1	99,7	100,0	100,0	–	–	–	–	–	–			
ERY	abs.	–	0	0	0	1	190	149	0	0	1	0	0	0	5*	–	–	–	–	98,3	0,3	1,4
	kum. %	–	0,0	0,0	0,0	0,3	55,2	98,3	98,3	98,3	98,6	98,6	98,6	98,6	100,0	–	–	–	–			
GEN	abs.	–	–	–	–	6	170	148	18	0	0	2	0	0	1	0	0	1*	–	98,8	0,6	0,3
	kum. %	–	–	–	–	1,7	50,9	93,6	98,8	98,8	98,8	99,4	99,4	99,4	99,7	99,7	99,7	100,0	–			
OXA	abs.	–	1	1	23	146	133	31	1	0	3	3	4*	–	–	–	–	–	–	97,1		2,9
	kum. %	–	0,3	0,6	7,2	49,4	87,9	96,8	97,1	97,1	98,0	98,8	100,0	–	–	–	–	–	–			
PEN	abs.	–	184	84	26	4	3	3	5	12	6	5	8	5	1*	–	–	–	–	86,1		13,9
	kum. %	–	53,2	77,5	85,0	86,1	87,0	87,9	89,3	92,8	94,5	96,0	98,3	99,7	100,0	–	–	–	–			
PIR	abs.	–	–	0	1	1	42	195	93	4	2	3	0	0	0	5*	–	–	–	97,1		2,9
	kum. %	–	–	0,0	0,3	0,6	12,7	69,1	96,0	97,1	97,7	98,6	98,6	98,6	98,6	100,0	–	–	–			

Tab. 84   (Fortsetzung)

AW	MHK [mg/L]																		S [%]	I [%]	R [%]
		0,008	0,015	0,03	0,06	0,12	0,25	0,05	1	2	4	8	16	32	64	128	256	512	1.024			
Q/D[1]	abs.	–	0	0	0	14	211	116	2	1	0	0	0	0	2*	–	–	–	–			
	kum. %	–	0,0	0,0	0,0	4,0	65,0	98,6	99,1	99,4	99,4	99,4	99,4	99,4	100,0							
SPI[1]	abs.	–	–	–	0	0	0	0	4	116	206	15	0	0	0	0	5*	–	–			
	kum. %	–	–	–	0,0	0,0	0,0	0,0	1,2	34,7	94,2	98,6	98,6	98,6	98,6	98,6	100,0					
TET	abs.	–	–	–	–	3	155	168	4	1	0	0	2	3	3	7	0	–	–	95,7	0,0	4,3
	kum. %	–	–	–	–	0,9	45,7	94,2	95,4	95,7	95,7	95,7	96,2	97,1	98,0	100,0	100,0						
TIL[1]	abs.	–	0	0	0	0	65	248	24	4	0	0	0	2	0	3*	–	–	–			
	kum. %	–	0,0	0,0	0,0	0,0	18,8	90,5	97,4	98,6	98,6	98,6	98,6	99,1	99,1	100,0							
SXT	abs.	–	0	33	244	63	3	0	3	0	0	0	0	0	–	–	–	–	–	100,0		0,0
	kum. %	–	0,0	9,5	80,1	98,3	99,1	99,1	100,0	100,0	100,0	100,0	100,0	100,0	–	–	–	–	–			
TUL[1]	abs.	–	–	0	0	0	0	0	0	4	192	140	7	0	0	3*	–	–	–			
	kum. %	–	–	0,0	0,0	0,0	0,0	0,0	0,0	1,2	56,6	97,1	99,1	99,1	99,1	100,0							
TYL[1]	abs.	–	–	–	1	0	0	59	233	48	0	0	0	0	0	0	5*	–	–			
	kum. %	–	–	–	0,3	0,3	0,3	17,3	84,7	98,6	98,6	98,6	98,6	98,6	98,6	98,6	100,0						
VAN	abs.	–	0	0	0	0	4	250	89	1	0	0	0	0	2*	–	–	–	–	99,4	0,0	0,0
	kum. %	–	0,0	0,0	0,0	0,0	1,2	73,4	99,1	99,4	99,4	99,4	99,4	99,4	100,0	–	–	–	–			

[1] Grenzwert für diese Bakterien/Indikation in CLSI M31-A3 nicht verfügbar
* Anzahl Stämme, deren MHK größer als die höchste getestete Konzentration ist
AW: Antimikrobieller Wirkstoff; **S [%]:** Prozent empfindliche Stämme; **I [%]:** Prozent intermediäre Stämme; **R [%]:** Prozent resistente Stämme; **abs.:** absolut; **kum. %:** kumulativ in %; **Querstrich:** Konzentration nicht getestet

Tab. 85 Verteilung der MHK der vom Schwein isolierten *Staphylococcus-aureus*-Stämme (n = 67), Indikation: verschiedene, 2010

AW		MHK [mg/L] 0,008	0,015	0,03	0,06	0,12	0,25	0,05	1	2	4	8	16	32	64	128	256	512	1.024	S [%]	I [%]	R [%]
AMP	abs.	–	–	0	4	6	0	0	2	5	10	15	20	1	4	–	–	–	–	14,9		85,1
	kum. %	–	–	0,0	6,0	14,9	14,9	14,9	17,9	25,4	40,3	62,7	92,5	94,0	100,0	–	–	–	–			
AMC	abs.	–	–	0	0	4	6	4	12	3	34	4	0	0	0	–	–	–	–	94,0		6,0
	kum. %	–	–	0,0	0,0	6,0	14,9	20,9	38,8	43,3	94,0	100,0	100,0	100,0	100,0	–	–	–	–			
FAZ	abs.	–	–	0	0	0	4	18	5	11	20	7	0	2	0	–	–	–	–	97,0	0,0	3,0
	kum. %	–	–	0,0	0,0	0,0	6,0	32,8	40,3	56,7	86,6	97,0	97,0	100,0	100,0	–	–	–	–			
CPZ[1]	abs.	–	–	–	0	0	0	0	4	10	11	23	18	1	–	–	–	–	–			
	kum. %	–	–	–	0,0	0,0	0,0	0,0	6,0	20,9	37,3	71,6	98,5	100,0	–	–	–	–	–			
CTX[1]	abs.	–	0	0	0	0	0	1	3	21	2	28	12	0	–	–	–	–	–			
	kum. %	–	0,0	0,0	0,0	0,0	0,0	1,5	6,0	37,3	40,3	82,1	100,0	100,0	–	–	–	–	–			
CQN[1]	abs.	–	0	0	0	0	2	16	10	25	14	0	0	0	–	–	–	–	–			
	kum. %	–	0,0	0,0	0,0	0,0	3,0	26,9	41,8	79,1	100,0	100,0	100,0	100,0	–	–	–	–	–			
XNL[1]	abs.	–	–	0	0	0	0	4	21	2	20	19	0	1	0	–	–	–	–			
	kum. %	–	–	0,0	0,0	0,0	0,0	6,0	37,3	40,3	70,1	98,5	98,5	100,0	100,0	–	–	–	–			
CEF	abs.	–	–	–	0	3	15	9	11	25	4	0	0	0	0	0	–	–	–	100,0	0,0	0,0
	kum. %	–	–	–	0,0	4,5	26,9	40,3	56,7	94,0	100,0	100,0	100,0	100,0	100,0	100,0	–	–	–			
CHL	abs.	–	–	–	–	–	0	0	0	3	46	14	0	3	0	2	–	–	–	72,1	20,6	7,4
	kum. %	–	–	–	–	–	0,0	0,0	0,0	4,4	72,1	92,6	92,6	97,1	97,1	100,0	–	–	–			
CLI[1]	abs.	–	–	0	0	13	18	2	1	0	0	0	2	0	0	31*	–	–	–			
	kum. %	–	–	0,0	0,0	19,4	46,3	49,3	50,7	50,7	50,7	50,7	53,7	53,7	53,7	100,0	–	–	–			
ENR[1]	abs.	0	0	0	1	41	8	2	7	1	6	2	0	–	–	–	–	–	–			
	kum. %	0,0	0,0	0,0	1,5	61,8	73,5	76,5	86,8	88,2	97,1	100,0	100,0	–	–	–	–	–	–			
ERY	abs.	–	0	0	0	0	5	28	0	0	1	0	0	0	33*	–	–	–	–	49,3	1,5	49,3
	kum. %	–	0,0	0,0	0,0	0,0	7,5	49,3	49,3	49,3	50,7	50,7	50,7	50,7	100,0	–	–	–	–			
GEN	abs.	–	–	–	–	2	23	30	1	0	2	5	0	2	2	1	0	–	–	85,3	7,4	7,4
	kum. %	–	–	–	–	2,9	36,8	80,9	82,4	82,4	85,3	92,6	92,6	95,6	98,5	100,0	100,0	–	–			
OXA	abs.	–	0	0	1	5	10	10	0	0	3	24	14*	–	–	–	–	–	–	38,8		61,2
	kum. %	–	0,0	0,0	1,5	9,0	23,9	38,8	38,8	38,8	43,3	79,1	100,0	–	–	–	–	–	–			
PEN	abs.	–	4	5	0	1	0	1	1	1	5	10	27	7	5*	–	–	–	–	14,9		85,1
	kum. %	–	6,0	13,4	13,4	14,9	14,9	16,4	17,9	19,4	26,9	41,8	82,1	92,5	100,0	–	–	–	–			
PIR[1]	abs.	–	–	0	0	0	0	25	6	2	0	1	1	1	0	31*	–	–	–			
	kum. %	–	–	0,0	0,0	0,0	0,0	37,3	46,3	49,3	49,3	50,7	52,2	53,7	53,7	100,0	–	–	–			

Tab. 85   (Fortsetzung)

AW	MHK [mg/L]																		S [%]	I [%]	R [%]
	0,008	0,015	0,03	0,06	0,12	0,25	0,05	1	2	4	8	16	32	64	128	256	512	1.024			
Q/D[1] abs.	–	0	0	0	0	7	37	10	9	3	1	0	0	–	–	–	–	–			
Q/D[1] kum. %	–	0,0	0,0	0,0	0,0	10,4	65,7	80,6	94,0	98,5	100,0	100,0	100,0	–	–	–	–	–			
SPI[1] abs.	–	–	–	0	0	0	0	0	14	20	2	0	0	0	0	32*	–	–			
SPI[1] kum. %	–	–	–	0,0	0,0	0,0	0,0	0,0	20,6	50,0	52,9	52,9	52,9	52,9	52,9	100,0	–	–			
TET abs.	–	–	–	–	0	3	13	0	0	0	0	0	3	9	40	0	–	–	23,5	0,0	76,5
TET kum. %	–	–	–	–	0,0	4,4	23,5	23,5	23,5	23,5	23,5	23,5	27,9	41,2	100,0	100,0	–	–			
TIL[1] abs.	–	0	0	0	0	0	0	28	5	3	0	0	0	0	0	32*	–	–			
TIL[1] kum. %	–	0,0	0,0	0,0	0,0	0,0	0,0	41,2	48,5	52,9	52,9	52,9	52,9	52,9	52,9	100,0	–	–			
SXT abs.	–	0	4	27	11	2	10	11	2	0	1	0	0	–	–	–	–	–	98,5		1,5
SXT kum. %	–	0,0	5,9	45,6	61,8	64,7	79,4	95,6	98,5	98,5	100,0	100,0	100,0	–	–	–	–	–			
TUL[1] abs.	–	–	0	0	0	0	0	0	1	4	31	0	0	0	32*	–	–	–			
TUL[1] kum. %	–	–	0,0	0,0	0,0	0,0	0,0	0,0	1,5	7,4	52,9	52,9	52,9	52,9	100,0	–	–	–			
TYL[1] abs.	–	–	–	0	0	0	1	21	14	0	0	0	0	0	0	31*	–	–			
TYL[1] kum. %	–	–	–	0,0	0,0	0,0	1,5	32,8	53,7	53,7	53,7	53,7	53,7	53,7	53,7	100,0	–	–			
VAN abs.	–	0	0	0	0	0	44	23	0	0	0	0	0	–	–	–	–	–	100,0	0,0	0,0
VAN kum. %	–	0,0	0,0	0,0	0,0	0,0	65,7	100,0	100,0	100,0	100,0	100,0	100,0	–	–	–	–	–			

[1] Grenzwert für diese Bakterien/Indikation in CLSI M31-A3 nicht verfügbar
* Anzahl Stämme, deren MHK größer als die höchste getestete Konzentration ist
AW: Antimikrobieller Wirkstoff; **S [%]:** Prozent empfindliche Stämme; **I [%]:** Prozent intermediäre Stämme; **R [%]:** Prozent resistente Stämme; **abs.:** absolut; **kum. %:** kumulativ in %; **Querstrich:** Konzentration nicht getestet

Tab. 86 Verteilung der MHK der vom Mastschwein isolierten *Staphylococcus-aureus*-Stämme (n = 22), Indikation: verschiedene, 2010

AW	MHK [mg/L]	0,008	0,015	0,03	0,06	0,12	0,25	0,05	1	2	4	8	16	32	64	128	256	512	1.024	S [%]	I [%]	R [%]
AMP	abs.	–	–	0	0	2	0	0	1	2	4	6	7	0	0	–	–	–	–	9,1		90,9
	kum. %	–	–	0,0	0,0	9,1	9,1	9,1	13,6	22,7	40,9	68,2	100,0	100,0	100,0	–	–	–	–			
AMC	abs.	–	–	0	0	0	2	3	3	2	10	2	0	0	0	–	–	–	–	90,9		9,1
	kum. %	–	–	0,0	0,0	0,0	9,1	22,7	36,4	45,5	90,9	100,0	100,0	100,0	100,0	–	–	–	–			
FAZ	abs.	–	–	0	0	0	1	5	2	4	7	2	0	1	0	–	–	–	–	95,5	0,0	4,5
	kum. %	–	–	0,0	0,0	0,0	4,5	27,3	36,4	54,5	86,4	95,5	95,5	100,0	100,0	–	–	–	–			
CPZ[1]	abs.	–	–	–	0	0	0	0	1	3	3	10	5	0	–	–	–	–	–			
	kum. %	–	–	–	0,0	0,0	0,0	0,0	4,5	18,2	31,8	77,3	100,0	100,0	–	–	–	–	–			
CTX[1]	abs.	–	0	0	0	0	0	0	0	7	2	10	3	0	–	–	–	–	–			
	kum. %	–	0,0	0,0	0,0	0,0	0,0	0,0	0,0	31,8	40,9	86,4	100,0	100,0	–	–	–	–	–			
CQN[1]	abs.	–	0	0	0	0	1	4	5	8	4	0	0	0	–	–	–	–	–			
	kum. %	–	0,0	0,0	0,0	0,0	4,5	22,7	45,5	81,8	100,0	100,0	100,0	100,0	–	–	–	–	–			
XNL[1]	abs.	–	–	0	0	0	0	0	7	2	9	4	0	0	0	–	–	–	–			
	kum. %	–	–	0,0	0,0	0,0	0,0	0,0	31,8	40,9	81,8	100,0	100,0	100,0	100,0	–	–	–	–			
CEF	abs.	–	–	–	0	0	7	1	5	8	1	0	0	0	0	0	–	–	–	100,0	0,0	0,0
	kum. %	–	–	–	0,0	0,0	31,8	36,4	59,1	95,5	100,0	100,0	100,0	100,0	100,0	100,0	–	–	–			
CHL	abs.	–	–	–	–	–	–	0	0	0	2	13	4	0	3	0	0	–	–	68,2	18,2	13,6
	kum. %	–	–	–	–	–	–	0,0	0,0	0,0	9,1	68,2	86,4	86,4	100,0	100,0	100,0	–	–			
CLI[1]	abs.	–	–	0	0	4	7	0	0	0	0	0	0	0	0	11*	–	–	–			
	kum. %	–	–	0,0	0,0	18,2	50,0	50,0	50,0	50,0	50,0	50,0	50,0	50,0	50,0	100,0	–	–	–			
ENR[1]	abs.	0	0	0	1	15	1	1	0	0	3	1	0	–	–	–	–	–	–			
	kum. %	0,0	0,0	0,0	4,5	72,7	77,3	81,8	81,8	81,8	95,5	100,0	100,0	–	–	–	–	–	–			
ERY	abs.	–	0	0	0	0	3	8	0	0	0	0	0	0	11*	–	–	–	–	50,0	0,0	50,0
	kum. %	–	0,0	0,0	0,0	0,0	13,6	50,0	50,0	50,0	50,0	50,0	50,0	50,0	100,0	–	–	–	–			
GEN	abs.	–	–	–	–	1	11	6	0	0	2	1	0	0	1	0	0	–	–	90,9	4,5	4,5
	kum. %	–	–	–	–	4,5	54,5	81,8	81,8	81,8	90,9	95,5	95,5	95,5	100,0	100,0	100,0	–	–			
OXA	abs.	–	0	0	0	0	7	1	0	0	1	6	7*	–	–	–	–	–	–	36,4		63,6
	kum. %	–	0,0	0,0	0,0	0,0	31,8	36,4	36,4	36,4	40,9	68,2	100,0	–	–	–	–	–	–			
PEN	abs.	–	1	1	0	0	0	1	0	1	2	4	11	1	–	–	–	–	–	9,1		90,9
	kum. %	–	4,5	9,1	9,1	9,1	9,1	13,6	13,6	18,2	27,3	45,5	95,5	100,0	–	–	–	–	–			
PIR[1]	abs.	–	–	0	0	0	0	9	1	1	0	0	0	0	0	11*	–	–	–			
	kum. %	–	–	0,0	0,0	0,0	0,0	40,9	45,5	50,0	50,0	50,0	50,0	50,0	50,0	100,0	–	–	–			

Tab. 86   (Fortsetzung)

AW	MHK [mg/L]																		S [%]	I [%]	R [%]
		0,008	0,015	0,03	0,06	0,12	0,25	0,05	1	2	4	8	16	32	64	128	256	512	1.024			
Q/D[1]	abs.	–	0	0	0	0	3	14	5	0	0	0	0	0	–	–	–	–	–			
	kum. %	–	0,0	0,0	0,0	0,0	13,6	77,3	100,0	100,0	100,0	100,0	100,0	100,0	–	–	–	–	–			
SPI[1]	abs.	–	–	–	0	0	0	0	0	4	7	0	0	0	0	0	11*	–	–			
	kum. %	–	–	–	0,0	0,0	0,0	0,0	0,0	18,2	50,0	50,0	50,0	50,0	50,0	50,0	100,0	–	–			
TET	abs.	–	–	–	–	0	2	2	0	0	0	0	0	1	4	13	0	–	–	18,2	0,0	81,8
	kum. %	–	–	–	–	0,0	9,1	18,2	18,2	18,2	18,2	18,2	18,2	22,7	40,9	100,0	100,0	–	–			
TIL[1]	abs.	–	0	0	0	0	0	0	9	2	0	0	0	0	0	0	11*	–	–			
	kum. %	–	0,0	0,0	0,0	0,0	0,0	0,0	40,9	50,0	50,0	50,0	50,0	50,0	50,0	50,0	100,0	–	–			
SXT	abs.	–	0	1	11	3	0	5	2	0	0	0	0	0	–	–	–	–	–	100,0		0,0
	kum. %	–	0,0	4,5	54,5	68,2	68,2	90,9	100,0	100,0	100,0	100,0	100,0	100,0	–	–	–	–	–			
TUL[1]	abs.	–	–	0	0	0	0	0	0	1	2	8	0	0	0	11*	–	–	–			
	kum. %	–	–	0,0	0,0	0,0	0,0	0,0	0,0	4,5	13,6	50,0	50,0	50,0	50,0	100,0	–	–	–			
TYL[1]	abs.	–	–	–	0	0	0	1	7	3	0	0	0	0	0	11*	–	–	–			
	kum. %	–	–	–	0,0	0,0	0,0	4,5	36,4	50,0	50,0	50,0	50,0	50,0	50,0	100,0	–	–	–			
VAN	abs.	–	0	0	0	0	0	14	8	0	0	0	0	0	–	–	–	–	–	100,0	0,0	0,0
	kum. %	–	0,0	0,0	0,0	0,0	0,0	63,6	100,0	100,0	100,0	100,0	100,0	100,0	–	–	–	–	–			

[1] Grenzwert für diese Bakterien/Indikation in CLSI M31-A3 nicht verfügbar
* Anzahl Stämme, deren MHK größer als die höchste getestete Konzentration ist
AW: Antimikrobieller Wirkstoff; **S [%]:** Prozent empfindliche Stämme; **I [%]:** Prozent intermediäre Stämme; **R [%]:** Prozent resistente Stämme; **abs.:** absolut; **kum. %:** kumulativ in %; **Querstrich:** Konzentration nicht getestet

Tab. 87 Verteilung der MHK der vom Nutzgeflügel isolierten *Staphylococcus-aureus*-Stämme (n = 34), Indikation: verschiedene, 2010

AW		MHK [mg/L] 0,008	0,015	0,03	0,06	0,12	0,25	0,05	1	2	4	8	16	32	64	128	256	512	1.024	S [%]	I [%]	R [%]
AMP	abs.	–	–	0	6	3	0	0	1	0	0	1	3	5	10	5*	–	–	–	26,5		73,5
	kum. %	–	–	0,0	17,6	26,5	26,5	26,5	29,4	29,4	29,4	32,4	41,2	55,9	85,3	100,0	–	–	–			
AMC	abs.	–	–	0	0	7	4	1	17	0	2	3	0	0	0	–	–	–	–	91,2		8,8
	kum. %	–	–	0,0	0,0	20,6	32,4	35,3	85,3	85,3	91,2	100,0	100,0	100,0	100,0	–	–	–	–			
FAZ	abs.	–	–	0	0	0	4	8	9	9	0	2	1	1	0	–	–	–	–	94,1	2,9	2,9
	kum. %	–	–	0,0	0,0	0,0	11,8	35,3	61,8	88,2	88,2	94,1	97,1	100,0	100,0	–	–	–	–			
CPZ[1]	abs.	–	–	–	0	0	0	0	3	9	8	10	3	1	–	–	–	–	–			
	kum. %	–	–	–	0,0	0,0	0,0	0,0	8,8	35,3	58,8	88,2	97,1	100,0	–	–	–	–	–			
CTX[1]	abs.	–	0	0	0	0	0	0	1	23	3	3	2	0	2*	–	–	–	–			
	kum. %	–	0,0	0,0	0,0	0,0	0,0	0,0	2,9	70,6	79,4	88,2	94,1	94,1	100,0	–	–	–	–			
CQN[1]	abs.	–	0	0	0	0	1	17	10	3	1	0	0	0	2*	–	–	–	–			
	kum. %	–	0,0	0,0	0,0	0,0	2,9	52,9	82,4	91,2	94,1	94,1	94,1	94,1	100,0	–	–	–	–			
XNL[1]	abs.	–	–	0	0	2	0	1	21	5	1	3	1	0	0	–	–	–	–			
	kum. %	–	–	0,0	0,0	5,9	5,9	8,8	70,6	85,3	88,2	97,1	100,0	100,0	100,0	–	–	–	–			
CEF	abs.	–	–	–	0	6	7	15	2	2	1	0	0	0	1	0	–	–	–	97,1	0,0	2,9
	kum. %	–	–	–	0,0	17,6	38,2	82,4	88,2	94,1	97,1	97,1	97,1	97,1	100,0	100,0	–	–	–			
CHL	abs.	–	–	–	–	–	–	0	0	0	3	27	4	0	0	0	0	–	–	88,2	11,8	0,0
	kum. %	–	–	–	–	–	–	0,0	0,0	0,0	8,8	88,2	100,0	100,0	100,0	100,0	100,0	–	–			
CLI[1]	abs.	–	–	0	0	8	0	1	0	0	0	2	3	0	0	20*	–	–	–			
	kum. %	–	–	0,0	0,0	23,5	23,5	26,5	26,5	26,5	26,5	32,4	41,2	41,2	41,2	100,0	–	–	–			
ENR[1]	abs.	0	0	0	6	3	2	8	7	3	2	1	0	2*	–	–	–	–	–			
	kum. %	0,0	0,0	0,0	17,6	26,5	32,4	55,9	76,5	85,3	91,2	94,1	94,1	100,0	–	–	–	–	–			
ERY	abs.	–	0	0	0	0	0	9	0	0	0	1	0	0	24*	–	–	–	–	26,5	0,0	73,5
	kum. %	–	0,0	0,0	0,0	0,0	0,0	26,5	26,5	26,5	26,5	29,4	29,4	29,4	100,0	–	–	–	–			
GEN	abs.	–	–	–	–	1	5	22	3	0	0	0	0	2	1	0	0	–	–	91,2	0,0	8,8
	kum. %	–	–	–	–	2,9	17,6	82,4	91,2	91,2	91,2	91,2	91,2	97,1	100,0	100,0	100,0	–	–			
OXA	abs.	–	0	0	0	1	9	16	2	1	0	2	3*	–	–	–	–	–	–	85,3		14,7
	kum. %	–	0,0	0,0	0,0	2,9	29,4	76,5	82,4	85,3	85,3	91,2	100,0	–	–	–	–	–	–			
PEN	abs.	–	6	2	1	1	0	0	1	1	0	0	2	3	17*	–	–	–	–	29,4		70,6
	kum. %	–	17,6	23,5	26,5	29,4	29,4	29,4	32,4	35,3	35,3	35,3	41,2	50,0	100,0	–	–	–	–			
PIR[1]	abs.	–	–	0	0	0	0	7	1	1	0	1	0	4	0	20*	–	–	–			
	kum. %	–	–	0,0	0,0	0,0	0,0	20,6	23,5	26,5	26,5	29,4	29,4	41,2	41,2	100,0	–	–	–			

Tab. 87   (Fortsetzung)

AW	MHK [mg/L]																		S [%]	I [%]	R [%]
		0,008	0,015	0,03	0,06	0,12	0,25	0,05	1	2	4	8	16	32	64	128	256	512	1.024			
Q/D[1]	abs.	–	0	0	0	0	0	10	6	4	3	11	0	0	–	–	–	–	–			
	kum. %	–	0,0	0,0	0,0	0,0	0,0	29,4	47,1	58,8	67,6	100,0	100,0	100,0	–	–	–	–	–			
SPI[1]	abs.	–	–	–	0	0	0	0	0	1	13	0	0	0	0	0	20*	–	–			
	kum. %	–	–	–	0,0	0,0	0,0	0,0	0,0	2,9	41,2	41,2	41,2	41,2	41,2	41,2	100,0	–	–			
TET	abs.	–	–	–	–	0	1	7	0	0	0	0	0	2	12	12	0	–	–	23,5	0,0	76,5
	kum. %	–	–	–	–	0,0	2,9	23,5	23,5	23,5	23,5	23,5	23,5	29,4	64,7	100,0	100,0	–	–			
TIL[1]	abs.	–	0	0	0	0	0	0	3	6	2	3	0	0	0	0	20*	–	–			
	kum. %	–	0,0	0,0	0,0	0,0	0,0	0,0	8,8	26,5	32,4	41,2	41,2	41,2	41,2	41,2	100,0	–	–			
SXT	abs.	–	0	0	27	2	0	1	2	0	1	1	0	0	–	–	–	–	–	94,1		5,9
	kum. %	–	0,0	0,0	79,4	85,3	85,3	88,2	94,1	94,1	97,1	100,0	100,0	100,0	–	–	–	–	–			
TUL[1]	abs.	–	–	0	0	0	0	0	0	0	0	12	1	0	0	21*	–	–	–			
	kum. %	–	–	0,0	0,0	0,0	0,0	0,0	0,0	0,0	0,0	35,3	38,2	38,2	38,2	100,0	–	–	–			
TYL[1]	abs.	–	–	–	0	0	0	0	4	9	1	0	0	0	0	0	20*	–	–			
	kum. %	–	–	–	0,0	0,0	0,0	0,0	11,8	38,2	41,2	41,2	41,2	41,2	41,2	41,2	100,0	–	–			
VAN	abs.	–	0	0	0	0	0	5	26	2	0	1	0	0	–	–	–	–	–	97,1	2,9	0,0
	kum. %	–	0,0	0,0	0,0	0,0	0,0	14,7	91,2	97,1	97,1	100,0	100,0	100,0	–	–	–	–	–			

[1] Grenzwert für diese Bakterien/Indikation in CLSI M31-A3 nicht verfügbar
* Anzahl Stämme, deren MHK größer als die höchste getestete Konzentration ist
AW: Antimikrobieller Wirkstoff; **S [%]:** Prozent empfindliche Stämme; **I [%]:** Prozent intermediäre Stämme; **R [%]:** Prozent resistente Stämme; **abs.:** absolut; **kum. %:** kumulativ in %; **Querstrich:** Konzentration nicht getestet

Tab. 88 Verteilung der MHK der vom Hund (n = 29) und von der Katze (n = 25) isolierten *Staphylococcus-aureus*-Stämme, Indikation: Erkrankungen der äußeren Haut, 2010

AW	MHK [mg/L]	0,008	0,015	0,03	0,06	0,12	0,25	0,05	1	2	4	8	16	32	64	128	256	512	1.024	S [%]	I [%]	R [%]
AMP	abs.	–	–	1	6	6	5	2	6	5	0	1	5	16	0	1*	–	–	–	33,3		64,8
	kum. %	–	–	1,9	13,0	24,1	33,3	37,0	48,1	57,4	57,4	59,3	68,5	98,1	98,1	100,0	–	–	–			
AMC	abs.	–	–	0	3	16	3	6	5	1	3	4	9	4	0	–	–	–	–	68,5		31,5
	kum. %	–	–	0,0	5,6	35,2	40,7	51,9	61,1	63,0	68,5	75,9	92,6	100,0	100,0	–	–	–	–			
FAZ	abs.	–	–	0	0	12	4	15	2	1	2	3	1	3	3	8*	–	–	–	72,2	1,9	11,1
	kum. %	–	–	0,0	0,0	22,2	29,6	57,4	61,1	63,0	66,7	72,2	74,1	79,6	85,2	100,0	–	–	–			
CPZ[1]	abs.	–	–	–	0	0	2	10	3	14	4	2	6	3	10*	–	–	–	–			
	kum. %	–	–	–	0,0	0,0	3,7	22,2	27,8	53,7	61,1	64,8	75,9	81,5	100,0	–	–	–	–			
CTX[1]	abs.	–	0	0	0	0	11	3	1	19	0	2	2	13*	–	–	–	–			
	kum. %	–	0,0	0,0	0,0	0,0	20,4	25,9	27,8	63,0	63,0	66,7	70,4	75,9	100,0	–	–	–	–			
CQN[1]	abs.	–	0	0	0	0	14	18	2	3	3	3	8	3	–	–	–	–	–			
	kum. %	–	0,0	0,0	0,0	0,0	25,9	59,3	63,0	68,5	74,1	79,6	94,4	100,0	–	–	–	–	–			
XNL[1]	abs.	–	–	0	0	9	4	6	14	1	1	3	2	2	7	5*	–	–	–			
	kum. %	–	–	0,0	0,0	16,7	24,1	35,2	61,1	63,0	64,8	70,4	74,1	77,8	90,7	100,0	–	–	–			
CEF	abs.	–	–	–	5	12	13	4	1	2	2	1	5	6	3	0	–	–	–	74,1	9,3	16,7
	kum. %	–	–	–	9,3	31,5	55,6	63,0	64,8	68,5	72,2	74,1	83,3	94,4	100,0	100,0	–	–	–			
CHL	abs.	–	–	–	–	–	0	0	0	13	28	6	1	6	0	0	–	–	–	75,9	11,1	13,0
	kum. %	–	–	–	–	–	0,0	0,0	0,0	24,1	75,9	87,0	88,9	100,0	100,0	100,0	–	–	–			
CLI[1]	abs.	–	–	0	1	20	20	0	0	0	0	1	1	2	0	9*	–	–	–			
	kum. %	–	–	0,0	1,9	38,9	75,9	75,9	75,9	75,9	75,9	77,8	79,6	83,3	83,3	100,0	–	–	–			
ENR[1]	abs.	0	0	2	5	15	9	3	1	0	2	4	3	10*	–	–	–	–	–			
	kum. %	0,0	0,0	3,7	13,0	40,7	57,4	63,0	64,8	64,8	68,5	75,9	81,5	100,0	–	–	–	–	–			
ERY	abs.	–	0	0	1	1	13	22	0	1	1	0	1	0	14*	–	–	–	–	68,5	3,7	27,8
	kum. %	–	0,0	0,0	1,9	3,7	27,8	68,5	68,5	70,4	72,2	72,2	74,1	74,1	100,0	–	–	–	–			
GEN	abs.	–	–	–	–	3	26	17	2	0	0	2	0	2	0	2	0	–	–	88,9	3,7	7,4
	kum. %	–	–	–	–	5,6	53,7	85,2	88,9	88,9	88,9	92,6	92,6	96,3	96,3	100,0	100,0	–	–			
OXA	abs.	–	0	0	2	15	14	1	2	1	0	1	18*	–	–	–	–	–	–	64,8		35,2
	kum. %	–	0,0	0,0	3,7	31,5	57,4	59,3	63,0	64,8	64,8	66,7	100,0	–	–	–	–	–	–			
PEN	abs.	–	11	0	2	1	1	1	3	6	3	2	3	13	8*	–	–	–	–	25,9		74,1
	kum. %	–	20,4	20,4	24,1	25,9	27,8	29,6	35,2	46,3	51,9	55,6	61,1	85,2	100,0	–	–	–	–			
PIR[1]	abs.	–	–	0	0	2	7	19	9	7	0	0	0	0	0	10*	–	–	–			
	kum. %	–	–	0,0	0,0	3,7	16,7	51,9	68,5	81,5	81,5	81,5	81,5	81,5	81,5	100,0	–	–	–			

Tab. 88   (Fortsetzung)

AW	MHK [mg/L]																		S [%]	I [%]	R [%]
	0,008	0,015	0,03	0,06	0,12	0,25	0,05	1	2	4	8	16	32	64	128	256	512	1.024			
Q/D[1] abs.	–	0	0	0	8	15	24	5	1	0	0	0	0	1*	–	–	–	–			
Q/D[1] kum. %	–	0,0	0,0	0,0	14,8	42,6	87,0	96,3	98,1	98,1	98,1	98,1	98,1	100,0	–	–	–	–			
SPI[1] abs.	–	–	–	0	0	0	0	8	5	24	4	0	0	0	0	13*	–	–			
SPI[1] kum. %	–	–	–	0,0	0,0	0,0	0,0	14,8	24,1	68,5	75,9	75,9	75,9	75,9	75,9	100,0	–	–			
TET abs.	–	–	–	–	4	23	16	0	0	0	0	2	1	7	1	0	–	–	79,6	0,0	20,4
TET kum. %	–	–	–	–	7,4	50,0	79,6	79,6	79,6	79,6	79,6	83,3	85,2	98,1	100,0	100,0	–	–			
TIL[1] abs.	–	0	0	0	0	0	10	19	10	1	1	0	1	0	0	12*	–	–			
TIL[1] kum. %	–	0,0	0,0	0,0	0,0	0,0	18,5	53,7	72,2	74,1	75,9	75,9	77,8	77,8	77,8	100,0	–	–			
SXT abs.	–	0	2	27	11	2	9	0	0	3	0	0	0	–	–	–	–	–	94,4		5,6
SXT kum. %	–	0,0	3,7	53,7	74,1	77,8	94,4	94,4	94,4	100,0	100,0	100,0	100,0	–	–	–	–	–			
TUL[1] abs.	–	–	0	0	0	0	0	0	3	12	21	5	0	0	13*	–	–	–			
TUL[1] kum. %	–	–	0,0	0,0	0,0	0,0	0,0	0,0	5,6	27,8	66,7	75,9	75,9	75,9	100,0	–	–	–			
TYL[1] abs.	–	–	–	0	0	0	9	13	18	1	0	1	0	0	0	12*	–	–			
TYL[1] kum. %	–	–	–	0,0	0,0	0,0	16,7	40,7	74,1	75,9	75,9	77,8	77,8	77,8	77,8	100,0	–	–			
VAN abs.	–	0	0	0	0	0	24	30	0	0	0	0	0	–	–	–	–	–	100,0	0,0	0,0
VAN kum. %	–	0,0	0,0	0,0	0,0	0,0	44,4	100,0	100,0	100,0	100,0	100,0	100,0	–	–	–	–	–			

[1] Grenzwert für diese Bakterien/Indikation in CLSI M31-A3 nicht verfügbar
* Anzahl Stämme, deren MHK größer als die höchste getestete Konzentration ist
AW: Antimikrobieller Wirkstoff; **S [%]:** Prozent empfindliche Stämme; **I [%]:** Prozent intermediäre Stämme; **R [%]:** Prozent resistente Stämme; **abs.:** absolut; **kum. %:** kumulativ in %; **Querstrich:** Konzentration nicht getestet

Tab. 89 Verteilung der MHK der vom Hund (n = 12) und von der Katze (n = 17) isolierten *Staphylococcus-aureus*-Stämme, Indikation: respiratorische Erkrankungen, 2010

AW		0,008	0,015	0,03	0,06	0,12	0,25	0,05	1	2	4	8	16	32	64	128	256	512	1.024	S [%]	I [%]	R [%]
AMP	abs.	–	–	0	2	7	0	1	1	5	2	4	4	2	1	–	–	–	–	31,0		69,0
	kum. %	–	–	0,0	6,9	31,0	31,0	34,5	37,9	55,2	62,1	75,9	89,7	96,6	100,0	–	–	–	–			
AMC	abs.	–	–	0	0	2	10	4	10	0	0	1	1	1	0	–	–	–	–	89,7		10,3
	kum. %	–	–	0,0	0,0	6,9	41,4	55,2	89,7	89,7	89,7	93,1	96,6	100,0	100,0	–	–	–	–			
FAZ	abs.	–	–	0	0	0	5	17	4	0	1	0	0	0	1	1*	–	–	–	93,1	0,0	3,4
	kum. %	–	–	0,0	0,0	0,0	17,2	75,9	89,7	89,7	93,1	93,1	93,1	93,1	96,6	100,0	–	–	–			
CPZ¹	abs.	–	–	–	0	0	0	1	2	15	8	0	1	1	1*	–	–	–	–			
	kum. %	–	–	–	0,0	0,0	0,0	3,4	10,3	62,1	89,7	89,7	93,1	96,6	100,0	–	–	–	–			
CTX¹	abs.	–	0	0	0	0	1	1	2	19	3	0	1	1	1*	–	–	–	–			
	kum. %	–	0,0	0,0	0,0	0,0	3,4	6,9	13,8	79,3	89,7	89,7	93,1	96,6	100,0	–	–	–	–			
CQN¹	abs.	–	0	0	0	0	2	18	6	1	0	1	0	1	–	–	–	–	–			
	kum. %	–	0,0	0,0	0,0	0,0	6,9	69,0	89,7	93,1	93,1	96,6	96,6	100,0	–	–	–	–	–			
XNL¹	abs.	–	–	0	0	0	2	4	19	1	1	0	0	1	0	1*	–	–	–			
	kum. %	–	–	0,0	0,0	0,0	6,9	20,7	86,2	89,7	93,1	93,1	93,1	96,6	96,6	100,0	–	–	–			
CEF	abs.	–	–	–	0	2	18	6	0	0	1	0	1	0	1	0	–	–	–	93,1	3,4	3,4
	kum. %	–	–	–	0,0	6,9	69,0	89,7	89,7	89,7	93,1	93,1	96,6	96,6	100,0	100,0	–	–	–			
CHL	abs.	–	–	–	–	–	0	0	1	3	23	2	0	0	0	0	–	–	–	93,1	6,9	0,0
	kum. %	–	–	–	–	–	0,0	0,0	3,4	13,8	93,1	100,0	100,0	100,0	100,0	100,0	–	–	–			
CLI¹	abs.	–	–	0	0	8	16	1	0	0	0	0	0	0	0	4*	–	–	–			
	kum. %	–	–	0,0	0,0	27,6	82,8	86,2	86,2	86,2	86,2	86,2	86,2	86,2	86,2	100,0	–	–	–			
ENR¹	abs.	0	0	0	4	16	4	0	0	0	1	1	0	3*	–	–	–	–	–			
	kum. %	0,0	0,0	0,0	13,8	69,0	82,8	82,8	82,8	82,8	86,2	89,7	89,7	100,0	–	–	–	–	–			
ERY	abs.	–	0	0	0	0	2	20	1	0	0	0	0	0	6*	–	–	–	–	75,9	3,4	20,7
	kum. %	–	0,0	0,0	0,0	0,0	6,9	75,9	79,3	79,3	79,3	79,3	79,3	79,3	100,0	–	–	–	–			
GEN	abs.	–	–	–	–	4	16	7	2	0	0	0	0	0	0	0	0	–	–	100,0	0,0	0,0
	kum. %	–	–	–	–	13,8	69,0	93,1	100,0	100,0	100,0	100,0	100,0	100,0	100,0	100,0	100,0	–	–			
OXA	abs.	–	0	0	2	5	12	6	1	0	0	0	3*	–	–	–	–	–	–	89,7		10,3
	kum. %	–	0,0	0,0	6,9	24,1	65,5	86,2	89,7	89,7	89,7	89,7	100,0	–	–	–	–	–	–			
PEN	abs.	–	3	6	0	0	0	1	0	3	2	2	5	5	2*	–	–	–	–	31,0		69,0
	kum. %	–	10,3	31,0	31,0	31,0	31,0	34,5	34,5	44,8	51,7	58,6	75,9	93,1	100,0	–	–	–	–			
PIR¹	abs.	–	–	0	0	0	1	14	9	1	0	0	0	0	0	4*	–	–	–			
	kum. %	–	–	0,0	0,0	0,0	3,4	51,7	82,8	86,2	86,2	86,2	86,2	86,2	86,2	100,0	–	–	–			

Tab. 89 (Fortsetzung)

AW		MHK [mg/L]																	S [%]	I [%]	R [%]
		0,008	0,015	0,03	0,06	0,12	0,25	0,05	1	2	4	8	16	32	64	128	256	512	1.024			
Q/D[1]	abs.	–	0	0	0	1	4	22	2	0	0	0	0	0	–	–	–	–	–			
	kum. %	–	0,0	0,0	0,0	3,4	17,2	93,1	100,0	100,0	100,0	100,0	100,0	100,0	–	–	–	–	–			
SPI[1]	abs.	–	–	–	0	0	0	0	0	2	15	8	0	0	0	0	4*	–	–			
	kum. %	–	–	–	0,0	0,0	0,0	0,0	0,0	6,9	58,6	86,2	86,2	86,2	86,2	86,2	100,0	–	–			
TET	abs.	–	–	–	–	0	10	17	0	0	0	0	0	0	2	0	0	–	–	93,1	0,0	6,9
	kum. %	–	–	–	–	0,0	34,5	93,1	93,1	93,1	93,1	93,1	93,1	93,1	100,0	100,0	100,0	–	–			
TIL[1]	abs.	–	0	0	0	0	0	0	15	10	0	0	0	0	0	0	4*	–	–			
	kum. %	–	0,0	0,0	0,0	0,0	0,0	0,0	51,7	86,2	86,2	86,2	86,2	86,2	86,2	86,2	100,0	–	–			
SXT	abs.	–	0	1	18	9	0	0	1	0	0	0	0	0	–	–	–	–	–	100,0		0,0
	kum. %	–	0,0	3,4	65,5	96,6	96,6	96,6	100,0	100,0	100,0	100,0	100,0	100,0	–	–	–	–	–			
TUL[1]	abs.	–	–	0	0	0	0	0	0	0	0	20	3	0	0	6*	–	–	–			
	kum. %	–	–	0,0	0,0	0,0	0,0	0,0	0,0	0,0	0,0	69,0	79,3	79,3	79,3	100,0	–	–	–			
TYL[1]	abs.	–	–	–	0	0	0	0	8	17	0	0	0	1	0	0	3*	–	–			
	kum. %	–	–	–	0,0	0,0	0,0	0,0	27,6	86,2	86,2	86,2	86,2	89,7	89,7	89,7	100,0	–	–			
VAN	abs.	–	0	0	0	0	1	12	16	0	0	0	0	0	–	–	–	–	–	100,0	0,0	0,0
	kum. %	–	0,0	0,0	0,0	0,0	3,4	44,8	100,0	100,0	100,0	100,0	100,0	100,0	–	–	–	–	–			

[1] Grenzwert für diese Bakterien/Indikation in CLSI M31-A3 nicht verfügbar
* Anzahl Stämme, deren MHK größer als die höchste getestete Konzentration ist
AW: Antimikrobieller Wirkstoff; **S [%]:** Prozent empfindliche Stämme; **I [%]:** Prozent intermediäre Stämme; **R [%]:** Prozent resistente Stämme; **abs.:** absolut; **kum. %:** kumulativ in %; **Querstrich:** Konzentration nicht getestet

132

Tab. 90 Verteilung der MHK der vom Pferd isolierten *Staphylococcus-aureus*-Stämme (n = 39), Indikation: alle, 2010

AW	MHK [mg/L]																		S [%]	I [%]	R [%]
		0,008	0,015	0,03	0,06	0,12	0,25	0,05	1	2	4	8	16	32	64	128	256	512	1.024			
AMP	abs.	–	–	2	13	6	0	1	0	4	0	2	4	4	2	1*	–	–	–	53,8		43,6
	kum. %	–	–	5,1	38,5	53,8	53,8	56,4	56,4	66,7	66,7	71,8	82,1	92,3	97,4	100,0	–	–	–			
AMC	abs.	–	–	0	4	14	4	1	11	1	0	2	2	0	0	–	–	–	–	89,7		10,3
	kum. %	–	–	0,0	10,3	46,2	56,4	59,0	87,2	89,7	89,7	94,9	100,0	100,0	100,0	–	–	–	–			
FAZ	abs.	–	–	0	1	7	3	18	4	2	1	2	0	0	1	–	–	–	–	97,4	0,0	2,6
	kum. %	–	–	0,0	2,6	20,5	28,2	74,4	84,6	89,7	92,3	97,4	97,4	97,4	100,0	–	–	–	–			
CPZ[1]	abs.	–	–	–	0	0	3	5	1	15	10	1	1	3	–	–	–	–	–			
	kum. %	–	–	–	0,0	0,0	7,7	20,5	23,1	61,5	87,2	89,7	92,3	100,0	–	–	–	–	–			
CTX[1]	abs.	–	0	0	0	0	3	5	0	27	0	1	1	1	1*	–	–	–	–			
	kum. %	–	0,0	0,0	0,0	0,0	7,7	20,5	20,5	89,7	89,7	92,3	94,9	97,4	100,0	–	–	–	–			
CQN[1]	abs.	–	0	0	0	0	5	24	5	3	1	0	1	0	–	–	–	–	–			
	kum. %	–	0,0	0,0	0,0	0,0	12,8	74,4	87,2	94,9	97,4	97,4	100,0	100,0	–	–	–	–	–			
XNL[1]	abs.	–	–	0	0	1	7	1	24	2	0	2	1	0	0	1*	–	–	–			
	kum. %	–	–	0,0	0,0	2,6	20,5	23,1	84,6	89,7	89,7	94,9	97,4	97,4	97,4	100,0	–	–	–			
CEF	abs.	–	–	–	3	11	12	9	0	0	2	1	0	1	0	0	–	–	–	97,4	0,0	2,6
	kum. %	–	–	–	7,7	35,9	66,7	89,7	89,7	89,7	94,9	97,4	97,4	100,0	100,0	100,0	–	–	–			
CHL	abs.	–	–	–	–	–	–	0	0	1	8	29	0	0	1	0	0	–	–	97,4	0,0	2,6
	kum. %	–	–	–	–	–	–	0,0	0,0	2,6	23,1	97,4	97,4	97,4	100,0	100,0	100,0	–	–			
CLI[1]	abs.	–	–	0	1	20	16	1	0	0	0	0	0	0	0	1*	–	–	–			
	kum. %	–	–	0,0	2,6	53,8	94,9	97,4	97,4	97,4	97,4	97,4	97,4	97,4	97,4	100,0	–	–	–			
ENR[1]	abs.	0	0	1	9	25	1	0	1	0	1	0	0	1*	–	–	–	–	–			
	kum. %	0,0	0,0	2,6	25,6	89,7	92,3	92,3	94,9	94,9	97,4	97,4	97,4	100,0	–	–	–	–	–			
ERY	abs.	–	0	1	0	0	9	24	2	0	0	0	0	0	3*	–	–	–	–	87,2	5,1	7,7
	kum. %	–	0,0	2,6	2,6	2,6	25,6	87,2	92,3	92,3	92,3	92,3	92,3	92,3	100,0	–	–	–	–			
GEN	abs.	–	–	–	–	5	13	13	1	0	0	0	1	1	5	0	0	–	–	82,1	0,0	17,9
	kum. %	–	–	–	–	12,8	46,2	79,5	82,1	82,1	82,1	82,1	84,6	87,2	100,0	100,0	100,0	–	–			
OXA	abs.	–	0	0	1	12	10	10	3	1	0	0	2*	–	–	–	–	–	–	94,9		5,1
	kum. %	–	0,0	0,0	2,6	33,3	59,0	84,6	92,3	94,9	94,9	94,9	100,0	–	–	–	–	–	–			
PEN	abs.	–	15	6	0	0	1	0	0	2	2	0	4	6	3*	–	–	–	–	53,8		46,2
	kum. %	–	38,5	53,8	53,8	53,8	56,4	56,4	56,4	61,5	66,7	66,7	76,9	92,3	100,0	–	–	–	–			
PIR[1]	abs.	–	–	0	0	0	1	27	9	1	0	0	0	1	0	–	–	–	–			
	kum. %	–	–	0,0	0,0	0,0	2,6	71,8	94,9	97,4	97,4	97,4	97,4	100,0	100,0	–	–	–	–			

Tab. 90   (Fortsetzung)

AW		MHK [mg/L]																		S [%]	I [%]	R [%]
		0,008	0,015	0,03	0,06	0,12	0,25	0,05	1	2	4	8	16	32	64	128	256	512	1.024			
Q/D[1]	abs.	–	1	0	0	0	17	21	0	0	0	0	0	0	–	–	–	–	–			
	kum. %	–	2,6	2,6	2,6	2,6	46,2	100,0	100,0	100,0	100,0	100,0	100,0	100,0	–	–	–	–	–			
SPI[1]	abs.	–	–	–	0	0	0	0	3	9	21	5	0	0	0	0	1*	–	–			
	kum. %	–	–	–	0,0	0,0	0,0	0,0	7,7	30,8	84,6	97,4	97,4	97,4	97,4	97,4	100,0	–	–			
TET	abs.	–	–	–	–	2	17	14	1	0	0	0	1	1	3	0	0	–	–	87,2	0,0	12,8
	kum. %	–	–	–	–	5,1	48,7	84,6	87,2	87,2	87,2	87,2	89,7	92,3	100,0	100,0	100,0	–	–			
TIL[1]	abs.	–	0	0	0	0	0	7	24	7	0	0	1	0	0	0	–	–	–			
	kum. %	–	0,0	0,0	0,0	0,0	0,0	17,9	79,5	97,4	97,4	97,4	100,0	100,0	100,0	100,0	–	–	–			
SXT	abs.	–	0	0	22	10	2	3	2	0	0	0	0	0	–	–	–	–	–	100,0		0,0
	kum. %	–	0,0	0,0	56,4	82,1	87,2	94,9	100,0	100,0	100,0	100,0	100,0	100,0	–	–	–	–	–			
TUL[1]	abs.	–	–	0	0	0	0	0	0	2	11	23	2	0	0	1*	–	–	–			
	kum. %	–	–	0,0	0,0	0,0	0,0	0,0	0,0	5,1	33,3	92,3	97,4	97,4	97,4	100,0	–	–	–			
TYL[1]	abs.	–	–	–	0	0	0	4	20	14	0	0	0	0	0	0	1*	–	–			
	kum. %	–	–	–	0,0	0,0	0,0	10,3	61,5	97,4	97,4	97,4	97,4	97,4	97,4	97,4	100,0	–	–			
VAN	abs.	–	0	0	0	1	1	21	16	0	0	0	0	0	–	–	–	–	–	100,0	0,0	0,0
	kum. %	–	0,0	0,0	0,0	2,6	5,1	59,0	100,0	100,0	100,0	100,0	100,0	100,0	–	–	–	–	–			

[1] Grenzwert für diese Bakterien/Indikation in CLSI M31-A3 nicht verfügbar

* Anzahl Stämme, deren MHK größer als die höchste getestete Konzentration ist

AW: Antimikrobieller Wirkstoff; **S [%]**: Prozent empfindliche Stämme; **I [%]**: Prozent intermediäre Stämme; **R [%]**: Prozent resistente Stämme; **abs.**: absolut; **kum. %**: kumulativ in %; **Querstrich**: Konzentration nicht getestet

Tab. 91 Verteilung der MHK der vom Kleintier isolierten *Staphylococcus-(pseud)intermedius*-Stämme (n = 164), Indikation: Infektion der äußeren Haut und der Schleimhäute, 2010

AW	MHK [mg/L]																		S [%]	I [%]	R [%]
		0,008	0,015	0,03	0,06	0,12	0,25	0,05	1	2	4	8	16	32	64	128	256	512	1.024			
AMP	abs.	–	–	0	19	23	20	19	25	12	8	9	3	10	15	1*	–	–	–	37,8		62,2
	kum. %	–	–	0,0	11,6	25,6	37,8	49,4	64,6	72,0	76,8	82,3	84,1	90,2	99,4	100,0	–	–	–			
AMC	abs.	–	–	0	17	85	30	3	1	2	2	4	7	12	1	–	–	–	–	85,4		14,6
	kum. %	–	–	0,0	10,4	62,2	80,5	82,3	82,9	84,1	85,4	87,8	92,1	99,4	100,0	–	–	–	–			
FAZ	abs.	–	–	0	3	126	3	3	1	1	1	1	0	3	4	18*	–	–	–	84,8	0,0	15,2
	kum. %	–	–	0,0	1,8	78,7	80,5	82,3	82,9	83,5	84,1	84,8	84,8	86,6	89,0	100,0	–	–	–			
CPZ[1]	abs.	–	–	–	1	0	22	110	2	1	3	2	2	3	18*	–	–	–	–			
	kum. %	–	–	–	0,6	0,6	14,0	81,1	82,3	82,9	84,8	86,0	87,2	89,0	100,0	–	–	–	–			
CTX[1]	abs.	–	0	0	0	2	119	12	2	0	1	1	3	3	21*	–	–	–	–			
	kum. %	–	0,0	0,0	0,0	1,2	73,8	81,1	82,3	82,3	82,9	83,5	85,4	87,2	100,0	–	–	–	–			
CQN[1]	abs.	–	0	0	0	5	104	26	1	1	3	4	7	12	1*	–	–	–	–			
	kum. %	–	0,0	0,0	0,0	3,0	66,5	82,3	82,9	83,5	85,4	87,8	92,1	99,4	100,0	–	–	–	–			
XNL[1]	abs.	–	–	0	1	74	58	0	2	1	1	2	0	3	3	19*	–	–	–			
	kum. %	–	–	0,0	0,6	45,7	81,1	81,1	82,3	82,9	83,5	84,8	84,8	86,6	88,4	100,0	–	–	–			
CEF	abs.	–	–	–	78	54	3	1	2	2	1	1	1	8	11	0	2*	–	–	86,6	0,6	12,8
	kum. %	–	–	–	47,6	80,5	82,3	82,9	84,1	85,4	86,0	86,6	87,2	92,1	98,8	98,8	100,0	–	–			
CHL	abs.	–	–	–	–	–	–	0	0	1	64	43	2	5	48	1	0	–	–	65,9	1,2	32,9
	kum. %	–	–	–	–	–	–	0,0	0,0	0,6	39,6	65,9	67,1	70,1	99,4	100,0	100,0	–	–			
CLI[1]	abs.	–	–	0	0	83	6	1	1	1	2	0	3	4	6	57*	–	–	–			
	kum. %	–	–	0,0	0,0	50,6	54,3	54,9	55,5	56,1	57,3	57,3	59,1	61,6	65,2	100,0	–	–	–			
ENR[1]	abs.	0	1	2	10	92	17	4	8	1	1	2	7	19*	–	–	–	–	–			
	kum. %	0,0	0,6	1,8	7,9	64,0	74,4	76,8	81,7	82,3	82,9	84,1	88,4	100,0	–	–	–	–	–			
ERY	abs.	–	0	0	0	2	70	15	0	0	0	0	0	1	76*	–	–	–	–	53,0	0,0	47,0
	kum. %	–	0,0	0,0	0,0	1,2	43,9	53,0	53,0	53,0	53,0	53,0	53,0	53,7	100,0	–	–	–	–			
GEN	abs.	–	–	–	14	98	18	0	0	1	6	11	14	2	0	0	–	–	–	79,9	3,7	16,5
	kum. %	–	–	–	8,5	68,3	79,3	79,3	79,3	79,9	83,5	90,2	98,8	100,0	100,0	100,0	–	–	–			
OXA	abs.	–	0	0	0	94	38	3	1	2	3	0	23*	–	–	–	–	–	–	84,1		15,9
	kum. %	–	0,0	0,0	0,0	57,3	80,5	82,3	82,9	84,1	86,0	86,0	100,0	–	–	–	–	–	–			
PEN	abs.	–	17	1	10	12	11	10	4	6	8	14	25	21	25*	–	–	–	–	24,4		75,6
	kum. %	–	10,4	11,0	17,1	24,4	31,1	37,2	39,6	43,3	48,2	56,7	72,0	84,8	100,0	–	–	–	–			
PIR[1]	abs.	–	–	0	0	14	61	23	13	5	1	3	3	1	2	38*	–	–	–			
	kum. %	–	–	0,0	0,0	8,5	45,7	59,8	67,7	70,7	71,3	73,2	75,0	75,6	76,8	100,0	–	–	–			

Tab. 91 (Fortsetzung)

AW		MHK [mg/L]																		S [%]	I [%]	R [%]
		0,008	0,015	0,03	0,06	0,12	0,25	0,05	1	2	4	8	16	32	64	128	256	512	1.024			
Q/D[1]	abs.	–	0	0	0	7	139	12	6	0	0	0	0	0	–	–	–	–	–			
	kum. %	–	0,0	0,0	0,0	4,3	89,0	96,3	100,0	100,0	100,0	100,0	100,0	100,0	–	–	–	–	–			
SPI[1]	abs.	–	–	–	0	0	0	0	26	61	1	0	0	0	0	0	76*	–	–			
	kum. %	–	–	–	0,0	0,0	0,0	0,0	15,9	53,0	53,7	53,7	53,7	53,7	53,7	53,7	100,0	–	–			
TET	abs.	–	–	–	–	24	64	7	0	0	0	1	0	5	60	3	0	–	–	57,9	0,6	41,5
	kum. %	–	–	–	–	14,6	53,7	57,9	57,9	57,9	57,9	58,5	58,5	61,6	98,2	100,0	100,0	–	–			
TIL[1]	abs.	–	0	0	0	0	0	63	23	2	1	2	1	3	1	0	68*	–	–			
	kum. %	–	0,0	0,0	0,0	0,0	0,0	38,4	52,4	53,7	54,3	55,5	56,1	57,9	58,5	58,5	100,0	–	–			
SXT	abs.	–	0	1	19	37	5	62	9	1	3	23	3	1	–	–	–	–	–	81,7		18,3
	kum. %	–	0,0	0,6	12,2	34,8	37,8	75,6	81,1	81,7	83,5	97,6	99,4	100,0	–	–	–	–	–			
TUL[1]	abs.	–	–	0	0	0	0	0	0	17	68	3	0	0	0	76*	–	–	–			
	kum. %	–	–	0,0	0,0	0,0	0,0	0,0	0,0	10,4	51,8	53,7	53,7	53,7	53,7	100,0	–	–	–			
TYL[1]	abs.	–	–	–	0	0	1	73	13	1	0	0	0	0	1	1	74*	–	–			
	kum. %	–	–	–	0,0	0,0	0,6	45,1	53,0	53,7	53,7	53,7	53,7	53,7	54,3	54,9	100,0	–	–			
VAN	abs.	–	0	0	0	0	1	87	75	1	0	0	0	0	–	–	–	–	–	100,0	0,0	0,0
	kum. %	–	0,0	0,0	0,0	0,0	0,6	53,7	99,4	100,0	100,0	100,0	100,0	100,0	–	–	–	–	–			

[1] Grenzwert für diese Bakterien/Indikation in CLSI M31-A3 nicht verfügbar

* Anzahl Stämme, deren MHK größer als die höchste getestete Konzentration ist

AW: Antimikrobieller Wirkstoff; **S [%]:** Prozent empfindliche Stämme; **I [%]:** Prozent intermediäre Stämme; **R [%]:** Prozent resistente Stämme; **abs.:** absolut; **kum. %:** kumulativ in %; **Querstrich:** Konzentration nicht getestet

Tab. 92 Verteilung der MHK der vom Kleintier isolierten *Staphylococcus-(pseud)intermedius*-Stämme (n = 29), Indikation: Infektion des Urogenitaltraktes, 2010

AW	MHK [mg/L]	0,008	0,015	0,03	0,06	0,12	0,25	0,05	1	2	4	8	16	32	64	128	256	512	1.024	S [%]	I [%]	R [%]
AMP	abs.	–	–	0	2	2	6	3	6	2	1	1	0	3	2	1*	–	–	–	34,5		65,5
	kum. %	–	–	0,0	6,9	13,8	34,5	44,8	65,5	72,4	75,9	79,3	79,3	89,7	96,6	100,0	–	–	–			
AMC	abs.	–	–	0	1	15	6	0	1	0	0	0	3	1	2	–	–	–	–	79,3		20,7
	kum. %	–	–	0,0	3,4	55,2	75,9	75,9	79,3	79,3	79,3	79,3	89,7	93,1	100,0	–	–	–	–			
FAZ	abs.	–	–	0	0	21	1	0	1	0	0	0	0	0	0	6*	–	–	–	79,3	0,0	20,7
	kum. %	–	–	0,0	0,0	72,4	75,9	75,9	79,3	79,3	79,3	79,3	79,3	79,3	79,3	100,0	–	–	–			
CPZ[1]	abs.	–	–	–	0	0	4	18	0	0	1	0	0	0	6*	–	–	–	–			
	kum. %	–	–	–	0,0	0,0	13,8	75,9	75,9	75,9	79,3	79,3	79,3	79,3	100,0	–	–	–	–			
CTX[1]	abs.	–	0	0	0	0	21	1	0	0	1	1	0	0	5*	–	–	–	–			
	kum. %	–	0,0	0,0	0,0	0,0	72,4	75,9	75,9	75,9	79,3	82,8	82,8	82,8	100,0	–	–	–	–			
CQN[1]	abs.	–	0	0	0	2	17	4	0	0	0	0	3	2	1*	–	–	–	–			
	kum. %	–	0,0	0,0	0,0	6,9	65,5	79,3	79,3	79,3	79,3	79,3	89,7	96,6	100,0	–	–	–	–			
XNL[1]	abs.	–	–	0	0	16	6	0	0	1	0	0	0	0	0	6*	–	–	–			
	kum. %	–	–	0,0	0,0	55,2	75,9	75,9	75,9	79,3	79,3	79,3	79,3	79,3	79,3	100,0	–	–	–			
CEF	abs.	–	–	–	11	11	0	1	0	0	0	0	0	3	1	0	2*	–	–	79,3	0,0	20,7
	kum. %	–	–	–	37,9	75,9	75,9	79,3	79,3	79,3	79,3	79,3	79,3	89,7	93,1	93,1	100,0	–	–			
CHL	abs.	–	–	–	–	–	–	0	0	0	11	7	0	0	11	0	0	–	–	62,1	0,0	37,9
	kum. %	–	–	–	–	–	–	0,0	0,0	0,0	37,9	62,1	62,1	62,1	100,0	100,0	100,0	–	–			
CLI[1]	abs.	–	–	0	0	14	1	0	0	0	0	0	0	1	2	11*	–	–	–			
	kum. %	–	–	0,0	0,0	48,3	51,7	51,7	51,7	51,7	51,7	51,7	51,7	55,2	62,1	100,0	–	–	–			
ENR[1]	abs.	0	0	0	2	15	3	1	1	0	0	0	2	5*	–	–	–	–	–			
	kum. %	0,0	0,0	0,0	6,9	58,6	69,0	72,4	75,9	75,9	75,9	75,9	82,8	100,0	–	–	–	–	–			
ERY	abs.	–	0	0	0	1	11	2	0	0	0	0	0	1	14*	–	–	–	–	48,3	0,0	51,7
	kum. %	–	0,0	0,0	0,0	3,4	41,4	48,3	48,3	48,3	48,3	48,3	48,3	51,7	100,0	–	–	–	–			
GEN	abs.	–	–	–	–	5	10	5	0	0	0	1	2	4	2	0	0	–	–	69,0	3,4	27,6
	kum. %	–	–	–	–	17,2	51,7	69,0	69,0	69,0	69,0	72,4	79,3	93,1	100,0	100,0	100,0	–	–			
OXA	abs.	–	0	0	1	14	6	0	1	0	0	0	7*	–	–	–	–	–	–	75,9		24,1
	kum. %	–	0,0	0,0	3,4	51,7	72,4	72,4	75,9	75,9	75,9	75,9	100,0	–	–	–	–	–	–			
PEN	abs.	–	2	0	2	1	1	4	1	0	1	7	2	2	6*	–	–	–	–	17,2		82,8
	kum. %	–	6,9	6,9	13,8	17,2	20,7	34,5	37,9	37,9	41,4	65,5	72,4	79,3	100,0	–	–	–	–			
PIR[1]	abs.	–	–	0	0	2	10	3	2	2	2	0	0	0	0	8*	–	–	–			
	kum. %	–	–	0,0	0,0	6,9	41,4	51,7	58,6	65,5	72,4	72,4	72,4	72,4	72,4	100,0	–	–	–			

Tab. 92   (Fortsetzung)

AW	MHK [mg/L]																		S [%]	I [%]	R [%]
	0,008	0,015	0,03	0,06	0,12	0,25	0,05	1	2	4	8	16	32	64	128	256	512	1.024			
Q/D[1] abs.	–	0	0	0	3	21	2	2	0	1	0	0	0	–	–	–	–	–			
Q/D[1] kum. %	–	0,0	0,0	0,0	10,3	82,8	89,7	96,6	96,6	100,0	100,0	100,0	100,0	–	–	–	–	–			
SPI[1] abs.	–	–	–	0	0	0	0	5	9	1	0	0	0	0	5	9*	–	–			
SPI[1] kum. %	–	–	–	0,0	0,0	0,0	0,0	17,2	48,3	51,7	51,7	51,7	51,7	51,7	69,0	100,0	–	–			
TET abs.	–	–	–	–	3	15	0	0	1	0	0	0	0	9	0	0	1	–	65,5	0,0	31,0
TET kum. %	–	–	–	–	10,3	62,1	62,1	62,1	65,5	65,5	65,5	65,5	65,5	96,6	96,6	96,6	100,0	–			
TIL[1] abs.	–	0	0	0	0	0	10	5	0	0	1	0	0	0	5	8*	–	–			
TIL[1] kum. %	–	0,0	0,0	0,0	0,0	0,0	34,5	51,7	51,7	51,7	55,2	55,2	55,2	55,2	72,4	100,0	–	–			
SXT abs.	–	0	0	3	4	5	9	1	0	0	3	3	0	1*	–	–	–	–	75,9		24,1
SXT kum. %	–	0,0	0,0	10,3	24,1	41,4	72,4	75,9	75,9	75,9	86,2	96,6	96,6	100,0	–	–	–	–			
TUL[1] abs.	–	–	0	0	0	0	0	1	1	11	2	0	0	0	14*	–	–	–			
TUL[1] kum. %	–	–	0,0	0,0	0,0	0,0	0,0	3,4	6,9	44,8	51,7	51,7	51,7	51,7	100,0	–	–	–			
TYL[1] abs.	–	–	–	0	0	0	13	2	0	0	0	0	0	0	2	12*	–	–			
TYL[1] kum. %	–	–	–	0,0	0,0	0,0	44,8	51,7	51,7	51,7	51,7	51,7	51,7	51,7	58,6	100,0	–	–			
VAN abs.	–	0	0	0	0	0	11	18	0	0	0	0	0	–	–	–	–	–	100,0	0,0	0,0
VAN kum. %	–	0,0	0,0	0,0	0,0	0,0	37,9	100,0	100,0	100,0	100,0	100,0	100,0	–	–	–	–	–			

[1] Grenzwert für diese Bakterien/Indikation in CLSI M31-A3 nicht verfügbar

* Anzahl Stämme, deren MHK größer als die höchste getestete Konzentration ist

AW: Antimikrobieller Wirkstoff; **S [%]:** Prozent empfindliche Stämme; **I [%]:** Prozent intermediäre Stämme; **R [%]:** Prozent resistente Stämme; **abs.:** absolut; **kum. %:** kumulativ in %; **Querstrich:** Konzentration nicht getestet

Tab. 93   Verteilung der MHK der vom Kleintier isolierten *Staphylococcus-(pseud)intermedius*-Stämme (n = 32), Indikation: Infektion des Respirationstraktes, 2010

AW	MHK [mg/L]	0,008	0,015	0,03	0,06	0,12	0,25	0,05	1	2	4	8	16	32	64	128	256	512	1.024	S [%]	I [%]	R [%]
AMP	abs.	–	–	1	3	2	4	1	8	3	1	1	1	5	2	–	–	–	–	31,3		68,8
	kum. %	–	–	3,1	12,5	18,8	31,3	34,4	59,4	68,8	71,9	75,0	78,1	93,8	100,0	–	–	–	–			
AMC	abs.	–	–	1	2	18	4	1	0	0	0	0	5	1	0	–	–	–	–	81,3		18,8
	kum. %	–	–	3,1	9,4	65,6	78,1	81,3	81,3	81,3	81,3	81,3	96,9	100,0	100,0	–	–	–	–			
FAZ	abs.	–	–	0	2	23	1	0	0	0	0	0	0	0	3	3*	–	–	–	81,3	0,0	18,8
	kum. %	–	–	0,0	6,3	78,1	81,3	81,3	81,3	81,3	81,3	81,3	81,3	81,3	90,6	100,0	–	–	–			
CPZ[1]	abs.	–	–	–	0	0	7	19	0	0	0	0	0	1	5*	–	–	–	–			
	kum. %	–	–	–	0,0	0,0	21,9	81,3	81,3	81,3	81,3	81,3	81,3	84,4	100,0	–	–	–	–			
CTX[1]	abs.	–	0	0	0	2	21	2	1	0	0	0	0	0	6*	–	–	–	–			
	kum. %	–	0,0	0,0	0,0	6,3	71,9	78,1	81,3	81,3	81,3	81,3	81,3	81,3	100,0	–	–	–	–			
CQN[1]	abs.	–	0	0	0	2	21	3	0	0	0	1	3	2	–	–	–	–	–			
	kum. %	–	0,0	0,0	0,0	6,3	71,9	81,3	81,3	81,3	81,3	84,4	93,8	100,0	–	–	–	–	–			
XNL[1]	abs.	–	–	0	0	19	7	0	0	0	0	0	0	0	0	6*	–	–	–			
	kum. %	–	–	0,0	0,0	59,4	81,3	81,3	81,3	81,3	81,3	81,3	81,3	81,3	81,3	100,0	–	–	–			
CEF	abs.	–	–	–	13	13	0	0	0	0	0	0	1	1	3	1	–	–	–	81,3	3,1	15,6
	kum. %	–	–	–	40,6	81,3	81,3	81,3	81,3	81,3	81,3	81,3	84,4	87,5	96,9	100,0	–	–	–			
CHL	abs.	–	–	–	–	–	–	0	0	0	13	12	1	2	4	0	0	–	–	78,1	3,1	18,8
	kum. %	–	–	–	–	–	–	0,0	0,0	0,0	40,6	78,1	81,3	87,5	100,0	100,0	100,0	–	–			
CLI[1]	abs.	–	–	0	0	17	0	1	0	0	1	2	0	0	0	11*	–	–	–			
	kum. %	–	–	0,0	0,0	53,1	53,1	56,3	56,3	56,3	59,4	65,6	65,6	65,6	65,6	100,0	–	–	–			
ENR[1]	abs.	0	0	0	2	16	5	1	0	0	0	0	1	7*	–	–	–	–	–			
	kum. %	0,0	0,0	0,0	6,3	56,3	71,9	75,0	75,0	75,0	75,0	75,0	78,1	100,0	–	–	–	–	–			
ERY	abs.	–	0	0	0	0	15	2	0	0	0	0	0	0	15*	–	–	–	–	53,1	0,0	46,9
	kum. %	–	0,0	0,0	0,0	0,0	46,9	53,1	53,1	53,1	53,1	53,1	53,1	53,1	100,0	–	–	–	–			
GEN	abs.	–	–	–	–	3	13	9	0	0	0	0	1	3	3	0	0	–	–	78,1	0,0	21,9
	kum. %	–	–	–	–	9,4	50,0	78,1	78,1	78,1	78,1	78,1	81,3	90,6	100,0	100,0	100,0	–	–			
OXA	abs.	–	0	0	0	15	10	1	0	0	0	0	6*	–	–	–	–	–	–	81,3		18,8
	kum. %	–	0,0	0,0	0,0	46,9	78,1	81,3	81,3	81,3	81,3	81,3	100,0	–	–	–	–	–	–			
PEN	abs.	–	4	0	1	1	1	1	2	0	2	5	2	5	8*	–	–	–	–	18,8		81,3
	kum. %	–	12,5	12,5	15,6	18,8	21,9	25,0	31,3	31,3	37,5	53,1	59,4	75,0	100,0	–	–	–	–			
PIR[1]	abs.	–	–	0	0	2	14	3	1	1	0	0	1	1	0	9*	–	–	–			
	kum. %	–	–	0,0	0,0	6,3	50,0	59,4	62,5	65,6	65,6	65,6	68,8	71,9	71,9	100,0	–	–	–			

Tab. 93 (Fortsetzung)

AW	MHK [mg/L]																	S [%]	I [%]	R [%]
	0,008	0,015	0,03	0,06	0,12	0,25	0,05	1	2	4	8	16	32	64	128	256	512	1.024			
Q/D[1] abs.	–	0	0	0	4	25	2	1	0	0	0	0	0	–	–	–	–	–			
Q/D[1] kum. %	–	0,0	0,0	0,0	12,5	90,6	96,9	100,0	100,0	100,0	100,0	100,0	100,0	–	–	–	–	–			
SPI[1] abs.	–	–	–	0	0	0	0	2	15	0	0	0	0	0	0	15*	–	–			
SPI[1] kum. %	–	–	–	0,0	0,0	0,0	0,0	6,3	53,1	53,1	53,1	53,1	53,1	53,1	53,1	100,0	–	–			
TET abs.	–	–	–	–	3	12	0	0	0	0	0	0	0	15	2	0	–	–	46,9	0,0	53,1
TET kum. %	–	–	–	–	9,4	46,9	46,9	46,9	46,9	46,9	46,9	46,9	46,9	93,8	100,0	100,0	–	–			
TIL[1] abs.	–	0	0	0	0	0	12	6	0	0	1	0	0	0	0	13*	–	–			
TIL[1] kum. %	–	0,0	0,0	0,0	0,0	0,0	37,5	56,3	56,3	56,3	59,4	59,4	59,4	59,4	59,4	100,0	–	–			
SXT abs.	–	0	0	4	9	0	9	2	1	3	3	1	0	–	–	–	–	–	78,1		21,9
SXT kum. %	–	0,0	0,0	12,5	40,6	40,6	68,8	75,0	78,1	87,5	96,9	100,0	100,0	–	–	–	–	–			
TUL[1] abs.	–	–	0	0	0	0	0	0	4	13	0	0	0	0	15*	–	–	–			
TUL[1] kum. %	–	–	0,0	0,0	0,0	0,0	0,0	0,0	12,5	53,1	53,1	53,1	53,1	53,1	100,0	–	–	–			
TYL[1] abs.	–	–	–	0	0	0	16	1	0	0	0	0	0	0	0	15*	–	–			
TYL[1] kum. %	–	–	–	0,0	0,0	0,0	50,0	53,1	53,1	53,1	53,1	53,1	53,1	53,1	53,1	100,0	–	–			
VAN abs.	–	0	0	0	0	1	17	14	0	0	0	0	0	–	–	–	–	–	100,0	0,0	0,0
VAN kum. %	–	0,0	0,0	0,0	0,0	3,1	56,3	100,0	100,0	100,0	100,0	100,0	100,0	–	–	–	–	–			

[1] Grenzwert für diese Bakterien/Indikation in CLSI M31-A3 nicht verfügbar

* Anzahl Stämme, deren MHK größer als die höchste getestete Konzentration ist

AW: Antimikrobieller Wirkstoff; **S [%]:** Prozent empfindliche Stämme; **I [%]:** Prozent intermediäre Stämme; **R [%]:** Prozent resistente Stämme; **abs.:** absolut; **kum. %:** kumulativ in %; **Querstrich:** Konzentration nicht getestet

Tab. 94 Verteilung der MHK der vom Kleintier isolierten *Staphylococcus-(pseud)intermedius*-Stämme (n = 174), Indikation: Otitis, 2010

AW	MHK [mg/L]	0,008	0,015	0,03	0,06	0,12	0,25	0,05	1	2	4	8	16	32	64	128	256	512	1.024	S [%]	I [%]	R [%]
AMP	abs.	–	–	2	28	21	29	30	18	15	7	7	4	8	5	–	–	–	–	46,0		54,0
	kum. %	–	–	1,1	17,2	29,3	46,0	63,2	73,6	82,2	86,2	90,2	92,5	97,1	100,0	–	–	–	–			
AMC	abs.	–	–	0	22	93	43	1	2	0	1	3	4	4	1	–	–	–	–	93,1		6,9
	kum. %	–	–	0,0	12,6	66,1	90,8	91,4	92,5	92,5	93,1	94,8	97,1	99,4	100,0	–	–	–	–			
FAZ	abs.	–	–	0	5	140	13	3	0	0	1	0	1	1	5	5*	–	–	–	93,1	0,6	6,3
	kum. %	–	–	0,0	2,9	83,3	90,8	92,5	92,5	92,5	93,1	93,1	93,7	94,3	97,1	100,0	–	–	–			
CPZ[1]	abs.	–	–	–	0	0	28	127	4	2	0	2	3	1	7*	–	–	–	–			
	kum. %	–	–	–	0,0	0,0	16,1	89,1	91,4	92,5	92,5	93,7	95,4	96,0	100,0	–	–	–	–			
CTX[1]	abs.	–	0	0	0	3	138	16	0	4	0	0	1	2	10*	–	–	–	–			
	kum. %	–	0,0	0,0	0,0	1,7	81,0	90,2	90,2	92,5	92,5	92,5	93,1	94,3	100,0	–	–	–	–			
CQN[1]	abs.	–	0	0	0	10	122	27	3	0	1	3	4	4	–	–	–	–	–			
	kum. %	–	0,0	0,0	0,0	5,7	75,9	91,4	93,1	93,1	93,7	95,4	97,7	100,0	–	–	–	–	–			
XNL[1]	abs.	–	–	0	0	98	59	1	3	1	0	0	0	2	4	6*	–	–	–			
	kum. %	–	–	0,0	0,0	56,3	90,2	90,8	92,5	93,1	93,1	93,1	93,1	94,3	96,6	100,0	–	–	–			
CEF	abs.	–	–	–	85	73	2	1	0	0	1	2	1	5	3	0	1*	–	–	94,3	0,6	5,2
	kum. %	–	–	–	48,9	90,8	92,0	92,5	92,5	92,5	93,1	94,3	94,8	97,7	99,4	99,4	100,0	–	–			
CHL	abs.	–	–	–	–	–	–	0	0	6	88	33	1	3	43	0	0	–	–	73,0	0,6	26,4
	kum. %	–	–	–	–	–	–	0,0	0,0	3,4	54,0	73,0	73,6	75,3	100,0	100,0	100,0	–	–			
CLI[1]	abs.	–	–	0	4	94	9	4	4	1	2	0	1	4	4	47*	–	–	–			
	kum. %	–	–	0,0	2,3	56,3	61,5	63,8	66,1	66,7	67,8	67,8	68,4	70,7	73,0	100,0	–	–	–			
ENR[1]	abs.	0	2	1	21	99	21	8	6	0	1	3	3	9*	–	–	–	–	–			
	kum. %	0,0	1,1	1,7	13,8	70,7	82,8	87,4	90,8	90,8	91,4	93,1	94,8	100,0	–	–	–	–	–			
ERY	abs.	–	0	0	1	3	78	24	0	0	0	0	0	0	68*	–	–	–	–	60,9	0,0	39,1
	kum. %	–	0,0	0,0	0,6	2,3	47,1	60,9	60,9	60,9	60,9	60,9	60,9	60,9	100,0	–	–	–	–			
GEN	abs.	–	–	–	–	38	90	22	1	1	1	1	7	9	3	1	0	–	–	87,9	0,6	11,5
	kum. %	–	–	–	–	21,8	73,6	86,2	86,8	87,4	87,9	88,5	92,5	97,7	99,4	100,0	100,0	–	–			
OXA	abs.	–	0	0	6	105	46	1	2	1	0	1	12*	–	–	–	–	–	–	92,5		7,5
	kum. %	–	0,0	0,0	3,4	63,8	90,2	90,8	92,0	92,5	92,5	93,1	100,0	–	–	–	–	–	–			
PEN	abs.	–	29	1	13	6	10	9	9	12	12	19	20	20	14*	–	–	–	–	28,2		71,8
	kum. %	–	16,7	17,2	24,7	28,2	33,9	39,1	44,3	51,1	58,0	69,0	80,5	92,0	100,0	–	–	–	–			
PIR[1]	abs.	–	–	0	0	24	63	27	13	9	6	0	2	0	3	27*	–	–	–			
	kum. %	–	–	0,0	0,0	13,8	50,0	65,5	73,0	78,2	81,6	81,6	82,8	82,8	84,5	100,0	–	–	–			

Tab. 94 (Fortsetzung)

AW	MHK [mg/L]																		S [%]	I [%]	R [%]
	0,008	0,015	0,03	0,06	0,12	0,25	0,05	1	2	4	8	16	32	64	128	256	512	1.024			
Q/D[1] abs.	–	0	0	0	14	142	14	3	1	0	0	0	0	–	–	–	–	–			
Q/D[1] kum. %	–	0,0	0,0	0,0	8,0	89,7	97,7	99,4	100,0	100,0	100,0	100,0	100,0	–	–	–	–	–			
SPI[1] abs.	–	–	–	0	0	1	0	33	70	3	0	0	0	0	0	67*	–	–			
SPI[1] kum. %	–	–	–	0,0	0,0	0,6	0,6	19,5	59,8	61,5	61,5	61,5	61,5	61,5	61,5	100,0	–	–			
TET abs.	–	–	–	–	27	75	1	0	0	0	0	0	8	60	3	0	–	–	59,2	0,0	40,8
TET kum. %	–	–	–	–	15,5	58,6	59,2	59,2	59,2	59,2	59,2	59,2	63,8	98,3	100,0	100,0	–	–			
TIL[1] abs.	–	0	0	0	0	3	72	33	3	3	1	1	0	0	0	58*	–	–			
TIL[1] kum. %	–	0,0	0,0	0,0	0,0	1,7	43,1	62,1	63,8	65,5	66,1	66,7	66,7	66,7	66,7	100,0	–	–			
SXT abs.	–	0	2	23	44	12	58	10	5	4	12	3	0	1*	–	–	–	–	88,5		11,5
SXT kum. %	–	0,0	1,1	14,4	39,7	46,6	79,9	85,6	88,5	90,8	97,7	99,4	99,4	100,0	–	–	–	–			
TUL[1] abs.	–	–	0	0	0	0	0	1	16	87	3	0	0	2	65*	–	–	–			
TUL[1] kum. %	–	–	0,0	0,0	0,0	0,0	0,6	9,8	59,8	61,5	61,5	61,5	61,5	62,6	100,0	–	–	–			
TYL[1] abs.	–	–	–	0	1	0	90	16	0	0	0	0	0	2	0	65*	–	–			
TYL[1] kum. %	–	–	–	0,0	0,6	0,6	52,3	61,5	61,5	61,5	61,5	61,5	61,5	62,6	62,6	100,0	–	–			
VAN abs.	–	0	0	0	0	4	85	84	1	0	0	0	0	–	–	–	–	–	100,0	0,0	0,0
VAN kum. %	–	0,0	0,0	0,0	0,0	2,3	51,1	99,4	100,0	100,0	100,0	100,0	100,0	–	–	–	–	–			

[1] Grenzwert für diese Bakterien/Indikation in CLSI M31-A3 nicht verfügbar

* Anzahl Stämme, deren MHK größer als die höchste getestete Konzentration ist

AW: Antimikrobieller Wirkstoff; S [%]: Prozent empfindliche Stämme; I [%]: Prozent intermediäre Stämme; R [%]: Prozent resistente Stämme; abs.: absolut; kum. %: kumulativ in %; Querstrich: Konzentration nicht getestet

Tab. 95   Verteilung der MHK der vom Schwein isolierten *Staphylococcus-hyicus*-Stämme (n = 19), 2010

AW	MHK [mg/L]	0,008	0,015	0,03	0,06	0,12	0,25	0,05	1	2	4	8	16	32	64	128	256	512	1.024	S [%]	I [%]	R [%]
AMP	abs.	–	–	0	2	4	0	0	4	3	2	4	0	0	0	–	–	–	–	31,6		68,4
	kum. %	–	–	0,0	10,5	31,6	31,6	31,6	52,6	68,4	78,9	100,0	100,0	100,0	100,0	–	–	–	–			
AMC	abs.	–	–	0	1	1	15	2	0	0	0	0	0	0	0	–	–	–	–	100,0		0,0
	kum. %	–	–	0,0	5,3	10,5	89,5	100,0	100,0	100,0	100,0	100,0	100,0	100,0	100,0	–	–	–	–			
FAZ	abs.	–	–	0	0	0	2	17	0	0	0	0	0	0	0	–	–	–	–	100,0	0,0	0,0
	kum. %	–	–	0,0	0,0	0,0	10,5	100,0	100,0	100,0	100,0	100,0	100,0	100,0	100,0	–	–	–	–			
CPZ[1]	abs.	–	–	–	0	0	0	1	5	13	0	0	0	0	–	–	–	–	–			
	kum. %	–	–	–	0,0	0,0	0,0	5,3	31,6	100,0	100,0	100,0	100,0	100,0	–	–	–	–	–			
CTX[1]	abs.	–	0	0	0	0	0	0	7	12	0	0	0	0	–	–	–	–	–			
	kum. %	–	0,0	0,0	0,0	0,0	0,0	0,0	36,8	100,0	100,0	100,0	100,0	100,0	–	–	–	–	–			
CQN[1]	abs.	–	0	0	0	0	0	8	11	0	0	0	0	0	–	–	–	–	–			
	kum. %	–	0,0	0,0	0,0	0,0	0,0	42,1	100,0	100,0	100,0	100,0	100,0	100,0	–	–	–	–	–			
XNL[1]	abs.	–	–	0	0	0	0	4	14	1	0	0	0	0	0	–	–	–	–			
	kum. %	–	–	0,0	0,0	0,0	0,0	21,1	94,7	100,0	100,0	100,0	100,0	100,0	100,0	–	–	–	–			
CEF	abs.	–	–	–	0	1	17	1	0	0	0	0	0	0	0	0	–	–	–	100,0	0,0	0,0
	kum. %	–	–	–	0,0	5,3	94,7	100,0	100,0	100,0	100,0	100,0	100,0	100,0	100,0	100,0	–	–	–			
CHL	abs.	–	–	–	–	–	0	0	0	2	14	0	0	2	0	1	–	–	84,2	0,0	15,8
	kum. %	–	–	–	–	–	0,0	0,0	0,0	10,5	84,2	84,2	84,2	94,7	94,7	100,0	–	–			
CLI[1]	abs.	–	–	0	0	3	11	1	0	0	0	0	0	0	0	4*	–	–	–			
	kum. %	–	–	0,0	0,0	15,8	73,7	78,9	78,9	78,9	78,9	78,9	78,9	78,9	78,9	100,0	–	–	–			
ENR[1]	abs.	0	0	0	0	8	5	0	3	1	0	2	0	–	–	–	–	–	–			
	kum. %	0,0	0,0	0,0	0,0	42,1	68,4	68,4	84,2	89,5	89,5	100,0	100,0	–	–	–	–	–	–			
ERY	abs.	–	0	0	0	0	5	11	0	0	0	0	0	0	3*	–	–	–	–	84,2	0,0	15,8
	kum. %	–	0,0	0,0	0,0	0,0	26,3	84,2	84,2	84,2	84,2	84,2	84,2	84,2	100,0	–	–	–	–			
GEN	abs.	–	–	–	–	0	16	1	0	0	0	1	1	0	0	0	0	–	–	89,5	5,3	5,3
	kum. %	–	–	–	–	0,0	84,2	89,5	89,5	89,5	89,5	94,7	100,0	100,0	100,0	100,0	100,0	–	–			
OXA	abs.	–	0	0	0	1	12	6	0	0	0	0	–	–	–	–	–	–	–	68,4		31,6
	kum. %	–	0,0	0,0	0,0	5,3	68,4	100,0	100,0	100,0	100,0	100,0	–	–	–	–	–	–	–			
PEN	abs.	–	2	4	0	0	0	0	0	0	3	1	4	5	–	–	–	–	–	31,6		68,4
	kum. %	–	10,5	31,6	31,6	31,6	31,6	31,6	31,6	31,6	47,4	52,6	73,7	100,0	–	–	–	–	–			
PIR[1]	abs.	–	–	0	0	0	0	5	9	0	1	0	0	0	0	4*	–	–	–			
	kum. %	–	–	0,0	0,0	0,0	0,0	26,3	73,7	73,7	78,9	78,9	78,9	78,9	78,9	100,0	–	–	–			

Tab. 95 (Fortsetzung)

AW	MHK [mg/L]																		S [%]	I [%]	R [%]
		0,008	0,015	0,03	0,06	0,12	0,25	0,05	1	2	4	8	16	32	64	128	256	512	1.024			
Q/D[1]	abs.	–	0	0	0	0	4	11	2	1	0	1	0	0	–	–	–	–	–			
	kum. %	–	0,0	0,0	0,0	0,0	21,1	78,9	89,5	94,7	94,7	100,0	100,0	100,0	–	–	–	–	–			
SPI[1]	abs.	–	–	–	0	0	0	0	0	8	6	1	0	1	0	0	3*	–	–			
	kum. %	–	–	–	0,0	0,0	0,0	0,0	0,0	42,1	73,7	78,9	78,9	84,2	84,2	84,2	100,0	–	–			
TET	abs.	–	–	–	–	0	3	4	0	0	0	0	0	8	3	1	0	–	–	36,8	0,0	63,2
	kum. %	–	–	–	–	0,0	15,8	36,8	36,8	36,8	36,8	36,8	36,8	78,9	94,7	100,0	100,0	–	–			
TIL[1]	abs.	–	0	0	0	0	0	5	8	2	1	0	0	0	0	3	–	–	–			
	kum. %	–	0,0	0,0	0,0	0,0	0,0	26,3	68,4	78,9	84,2	84,2	84,2	84,2	84,2	100,0	–	–	–			
SXT	abs.	–	0	0	0	10	6	0	1	1	0	1	0	0	–	–	–	–	–	94,7		5,3
	kum. %	–	0,0	0,0	0,0	52,6	84,2	84,2	89,5	94,7	94,7	100,0	100,0	100,0	–	–	–	–	–			
TUL[1]	abs.	–	–	0	0	0	0	0	0	0	12	3	1	0	0	3*	–	–	–			
	kum. %	–	–	0,0	0,0	0,0	0,0	0,0	0,0	0,0	63,2	78,9	84,2	84,2	84,2	100,0	–	–	–			
TYL[1]	abs.	–	–	–	0	0	0	2	10	3	1	0	0	0	0	0	3*	–	–			
	kum. %	–	–	–	0,0	0,0	0,0	10,5	63,2	78,9	84,2	84,2	84,2	84,2	84,2	84,2	100,0	–	–			
VAN	abs.	–	0	0	0	0	0	0	19	0	0	0	0	0	–	–	–	–	–	100,0	0,0	0,0
	kum. %	–	0,0	0,0	0,0	0,0	0,0	0,0	100,0	100,0	100,0	100,0	100,0	100,0	–	–	–	–	–			

[1] Grenzwert für diese Bakterien/Indikation in CLSI M31-A3 nicht verfügbar

* Anzahl Stämme, deren MHK größer als die höchste getestete Konzentration ist

AW: Antimikrobieller Wirkstoff; **S [%]:** Prozent empfindliche Stämme; **I [%]:** Prozent intermediäre Stämme; **R [%]:** Prozent resistente Stämme; **abs.:** absolut; **kum. %:** kumulativ in %; **Querstrich:** Konzentration nicht getestet